clave

Valter Longo (Génova, 1967), bautizado como el «gurú de la longevidad», es un bioquímico reconocido a nivel internacional por sus investigaciones en el campo del envejecimiento y las enfermedades relacionadas. Es director del Instituto de Longevidad de la prestigiosa Facultad de Gerontología de la Southern California University en Los Ángeles, donde también ejerce de profesor. Dirige, además, el laboratorio de longevidad y cáncer del Instituto de Oncología Molecular (IFOM) de Milán.

Ha publicado en las revistas científicas más prestigiosas, como *Nature*, *Science* y *Cell*, y ha recibido varios de los principales premios internacionales sobre el envejecimiento, entre los que destacan el Nathan Shock Lecture Award del National Institute on Aging en 2010, el Vincent Cristofalo «Rising Star» Award por la investigación de la American Federation for Aging Research en 2013 y el Glenn Award por la investigación sobre la biología del envejecimiento en 2016. En 2018 la revista estadounidense *Time* le incluyó en la lista de las cincuenta personas más influyentes del mundo en el campo de la sanidad.

Puedes seguir a Valter Longo en Facebook:
f Prof. Valter Longo

VALTER LONGO

con la colaboración de
Alessandro Laviano
Romina Inès Cervigni
Cristina Villa

El ayuno contra el cáncer

Una guía novedosa para prevenir y tratar los tumores

Traducción de
Juan Vivanco Gefaell

DEBOLS!LLO

Papel certificado por el Forest Stewardship Council®

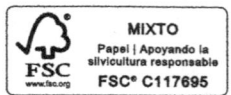

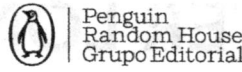

Título original: *Il cancro a digiuno*

Primera edición en Debolsillo: enero de 2025
Segunda reimpresión: enero de 2026

© 2021, Antonio Vallardi Editore, Milano
© 2022, 2025, Penguin Random House Grupo Editorial, S. A. U.
Travessera de Gràcia, 47-49. 08021 Barcelona
© 2023, Juan Vivanco Gefaell, por la traducción
Todas las ilustraciones son de Gilda Nappo; la ilustración 5.1 es de Manuela Lupis
y ha sido modificada por Gilda Nappo.
Foto 2.3 © Valter Longo
Diseño de la cubierta: adaptación de la cubierta original de The World of Dot /
Penguin Random House Grupo Editorial

Printed in Spain – Impreso en España

ISBN: 978-84-663-7875-8
Depósito legal: B-19.219-2024

Compuesto en M. I. Maquetación, S. L.
Impreso en Liberdúplex
Sant Llorenç d'Hortons (Barcelona)

P 3 7 8 7 5 8

*A Luigi Spagnol, una mente cazadora de historias
capaces de cambiarles la vida a millones de italianos,
a sus cien años fallidos y a sus sesenta vividos con plenitud.
A todos los que luchan por una vida larga y sana.*

Aviso al lector

Se ha hecho todo lo posible por garantizar que la información recogida en este volumen, incluso la de carácter divulgativo, estuviera revisada y actualizada en el momento de la publicación. No puede responsabilizarse al autor ni al editor de posibles errores u omisiones, ni del uso inadecuado y la comprensión equivocada de la información proporcionada en este volumen, así como tampoco de las consecuencias nocivas para la salud, la economía u otras sufridas por quienes, individuos o grupos, hayan actuado interpretando a su manera las informaciones de este libro. Ninguna recomendación u opinión de esta obra pretende sustituir el criterio del médico. Si el lector está preocupado por su estado de salud, debe acudir a una consulta médica profesional. Todas las opciones y decisiones terapéuticas debe tomarlas con la ayuda de su médico, que dispone de los conocimientos y las competencias adecuadas para ello, incluidos los datos fundamentales de su paciente. Este libro tiene un cometido divulgativo y en ningún caso debe usarse como referencia para cambiar por propia iniciativa un tratamiento prescrito por un médico.

La información sobre las medicinas y/o los componentes afines, sobre su uso y su seguridad evoluciona continuamente, está sujeta a interpretación y debe evaluarse con arreglo a la peculiaridad de cada paciente y de cada situación clínica.

Índice

Prólogo

Alessandro Laviano

Profesor de Medicina Interna en el Departamento de Medicina
de Traslación y Precisión de la Universidad La Sapienza de Roma

En 2012 la que en opinión de muchos es la revista de medicina más importante, *New England Journal of Medicine*, me pidió que comentase un artículo científico sobre modelos experimentales de neoplasia, es decir, de un crecimiento anómalo de células que pueden ser benignas o malignas. El artículo en cuestión demostraba que el uso racional y programado del ayuno era capaz de reducir el crecimiento de las células tumorales y aumentar la sensibilidad a la quimioterapia. En especial, los editores del *New England Journal of Medicine* querían saber si los resultados obtenidos en ratones y células neoplásicas también podrían obtenerse, tarde o temprano, en los pacientes oncológicos. En pocas palabras, me pedían que leyera el futuro en una bola de cristal, pero una bola con mecanismos complejos vinculados al metabolismo y al sistema inmunitario. Habían llegado a mis oídos las investigaciones en este campo, sobre todo las del grupo que las lideraba, bajo la dirección del profesor Valter Longo. Aquello me dio ocasión para estudiar con más detenimiento los motivos y los mecanismos de esta forma tan innovadora de gestionar la enfermedad neoplásica.

Debo confesar que el enfoque clínico era bastante reacio a incluir el ayuno o la dieta que imita el ayuno en la gestión de los pacientes oncológicos. Por regla general, los médicos, incluidos los oncólogos, hemos recibido una formación «farmacocéntrica», nos centramos, por así decirlo, en el uso de fármacos para combatir las enfermedades; conocemos poco los poderosos efectos metabólicos del alimento y el ayuno, de modo que nos cuesta mucho admitir su papel en la gestión del paciente con cáncer. Mi formación clínica y científica, además, está enfocada a la prevención y el tratamiento de la malnutrición del paciente oncológico. De modo que, a primera vista, se diría que mis competencias clínicas y científicas no solo son ajenas a la práctica del ayuno en oncología, sino incluso antitéticas. Aún recuerdo la acogida que recibió el profesor Longo cuando, en 2012, lo invitaron al congreso de la Sociedad Europea de Nutrición Clínica y Metabolismo, celebrado en Barcelona. No estuve presente durante su intervención, pero me llegaron ecos de discusiones enconadas en la sesión abierta a preguntas. Quizá fuera este uno de los motivos por los que el profesor Longo no participó en la cena social celebrada esa noche, temiendo que le echaran en el plato algún fármaco catártico (averigüe el lector de qué se trata; en realidad Valter siempre me dijo que si no participó fue simplemente porque perdió la invitación).

La ciencia, sobre todo la médica, avanza con hipótesis, verificaciones y posibles aciertos. Lo cual significa que no puede haber dogmas válidos para siempre en cualquier parte del universo. Solo en física se pueden enunciar leyes universales. Así que la mejor manera de hacer avanzar la ciencia médica, y con ella la salud de los enfermos, es no aceptar el concepto del *ipse dixit*, de una autoridad inflexible e inmutable, sino adoptar siempre una actitud curiosa y crítica ante cualquier evidencia, por sorprendente e inverosímil que parezca. Al releer con esa actitud el artículo que me había puesto delante el *New England Journal of Medicine*, dos cosas me parecieron claras: 1) las pruebas científicas presentadas eran muy sólidas; 2) en el largo itinerario clínico del paciente oncológico se puede presumir una sinergia entre protección del estado nutricional y ciclos de ayuno o dieta que imita el ayuno, con la primera actividad dirigida a poder aplicar la segunda con seguridad. Mi conclusión, por lo tanto, estuvo imbuida de «cauto optimismo» y confianza en los estudios clínicos que se estaban llevando a cabo para probar la eficacia del ayuno y la dieta que imita el ayuno.

Han pasado casi diez años, y el papel del ayuno y la dieta que imita el ayuno en la gestión del paciente oncológico ya no es un tema tabú. Los estudios experimentales de años anteriores se han confrontado con datos clínicos obtenidos tanto en personas sanas como en pacientes oncológicos. Algunos centros oncológicos ya se plantean integrar la terapia metabólica en la terapia tradicional, por lo menos para algunos tipos de cáncer. Además, el escenario general de la lucha contra el cáncer se ha vuelto más complejo y requiere estrategias innovadoras. Parece evidente que muchos fármacos antineoplásicos, es decir, antitumorales, poseen menos eficacia de la que demostraron en los estudios realizados para pedir la aprobación de las autoridades reguladoras (como la FDA, Food and Drug Administration en Estados Unidos, o la EMA, la Agencia Europea de Medicamentos en Europa), encargadas de dar el visto bueno a todos los fármacos antes de ser comercializados. Muchos de los nuevos fármacos son sumamente caros, por lo que resulta crucial conocer su eficacia. Por último, si bien las estadísticas recientes señalan una reducción progresiva de la mortalidad por cáncer, también ponen de manifiesto un aumento contemporáneo de la discapacidad debida al cáncer y, quizá, a la terapia. Este panorama vuelve a poner en primer plano la importancia de la calidad de vida, un parámetro que suele obviarse o infravalorarse en la aprobación de nuevos medicamentos.

Este libro no se propone en absoluto trazar nuevas líneas maestras para la gestión de la enfermedad oncológica. Simplemente quiere destacar la labor, realizada por un grupo de científicos en pocos años, que ha abierto nuevas perspectivas a los pacientes oncológicos. Las pruebas científicas sobre el ayuno y la dieta que imita el ayuno son sólidas y robustas, pero aún no permiten incluirlos como curas estándar. Lo que sí permiten es añadir una opción más a la terapia convencional avalada por las guías internacionales. Teniendo en cuenta la potencia metabólica del ayuno y el alimento, se recomienda que esta opción solo se tome en consideración después de haberla discutido con el oncólogo. En oncología el ayuno y la dieta que imita el ayuno no son panaceas, remedios para todos los males, y no garantizan ni el control ni la regresión de la enfermedad. El libro deja claro que la respuesta clínica varía de unos tipos de tumor a otros y tampoco se produce en el cien por cien de los casos. Por lo tanto, la integración de ayuno bajo supervisión médica y terapia estándar debe considerarse una opción para aumentar la acción beneficiosa de los medicamentos antineoplásicos. Y así como en un supermercado un descuento del 5 % nos parece insignificante y no le hacemos caso, un paciente oncológico quizá preferiría tener un 5 % más de posibilidades de curarse.

Me gustaría terminar con una nota más personal, siempre en relación con mi comentario publicado en el *New England Journal of Medicine*. Gracias a ese artículo conocí personalmente al profesor Longo, empezamos a colaborar y trabamos amistad. Creo que Valter y yo somos conscientes de que una colaboración fructífera se basa en el reconocimiento y el respeto por las competencias de cada cual. No es muy productivo trabajar con quien ya ha hecho lo que tú haces o con quien pone en cuestión tus ideas sin una base sólida. Igual que en la vida, la diversidad y el respeto ayudan a alcanzar grandes metas. Estoy convencido de las posibilidades que abre la integración del ayuno y la dieta que imita el ayuno en la gestión del paciente oncológico, así como en quienes padecen otras enfermedades, pero la última palabra solo la tienen los estudios clínicos que estamos proyectando y para los que buscamos financiación.

Ahora sí que me gustaría tener una bola de cristal para ver lo que sucederá dentro de cien años.

Introducción

Un día, cuando era estudiante de doctorado en la Universidad de California, en Los Ángeles, intrigado por el destino de todos los camiones de bomberos que veía pasar a gran velocidad por delante de mi casa, decidí seguir a uno. Al cabo de unos kilómetros llegué a un cruce donde una persona se había caído de la bicicleta, probablemente en un intento de esquivar un coche. En el lugar ya había dos coches de la policía y una ambulancia.

«Increíble —pensé—. ¡En pocos minutos han llegado un camión de bomberos, dos coches de la policía y una ambulancia porque alguien se ha caído de la bicicleta!».

Varios años después recordé aquel día en que seguí al camión de bomberos cuando una joven me contó que había ido al hospital para que la reconociera un oncólogo, y que este le dijo de forma expeditiva que tenía cáncer de mama en estadio avanzado, probablemente incurable. La consulta había durado muy poco y a ella solo la había visitado un oncólogo, nadie más. ¿Cómo era posible que dedicasen todo ese esfuerzo, todos esos recursos, a una persona que se había caído de la bicicleta, y que aquella mujer que podía morir a causa del tumor tuviera que conformarse con ver a un solo médico durante media hora escasa? ¿Dónde estaba el resto del equipo? ¿Dónde estaban el oncólogo clínico molecular,[1] el nutricionista oncológico, el psicólogo, etc.? Hoy en día algunos hospitales están empezando a ofrecer un servicio mejor, pero la mayoría de los enfermos de cáncer todavía tienen que conformarse con la consulta de un solo y atareadísimo oncólogo.

Pensé que el oncólogo era como el policía que fue el primero en llegar a la escena del accidente, pero que era consciente de que el resto del equipo no llegaría nunca porque no había presupuesto. Y aunque no fuera así, la figura del biólogo molecular clínico no existe, y los investigadores especializados en nutrición son tan escasos como los psicólogos especializados en cáncer.

Dicho esto, por mi condición de bioquímico y «juventólogo» que estudiaba cómo seguir siendo jóvenes y estar sanos, me dio por pensar si aquella mujer habría podido evitar el cáncer. La mayoría de las personas que yo conocía cuando era pequeño en Liguria y en el sur de Italia no conocieron el cáncer. ¿Por qué, entonces, aquella mujer y casi la mitad de la población de Estados Unidos y de muchos otros países, entre ellos Italia, enferman hoy de cáncer? Yo estudiaba con Roy Walford, uno de los mejores expertos mundiales en nutrición, envejecimiento y cáncer, y sabía que los ratones viven unos dos años y medio y empiezan a enfermar a causa de un tumor alrededor del año y medio de vida, algo que muy pocas veces les sucede a las personas al llegar a esa etapa de su existencia. ¿Por qué todos hablaban de prevención del cáncer si el culpable, el factor de riesgo de enfermar de cáncer, era, con diferencia, el envejecimiento?

Al principio de mis conferencias suelo hacer esta pregunta: «¿Cuántos años más creen que podríamos vivir, de promedio, si fuésemos capaces de curar definitivamente el cáncer?». Las respuestas varían de diez a veinticinco años, y todos se sorprenden cuando digo que en realidad no serían más de tres o cuatro años. Hace poco se lo dije a uno de los mayores especialistas mundiales en cáncer, y él me replicó: «Entonces ¿deberíamos dejar de investigar sobre el cáncer y marcharnos todos a casa?». Por supuesto, no pretendo tal cosa. Dedico gran parte de mi tiempo a la investigación del cáncer trabajando en el USC Norris Cancer Center de Los Ángeles y en el Istituto di Oncologia Molecolare IFOM de Milán. En realidad, me refería a la necesidad de prestar atención también a la juventología, que es el estudio de la juventud y del llamado «*healthspan*», el periodo de vida en que una persona se mantiene joven y sana, en vez de concentrarnos solo en la prevención del cáncer. Pensaba que deberíamos prestar atención al modo de retrasar el envejecimiento, dado que es el mayor factor de riesgo de contraer gran cantidad de enfermedades y disfunciones, no solo el cáncer.

Hace años, durante una conferencia, un miembro del público pidió la palabra y me dijo: «Profesor Longo, yo conocía a una mujer que todas las mañanas, hacia las once, se tomaba un vaso de grapa. Fue a un asilo de ancianos y cuando cumplió 103 años le dijeron que por motivos de salud ya no podía seguir bebiendo su grapa. Poco después la mujer murió». Todos se echaron a reír, esperando que yo defendiera la decisión del asilo de quitarle la grapa; se sorprendieron cuando dije que no debían haberlo hecho y que, en realidad, un consumo moderado de alcohol (menos de un vaso diario) no causa ningún impacto negativo, e incluso hasta cierto punto puede asociarse positivamente a la longevidad. El periodista que estaba moderando el coloquio intervino para decir que en cualquier caso había que evitar el alcohol, porque entraña un factor de riesgo que puede favorecer la aparición de un cáncer, aunque, si bien esto es cierto para algunos cánceres, el efecto de un consumo moderado de alcohol (por ejemplo, menos de cinco vasos de vino por semana) en relación con un posible riesgo de contraer la mayoría de los tumores es muy bajo o nulo. Lo más importante, lo que debemos tener en cuenta, es el modo en que el alcohol influye en la juventología y en el *healthspan*, no solo en la aparición del cáncer. Supongamos, en cambio, que un alimento o una bebida reduce el riesgo de enfermar de cáncer y al mismo tiempo tiene poderosos efectos protectores contra la diabetes y las enfermedades cardiovasculares o contra el alzhéimer, o simplemente hace que la persona se sienta más feliz y tenga ganas de luchar por una vida sana y larga. En mi opinión ese alimento o esa bebida pueden recomendarse a la mayoría de las personas, excluyendo aquellas cuyos antecedentes familiares indiquen un riesgo elevado de enfermar de uno de los tumores en los que el alcohol incide negativamente, como los de cabeza y de cuello.[2]

Por eso debemos «intervenir contra el envejecimiento» o, mejor aún, promover el *youthspan* (periodo de la vida en que permanecemos jóvenes) y el *healthspan*. Así podríamos optimizar nuestra protección no solo contra el cáncer, sino contra todas las enfermedades y disfunciones relacionadas con el envejecimiento. Hace años Emma Morano, de Verbania —a quien he seguido durante mucho tiempo hasta su muerte a los 117 años, ostentando el título de ser la persona más vieja del mundo—, cuando tenía más de 100 años llamó a su médico, el doctor Carlo Bava, y le dijo que estaba preocupada y que debía dejar de comer carne roja. El médico le preguntó por qué y ella contestó: «Un periodista me ha dicho que provoca cáncer». Mientras que para la señora Morano el papel de la carne roja como factor de riesgo de contraer cáncer tendría que haber estado al final de la lista de sus preocupaciones, para la población adulta no es así, ya que durante muchos años el cáncer será una de las enfermedades más extendidas y letales en todo el mundo, y encontrar el equipo y la terapia adecuados marcará la diferencia entre la vida y la muerte. Según la American Cancer Society, la población de Estados Unidos tiene casi un 40 % de probabilidades de enfermar, y un 20 % de morir de cáncer.[3] El problema no es solo de Estados Unidos, pues en Europa los números son parecidos.

Según el Cancer Research UK, cerca del 50 % de los habitantes del Reino Unido tarde o temprano serán diagnosticados de cáncer,[4] y en lo que respecta a Italia, la Associazione Italiana di Oncologia Medica (AIOM), en colaboración con la Associazione Italiana Registri Tumori (AIRTUM), ha señalado que con casi toda probabilidad el 50 % de los hombres y el 30 % de las mujeres enfermarán de cáncer a lo largo de su vida.[5]

¿Por qué hemos logrado reducir el riesgo de enfermedades cardiovasculares y de muerte relacionada con este y otros trastornos, pero no hemos tenido un éxito parecido con el cáncer? La respuesta está en el mecanismo molecular que provoca dicha enfermedad:

1) el tumor puede originarse en muchos tipos de células, dando lugar a formas de la enfermedad parecidas en algunos aspectos, pero muy distintas en otros;

2) en una masa tumoral nunca hay un solo tipo de células, sino muchos, y cada uno podría o no responder a una terapia determinada;

3) aunque una terapia antitumoral sea eficaz para acabar con el 99,9 % de las células tumorales, una sola célula capaz de sobrevivir puede dar origen a nuevas masas tumorales, por lo general más difíciles de eliminar que las anteriores;

4) las masas tumorales pueden contener células estaminales susceptibles de seguir produciendo otras células tumorales, aunque la terapia aplicada sea eficaz.

Entonces ¿por qué tanta gente enferma de cáncer? La respuesta, en parte, está en lo que llamo «conspiración sin conspiradores», un neologismo que he inventado para describir la situación.

Para muchos la meta es la ganancia, no la salud de las personas. Por eso las industrias alimentarias, la del tabaco, las compañías petroleras, la industria automovilística y también los medios, los hospitales y los médicos participan en esta «conspiración sin conspiradores» no oponiéndose al actual estado de cosas y en muchos casos promoviéndolo. «Sin conspiradores» porque: 1) el ejecutivo de una empresa que vende patatas fritas, hamburguesas o bebidas azucaradas no se alía con el ejecutivo de una fábrica farmacéutica que vende fármacos contra la diabetes para urdir un complot que mantenga a las personas obesas y enfermas; 2) la mayoría de los médicos tienen buenas intenciones y simplemente prescriben esa medicina contra la diabetes porque no saben —y a menudo no pueden— hacer otra cosa. Por ejemplo, desde hace tiempo sabemos que una dieta «occidental» rica en calorías derivadas de grasas animales, proteínas y azúcares, promueve la obesidad, la diabetes y los trastornos cardiovasculares, además de aumentar el riesgo de cáncer, enfermedades neurodegenerativas, etc. Como ya expliqué en mi primer libro, la solución existe: se trata de adoptar una «dieta de la longevidad» y un estilo de vida apropiado, y no es solo mi opinión, pues se basa en cientos de estudios en campos diversos que he reunido en la definición de los Cinco Pilares de la Longevidad: epidemiología, ensayos clínicos, investigación fundamental sobre la longevidad, estudio de los centenarios y estudio de los sistemas complejos. Dado que la dieta de la longevidad se basa no solo en evidencias científicas, sino también en el estudio de las dietas que se siguen en distintas zonas del mundo que tienen una alta tasa de población centenaria, podría adoptarse sin necesidad de cambios radicales, respetando las tradiciones y costumbres que han ido sedimentándose a lo largo de cientos de años.

Así las cosas, ¿por qué el mundo no cambia en esta dirección, aprovechando los beneficios que ofrecen una nutrición y un estilo de vida más sanos en términos de salud, duración de la vida y ahorro de dinero (en Estados Unidos casi un 20 % del producto interior bruto se dedica al gasto sanitario)?

1) La formación de la mayoría de los médicos está enfocada a afrontar las enfermedades. Con suerte, esta formación incluirá una asignatura de nutrición, pero no tendrán ninguna de «nutrición y longevidad en materia de salud».

2) Muchas industrias alimentarias y farmacéuticas sacan partido de la «confusión informativa» que las protege de las críticas a la comida malsana y fomen-

ta el uso de fármacos como único recurso para curar trastornos y dolencias. Pagan a cientos de consultores procedentes del mundo académico y ejercen gran influencia sobre los medios a través de la publicidad, materia en la que son expertos. Con ello no quiero decir que todas las empresas alimentarias y farmacéuticas recurran a estas prácticas, pero las que lo hacen son lo bastante numerosas como para sembrar confusión sobre cuáles son los alimentos sanos y cuáles no, así como sobre el modo de prevenir y curar las enfermedades. No soy en absoluto contrario a los fármacos, sino solo a los que son inútiles o a los que se recomiendan como «terapia tirita» sin tratar de resolver el problema que hay detrás. De hecho, en este libro promuevo el uso de los fármacos oncológicos que funcionan, y pocas veces aconsejo únicamente la dieta que imita el ayuno.

3) Si las personas desarrollan enfermedades crónicas, los hospitales y las clínicas privadas o concertadas ganan más que promoviendo una longevidad sin enfermedades. Esto no significa que lo hagan a propósito, pero el incentivo no está asociado a la curación.

4) Los científicos recurren con frecuencia a estrategias «de un solo pilar» (por ejemplo, basándose exclusivamente en la epidemiología o en la investigación fundamental) y siempre andan en busca de ideas originales. Por eso tienden a seguir direcciones distintas, en vez de unir sus fuerzas en una sola misión

a favor de la salud. Además, por lo general los científicos prefieren no ocuparse del paciente, y pocas veces se implican en las terapias, lo cual puede ser muy bueno para la ciencia, pero resulta pésimo para el que está enfermo en ese momento.

5) Los periodistas a menudo no tienen una visión clara de estos asuntos, a lo cual cabe sumar la preocupación por las posibles reacciones de la industria alimentaria y farmacéutica, de los médicos, los hospitales, etc.

¿Por qué hablo de «conspiración sin conspiradores»? Porque todos, yo incluido, aceptamos formar parte de este sistema que nos da trabajo y enriquece a las empresas y a los hospitales privados. Entonces ¿de quién es la responsabilidad? De todos nosotros, que permitimos la existencia de este sistema. La solución es disponer de fuentes de información fiables, como universidades, médicos con una formación seria en materia de alimentación y de *healthspan*, nutricionistas especializados en juventología y *healthspan* que trabajen en equipo con los médicos, de hospitales cuyo negocio no consista en que la gente enferme, sino en que la gente se mantenga joven y sana, y de empresas alimentarias y de tecnología para la nutrición, como algunas que he fundado, que trabajan duro para crecer, con la salud y la longevidad de sus clientes y la sostenibilidad ambiental como metas. Por todos estos motivos, además de no recibir ningún emolumento de dichas empresas, me he comprometido a dedicar el cien por cien de mis posibles dividendos a la investigación y a la beneficencia. También he creado dos fundaciones no lucrativas, Create Cures Foundation (www.createcures.org) en Estados Unidos y la Fondazione Valter Longo Onlus (www.fondazionevalterlongo.org) en Italia, para dar asistencia a pacientes que padezcan cualquier enfermedad, sobre todo en un estadio avanzado, y al mismo tiempo concienciar, tanto a los niños como a la población en general, de lo importantes que son una alimentación adecuada, llevar un estilo de vida equilibrado y alcanzar una longevidad sana. Para cumplir la importante misión de dar a todos la oportunidad de una vida larga y saludable, también he donado a las dos fundaciones y a sus proyectos todo el producto de las ventas de mis libros.

Volviendo al tema que nos ocupa, existe un malentendido general según el cual cambiar este sistema supondría perder puestos de trabajo, rebajar los sueldos de los médicos y provocar la quiebra de fábricas alimentarias y farmacéuticas. Del mismo modo que la irrupción del coche eléctrico en el mercado no ha causado ningún impacto negativo en la industria automovilística, sino que ha mejorado sus prestaciones, las formas de ayuno que hemos propuesto, y que, junto con otros tipos de ayuno, gozan de una amplia aceptación en el mundo, no han provocado una pérdida de puestos de trabajo ni han frenado la economía. Al contrario, han promovido cambios positivos y han inducido a muchas industrias alimentarias a producir alimentos más sanos. Quiero recordar aquí las declaraciones de un empresario cárnico alemán a un periodista, en las que se felicitaba por el aumento de veganos entre la población: gracias a la venta de hamburguesas veganas sus ganancias habían aumentado porque el margen de beneficio era mayor que el de las hamburguesas de carne.

MÉDICOS Y BIÓLOGOS EN EQUIPO

En los últimos años se advierte una mayor tendencia de las personas a formar parte de un equipo: derecha o izquierda, veganos o carnívoros, medicina tradicional o medicina alternativa. La obsesión por el programa del «equipo» al que pertenecemos nos hace olvidar que la mayoría de nosotros desearíamos vivir muchos años, felices y con buena salud. Creo que esto se debe a que necesitamos pertenecer a tal o a cual grupo. Si nos mantuviéramos un poco más a distancia de la mentalidad de «equipo» y nos centrásemos en una determinada misión, si nos focalizásemos en las cosas sustanciales y, más allá de las tecnologías, tuviéramos presentes otros factores como las tradiciones, la historia, la ciencia y el entorno, obtendríamos muchos más resultados a un coste menor. Hoy sabemos que tanto en los ratones como en los monos y en los humanos, basta con una mutación genética o una intervención específica sobre la alimentación para lograr una importante reducción de la incidencia del cáncer y la diabetes, emparejada a una reducción del deterioro cognitivo. Para dar a conocer estos descubrimientos y este nuevo conocimiento al mayor número posible de personas necesitamos «equipos» de otro tipo, más comprometidos en la resolución de conflictos que en defender una bandera de uno u otro color.

Ya en mi primer libro había destacado la importancia de que en las clínicas trabajasen equipos multidisciplinarios de médicos, biólogos moleculares, nutricionistas, psicólogos, etc., que uniesen esfuerzos para resolver problemas médicos complejos. Desde entonces hemos abierto dos clínicas, una en Los Ángeles y otra en Milán, donde hacemos justamente eso. En la Create Cures Clinic de Los Ángeles (www.createcures.org) los médicos trabajan en estrecho contacto conmigo, junto con investigadores de biología molecular y con nutricionistas, a los que cabe sumar médicos externos especializados en la cura del cáncer, la diabetes, las enfermedades cardiovasculares y otras dolencias, muchas de ellas en fase avanzada. Debo admitir que los primeros seis meses fueron muy difíciles y que todos, incluidos los pacientes, se quejaron porque estábamos tratando de aplicar un método que yo ya había puesto en práctica colaborando con médicos de varios hospitales, pero que resulta más difícil de construir dentro de una clínica partiendo de cero. Tuvimos que hacer frente a problemas complejos, como definir la función de cada miembro del equipo (tuve que asegurarles a los médicos que seguirían llevando las riendas de la terapia) y cuánto tiempo debía dedicar cada uno de ellos a los pacientes, pero al final conseguimos superar estas dificultades y estoy convencido de que gracias a lo que estamos haciendo pronto asistiremos a una importante mejora de la calidad de las curas.

En mi primer libro, *La dieta de la longevidad*, resaltaba la importancia de encontrar, ante todo, al experto «adecuado», capaz de elegir la dirección correcta, para a continuación dar con el equipo apropiado de clínicos, y así estar seguros de seguir el rumbo prescrito sin incumplir ninguna regla de la práctica médica ni alejarse de las terapias estándar. Si eres paciente oncológico quieres que ese equipo de médicos te dé 1) lo mejor en materia de terapias y 2) terapias aplicadas durante el menor tiempo seguido, con pocos efectos colaterales o ningún efecto a largo plazo; en suma, deseas que dicho equipo te ofrezca garantías no solo de sanar, sino de vivir saludablemente y durante muchos años. Es muy difícil obtener este resultado en pacientes con tumores en fase avanzada, pero no tanto en los que aún se encuentran en los primeros estadios de la enfermedad.

Hace poco asistí a un taller con un buen número de directores de algunos de los hospitales oncológicos más prestigiosos del mundo. Cuando me puse en la piel de los pacientes y dije que deberíamos prestar atención a los efectos colaterales de las terapias y no solo al cáncer, todos, casi al unísono, me replicaron con estas palabras: «Ante todo debemos ocuparnos del tumor, los efectos colaterales son un problema secundario». Esas palabras me chocaron, pero me di cuenta de que esas personas estaban combatiendo en una guerra, que lo hacían con pocas armas y que esas armas mataban muchas células sanas y dañaban tejidos normales, pero eran la única posibilidad de ganar la guerra, una guerra que, en muchos casos, quizá en la mayoría, sabíamos que estaba perdida.

Cuando unos años atrás escribí a los organizadores de uno de los más prestigiosos congresos de oncología del mundo para quejarme de que no estuviera prevista una sesión dedicada al daño causado por la terapia oncológica en los pacientes y propuse organizar una, no quisieron hacerlo. Un congreso de tal magnitud no tenía previsto dedicar ni una sola palabra a la protección del paciente. Dado que existen poquísimas clínicas y hospitales que brinden a los pacientes un tipo de tratamiento de «360 grados», así como equipos multidisciplinarios que puedan maximizar la posibilidad de que se curen y vivan sanos por muchos años, es importante comprender no solo que la alimentación y las dietas parecidas al ayuno pueden influir en las terapias, sino cuáles deben ser las características del sistema que permitiría optimizar los efectos de la terapia. Para lograr que lo que he dado en llamar «revolución de la longevidad» tenga éxito, los médicos deberían hacerla suya; los nutricionistas que trabajan con ellos deberían ayudar a aplicarla; los periodistas deberían encontrar la forma de transmitir un mensaje complejo centrado en la vida del paciente y no en los índices de audiencia, y los empresarios, por último, deberían crear empresas o desarrollar nuevos productos y servicios rentables para que la gente viva muchos años con salud.

¿Por qué son necesarios estos cambios, sobre todo los que tienen que ver con el aspecto clínico? Porque todos los tumores, sea cual sea su naturaleza, tienen una «debilidad molecular» y para desarrollarse necesitan muchos nutrientes, pero también siguen mutando. Por eso, atacar un tumor limitándose a las curas estándar aplicadas por los oncólogos es como librar una guerra usando solo soldados que matan gente: la infantería disparando, la aviación bombardeando desde el cielo, la artillería bombardeando a distancia. Pero la propia guerra, en los últimos cien años, se ha convertido en algo más sofisticado con la incorporación de elementos de inteligencia como, por ejemplo, los que llevaron a Turing a inventar una máquina computacional capaz de descifrar los mensajes en clave de los alemanes. Mientras que en todo el mundo se combatía con armas de fuego, una parte de la guerra la ganaron científicos como Turing gracias a su capacidad de «pensamiento alternativo», pese al escepticismo de los mandos militares de la época.

Probablemente el lector, un poco harto ya de estas metáforas militares, esté pensando: «Al grano: ¿se puede curar el cáncer?». La respuesta es que sí, algunos tumores se pueden curar, pero lo más importante es que el tipo de terapia, convencional e integrada, que se aplique puede marcar la diferencia entre que un paciente muera a los 25 años por un linfoma (tumor de la sangre que afecta el sistema linfático), a los 32 por un adenocarcinoma (tumor de las glándulas presentes en varios órganos) o viva 100 años. Lamentablemente, las terapias integradas (las que se suman a las terapias oncológicas convencionales) tropiezan con graves inconvenientes, como:

1) La imagen de charlatanería que se asocia a gran parte de las «terapias alternativas». Por ejemplo, hace poco se han publicado estudios sobre la práctica de inyectar altas dosis de vitamina C en combinación con dietas semejantes al ayuno en el tratamiento de ciertos tumores (los llamados tumores KRAS mutados, es decir, con una mutación del gen KRAS que rige la síntesis de las proteínas y se encuentra, por ejemplo, en el cáncer colorrectal y de páncreas) en los ratones, uno de ellos firmado por mí y un equipo de expertos.[6] Pero sucedió que muchos empezaron a decir o a creer que las píldoras de vitamina C podían ser eficaces contra cualquier tipo de cáncer en seres humanos. He aquí un ejemplo de charlatanería, pues varios estudios clínicos han demostrado que la vitamina C por vía oral no tiene ninguna eficacia, y mediante nuestros experimentos con animales hemos demostrado que sucede lo mismo con la forma inyectable, siempre que no se asocie a la dieta que imita el ayuno y, en todo caso, solo es efectivo con ciertos tumores (KRAS mutados).

2) La tendencia de la mayoría de los oncólogos a considerar cosa de charlatanes cualquier tipo de terapia integrada, así como el propio concepto de terapia integrada, en muchos casos sin haber leído nada ni haber tratado de entender lo que es. En defensa de los oncólogos cabe señalar que siempre están desbordados y no pueden contar con nadie que les eche una mano para tratar de entender todas las propuestas de los científicos. Dicho lo cual, creo que ante los tumores en un estadio avanzado para los que no hay terapias eficaces, el oncólogo debería tomarse un tiempo e informarse de las terapias integradas que cuentan con el respaldo tanto de pruebas de laboratorio como de estudios clínicos y pueden considerarse seguras y potencialmente eficaces. Volviendo al ejemplo de la vitamina C, un oncólogo que trata a un paciente con cáncer KRAS mutado en el colon para el que las terapias estándar no han resultado eficaces podría hablarle al paciente de la existencia de estudios clínicos sobre ese tipo de terapia o podría leer los artículos que tratan de dicha terapia, discutir sobre el asunto con los expertos o recurrir a la ley sobre las llamadas «curas compasivas» y, en virtud de dicha ley, asociar el uso de vitamina C inyectable a las curas estándar.

La estadounidense Food and Drug Administration define así las curas compasivas: «Llamadas a veces "de uso compasivo" [...] son una vía potencial mediante la que un paciente con una condición, enfermedad o trastorno grave que ponga en peligro su vida de forma inmediata puede acceder a una cura experimental (fármaco, producto biológico o dispositivo médico) para su tratamiento fuera de los ensayos clínicos cuando no existan opciones terapéuticas alternativas comparables o satisfactorias».[7] Para un oncólogo, que debe asumir la responsabilidad de estas curas y dedicarles parte de su tiempo, no es un camino fácil de recorrer. Pero la ley lo tiene en cuenta, porque existe la posibilidad de que marque la diferencia, quizá una gran diferencia, para el paciente. En Italia varios centros oncológicos de excelencia, en colaboración conmigo, han incluido intervenciones integradas de este tipo en una investigación clínica de viabilidad con pacientes aquejados de distintos tipos de cáncer, basada en protocolos aprobados por los comités éticos. Es una solución ideal mientras la terapia integrada no forme parte de las terapias estándar, pero que, al ser su aplicación muy difícil para la mayoría de los oncólogos, pocas veces se adopta.

Este libro

Este libro es el fruto de mis treinta años de investigación sobre el envejecimiento y quince sobre los tumores, así como de muchos estudios clínicos completados o iniciados en colaboración con algunos de los más cualificados centros sanitarios y estudiosos europeos y estadounidenses que se dedican tanto a la prevención como a la curación del cáncer, poniendo siempre al paciente por delante. También es el fruto de lo que hemos aprendido en la clínica de la Create Cures Foundation de Los Ángeles (www.create cures.org) y en la clínica de la Fondazione Valter Longo de Milán (www.fondazionevalterlongo.org), donde hemos ayudado y seguimos ayudando a miles de pacientes oncológicos a complementar las terapias estándar con medidas nutricionales u otras medidas integradas.

Los primeros capítulos, que tienen por objeto la prevención de los tumores, son más sencillos, dado que por lo general se ocupan de alimentación y longevidad, pero las recomendaciones que contienen no son tan previsibles como pudiera pensarse, porque van dirigidas a surtir efectos antitumorales y antienvejecimiento evitando la malnutrición, de modo que las personas puedan aficionarse a estas prácticas y observarlas el resto de su vida. No nos limitamos a dar esa clase de consejos improvisados que se escuchan todos los días, del tipo «come poco y con moderación», «come como tu abuela» o «come como se comía en el Paleolítico», «come pocos carbohidratos» o «come según la dieta mediterránea». Se trata de comer más, pero limitándose a cierto número de ingredientes sabrosos que permiten mantener un peso normal, respetando tanto la tradición como la nutritecnología y basándose en lo que indican las pruebas clínicas, los estudios epidemiológicos y de los sujetos centenarios, la juventología y los estudios sobre la longevidad. Se trata de entender que obesidad y ayuno no son fenómenos de la modernidad, sino fases normales de la evolución humana, ambas necesarias para sobrevivir a largos inviernos o a periodos de escasez de comida. Solo si comprendemos nuestro origen y nuestra evolución, además de sus bases moleculares, podremos obtener el máximo beneficio en términos de longevidad saludable y prevención de tumores.

Los capítulos dedicados a los tumores y su terapia son más complejos, porque se ocupan de los numerosos tipos de cáncer que hemos estudiado y seguimos estudiando. De entrada, observaremos la evolución de una célula tumoral y una masa tumoral. Podría parecer que las células tumorales son más listas que las normales, pero en realidad están «confundidas», aunque pueden convertirse en enemigos mortales 1) si les suministramos todo el alimento que necesitan o 2) si no comprendemos que la masa tumoral contiene células de muchos tipos y algunas de ellas son resistentes a determinados tratamientos. Por eso la guerra contra el cáncer debe emplear instrumentos más refinados y centrarse sobre todo en lo que hace muchos años habíamos descrito como «resistencia diferencial al estrés» y «sensibilidad diferencial al estrés» o, en otras palabras, en la creación de unas condiciones que hagan a las células tumorales mucho más vulnerables a la terapia, y a las células sanas y a los órganos mucho más resistentes. Partiendo de los datos sobre las células, pienso que si pudiéramos lograr que las células tumorales fueran diez veces más sensibles y las células sanas diez veces más resistentes a la terapia, probablemente podríamos curar la mayoría de los cánceres. Ya somos capaces de hacerlo con muchos tipos de cáncer en ratones, como veremos más adelante, de modo que la meta es alcanzable, aunque no será nada fácil ni para nosotros ni para quienes trabajan en otros tipos de terapia.

En definitiva, para combatir el cáncer tendremos que combinar terapias estándar como la inmunoterapia o la terapia hormonal con terapias nutricionales que alteran la disponibilidad de nutrientes tanto durante la terapia como después de esta. Los cambios en la alimentación tienen que producir una sangre hostil a las células tumorales, de modo que una terapia dirigida consiga matarlas a todas. Desconfiemos de los oncólogos que no tienen en cuenta las recomendaciones sobre alimentación que acompañan a las terapias estándar, porque hoy por hoy estamos seguros de que la alimentación y su impacto en el metabolismo pueden desempeñar un papel crucial en la eficacia de los tratamientos. Algo de eso ya se sabía hace cien años, cuando Otto Warburg describió las células tumorales como grandes consumidoras de azúcares y productoras de ácido láctico, un descubrimiento que contribuyó a hacerlo merecedor del Premio Nobel en 1931.

Este libro no pretende rebajar o desacreditar la excelente y a veces heroica labor de los oncólogos, sino brindarles instrumentos y motivaciones para aumentar el número de pacientes que sobreviven y se curan, a la vez que disminuyen los efectos colaterales a corto y largo plazo.

Por este motivo he escrito todos los capítulos en colaboración con oncólogos y otros médicos especializados en el tratamiento de tumores específicos, y al final de cada capítulo he incluido las historias que ilustran la experiencia directa de algunos pacientes, con la esperanza de que los oncólogos, al leerlas, se animen a aplicar las recomendaciones nutricionales complementarias de las terapias oncológicas.

En conclusión: este libro describe una serie de cambios que no solo ayudan a prevenir el cáncer, sino también otras dolencias, con el fin de contrarrestar el envejecimiento, basándome en los Cinco Pilares de la Longevidad sana. No siempre será fácil, pero quien lo desee puede seguir sus recomendaciones. Si le han diagnosticado un cáncer o lo ha padecido en el pasado, nuestros equipos de la Create Cures Foundation Clinic (www.createcures.org) de Los Ángeles y de la Fondazione Valter Longo (www.fondazio nevalterlongo.org) de Milán están a su disposición para aplicar lo que se expone en este libro. También le invito a encontrar oncólogos con amplitud de miras, dispuestos a emprender nuevos caminos que además de vencer el cáncer le permitan llegar a los 100 años con buena salud.

Notas

1. El biólogo especializado en oncología molecular estudia la química del cáncer a escala molecular.

2. National Cancer Institute, «Alcohol and Cancer Risk», última revisión 13 de septiembre de 2018. https://www.cancer.gov/about-cancer/causes-prevention/risk/alcohol/alcohol-fact-sheet

3. American Cancer Society, «Lifetime Risk of Developing or Dying from Cancer», última revisión 13 de enero de 2020. https://www.cancer.org/cancer/cancer-basics/lifetime-probability-of-developingor-dying-from-cancer.html

4. Cancer Research UK, «Lifetime Risk of Cancer», última revisión 11 de septiembre de 2018. https://www.cancerresearchuk.org/health-professional/cancer-statistics/risk/lifetime-risk

5. AIOM, AIRT, SIAPEC, *Cancer Figures in Italy.* 2020. https://www.aiom.it/wp-content/uploads/2020/10/2020_Numeri_Cancro-operatori_web.pdf

6. Di Tano, Raucci, Vernieri, Caffa, Buono, Fanti, Brandhorst, Curigliano, Nencioni, De Braud, Longo, «Synergistic Effect of Fasting-Mimicking Diet and Vitamin C Against *KRAS* Mutated Cancers», *Nature Communications*, mayo de 2020, DOI: 10.1038/s41467-020-16243-3.

7. US Food and Drug Administration, «Expanded Access | Keywords, Definitions, and Resources», última revisión 2 de septiembre de 2019. https://www.fda.gov/news-events/expanded-access/expanded-access-keywords-definitions-and-resources

1

Matar de hambre el cáncer, nutrir al paciente

Corría el año 1994 y yo acababa de dejar el laboratorio de Roy Walford, en el Departamento de Patología de la Universidad de California, en Los Ángeles, para ingresar en el de la química Joan Valentine y la genetista y microbióloga Edith Gralla, en el Departamento de Química y Bioquímica. Con Walford había estudiado la restricción calórica en ratones y personas, pero había llegado el momento de volver a la investigación fundamental. Me había dado cuenta de que el mundo del «contacto directo» de la medicina no era lo mío cuando, al cursar Patología Médica junto con los estudiantes de Medicina, el médico patólogo me pidió que entrase en la sala de disección, donde se estudian los cadáveres; sin mascarilla, empezó a pasarme partes del cuerpo de un hombre de 45 años que acababa de morir de cáncer, y a preguntarme: «¿Qué ve?».

Por entonces yo estaba estudiando para obtener el doctorado de investigación en Patología, pero no tenía intención de licenciarme en Medicina, como sus otros alumnos. Era una prueba de fuerza, el profesor esperaba que me sintiera mal y saliera huyendo. No fue así. Yo venía de cinco años de durísima instrucción en el ejército de Estados Unidos y no pensaba darle ese gusto. Primero miré al hombre de 45 años, luego sus pulmones, que tenía en mis manos, y sin inmutarme pasé revista minuciosamente a todo lo que veía, no mucho la verdad, porque era un estudiante de segundo de doctorado.

En realidad, aquel paciente, un fumador muerto a causa de un cáncer de pulmón, y la naturaleza de su muerte me causaron una impresión mucho más honda de lo que estaba dispuesto a admitir. Me impresionaron por tratarse de un hombre de mediana edad, por el olor que se respiraba en aquella sala y porque cuando el patólogo me puso en las manos sus pulmones me di cuenta de lo frágil que es la vida, del verdadero fin de nuestras investigaciones y de lo importante que era fijarse una meta, cambiar el modo de pensar, tener una misión, no trabajar única y exclusivamente para llegar a ser un científico famoso. Aquel hombre de 45 años quizá podría seguir vivo si alguien le hubiera dicho cómo prevenir el cáncer, dejando de fumar o adoptando un plan alimentario que habría podido protegerlo de las consecuencias del tabaquismo. Quizá podría seguir vivo, también, si hace treinta años se hubiera descubierto la inmunoterapia o cualquier otra terapia eficaz. Fue tan fuerte la impresión de aquel episodio que perdí el apetito durante un par de días, fui incapaz de comer carne durante semanas y tomé la decisión de hacerme pescetariano.

Las células tumorales que habían matado a mi abuelo y a aquel hombre de 45 años acababan de convertirse en mi enemigo público número uno. Me encontraba en uno de los principales centros de estudio y tratamiento del cáncer de todo el mundo (el hospital de la UCLA era y sigue siendo uno de los mejores hospitales de Estados Unidos), y la mayoría de los jóvenes investigadores habrían dado lo que fuera por estar donde estaba yo, en aquel lugar perfecto para trabajar sobre el envejecimiento y el cáncer. Pero mi instinto me decía que mi enemigo público número uno guardaba sus secretos fuera del alcance de la mayoría de los investigadores del Departamento de Patología, y que para conocer a mi enemigo debía comprender de dónde venía, cómo evolucionaba y por qué se comportaba de aquel modo. Pensé en las investigaciones que había realizado sobre el ayuno en las bacterias cuando estaba en el laboratorio de Steven Clarke, en el Departamento de Bioquímica, y decidí estudiar un organismo un poco más próximo a los seres humanos: la levadura *Saccharomyces cerevisiae*, usada comúnmente por los panaderos y más próxima a nosotros porque, pese a ser un organismo unicelular, también es eucariota, es decir, un organismo cuyas células tienen un núcleo contenido en una membrana.

Me hace gracia el antagonismo que enfrenta a los científicos fundamentales con los médicos y el modo en que ambos se miran por encima del hombro. En 1992, cuando le pedí al coordinador de los estudiantes de doctorado en Bioquímica que me permitiera trabajar en el laboratorio de Roy Walford, en el UCLA Medical Center, me contestó: «No tenemos ni idea de lo que hacen allí». Dos años después, cuando volví al Departamento de Bioquímica, los médicos y los investigadores químicos se preguntaban por qué había decidido perder el tiempo trabajando con bacterias y levaduras cuando habría podido estudiar la enfermedad directamente en el hospital, con ratones y pacientes. Por entonces yo ya pensaba que esos dos sectores habrían tenido que trabajar juntos para resolver los problemas. Impertérrito, regresé al lugar de donde había salido y al cabo de unos meses observé un fenómeno realmente extraño: las levaduras morían y luego parecía que resucitaban y volvían a vivir (figura 1.1).

EL ORIGEN DEL CÁNCER

Se lo señalé a mis supervisores, que se quedaron atónitos. Los organismos resucitaban o crecían, pero ¿cómo podían crecer tan deprisa si no les dábamos ningún alimento? Para responder a la pregunta tuvieron que pasar diez años de investigaciones, que no se publicaron hasta 2004, tras mi nombramiento como profesor de la Universidad del Sur de California, centro privado situado al otro extremo de Los Ángeles y famoso por sus investigaciones sobre el envejecimiento. Mientras las levaduras envejecían y mo-

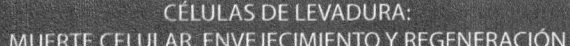

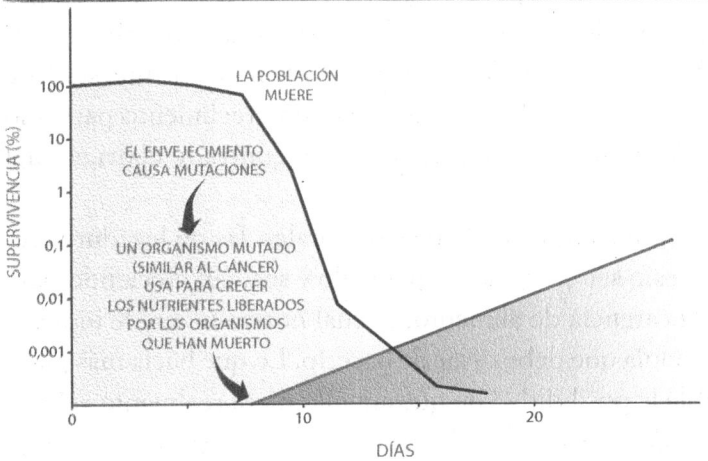

1.1 Las levaduras al crecer envejecen, causando mutaciones en su ADN. Algunas de estas mutaciones pueden conferir a los organismos mutados la capacidad de utilizar, para crecer, los nutrientes liberados por los organismos muertos. Entonces la población se «regenera», porque, a pesar de la muerte de algunos organismos, otros proliferan (modificado de: Fabrizio *et al.*, *Journal of Cell Biology*, 2004).

rían, según un proceso de «muerte altruista», generaban millones de mutaciones del ADN, y solo algunas de estas permitían al organismo prosperar y crecer en condiciones de escasez de alimento. El otro descubrimiento era que para crecer utilizaban los nutrientes liberados por los organismos muertos o moribundos: en realidad, se trataba de una especie de canibalismo. Por un lado, gracias a los estudios en laboratorio de Paola Fabrizio y muchos otros, habíamos logrado demostrar por primera vez que el envejecimiento puede ser un proceso altruista programado, como habían supuesto Darwin y Wallace un siglo y medio atrás, sin lograr demostrarlo. Entre otras cosas, habíamos identificado uno de los primeros ejemplos de una serie de cambios naturales que causaban un crecimiento parecido al del cáncer. ¿Acaso habíamos encontrado el origen del cáncer?

Al igual que las células tumorales, las de levadura crecían sin ser estimuladas para ello y seguían creciendo pese a la carencia de alimento, lo cual normalmente le indica a la célula que debe dejar de hacerlo. Lo que hacía más plausible la posibilidad de que aquello fuera realmente «el origen del cáncer» era el hecho de que todas las mutaciones causantes del crecimiento de tipo tumoral se producían en genes similares a los oncogenes (genes mutados que pueden provocar el cáncer), fundamentales para el crecimiento y la supervivencia del tumor en los seres humanos. Este fenómeno se puede explicar de dos maneras: 1) el cáncer surge a raíz de unas mutaciones casuales de ciertos genes del crecimiento (los oncogenes), que permiten un crecimiento incontrolado; 2) por el contrario, dichas mutaciones son respuestas específicas a una necesidad concreta: en el caso de la levadura, la necesidad de adaptarse, adquiriendo la capacidad de crecer y sobrevivir en condiciones que habitualmente no lo permiten; en una palabra, las alternativas son mutar o morir.

Dado que en el ser humano el crecimiento incontrolado de un cáncer no desempeña una función positiva y adaptativa, es probable que las mutaciones que en este caso llevan al cáncer sean casuales o se deban a una mala gestión, relacionada con la vejez, de procesos que tienen un papel biológico. Por ejemplo, los mismos radicales libres que usa el sistema inmunitario para matar bacterias causan grandes daños al ADN, así como mutaciones que podrían convertirse en células tumorales. Se trata de un fenómeno positivo que podría verse alterado por el envejecimiento, generando mutaciones que permiten el crecimiento del cáncer, es decir, mutaciones en oncogenes y en oncosupresores. Los primeros son genes que estimulan la proliferación de las células, mientras que los segundos inhiben su crecimiento. Cuando mutan pueden provocar un tumor. Las mutaciones en los oncogenes alimentan el motor que impulsa el crecimiento del cáncer, mientras que las mutaciones en los oncosupresores eliminan y debilitan el «puesto de control» que puede detener su crecimiento. Un aspecto importante de las mutaciones en los oncogenes, del que hablaré más adelante, es que se producen en los mismos genes que aceleran el proceso de envejecimiento (IGF-1, Ras, AKT, TOR, PKA, etc.) y que si se inactivan prolongan la vida de distintos tipos de organismos.

Cada vez más confundidas

Vemos, pues, que las células tumorales son capaces de mutar e iniciar otros procesos de cambio que las hacen no solo más propensas a crecer, sino también capaces de sobrevivir en condiciones que normalmente no se lo permitirían. Además, al estar sometidas a una «aceleración» permanente, producen grandes daños en el ADN y en sus propios componentes, adaptándose en muchos casos a crecer y a sobrevivir mientras haya nutrientes disponibles. A diferencia de todas las células sanas del cuerpo humano, o al menos la mayoría, que se adaptan a la limitación de algunos o de todos los nutrientes que proceden del exterior, las células tumorales carecen de esta capacidad, y a cada mutación o a cada cambio permanente están más confundidas. Mientras que las células epiteliales de la mama de una mujer o de la próstata de un hombre son el resultado de millones de años de evolución y pueden adaptarse a una amplia gama de condiciones nutricionales, como el hecho de que su anfitrión (el paciente) ayune, las células tumorales cada vez necesitan más cantidad de cada nutriente que recibe el paciente.

¿Qué hacen casi todos los hospitales y la mayoría de los nutricionistas cuando tratan a un paciente oncológico? Procuran que coma de todo y en mayor cantidad, esperando que con este exceso de alimento compense la pérdida de peso y masa muscular causada por la enfermedad y las terapias. Aunque en algunos casos esta sobrealimentación puede ser beneficiosa para la masa muscular y el peso del paciente, las más favorecidas serán casi siempre las células tumorales. Si pensamos que hacen falta unos dos meses de ayuno para que un ser humano empiece a morir, es evidente que también la mayor parte, por no decir todas las células tumorales, morirían a raíz de periodos prolongados de ayuno. El verdadero reto, por lo tanto, consiste en matar todas las células tumorales mucho antes de matar al paciente y, algo muy importante, antes de debilitar sistemas fundamentales para combatir el cáncer como el sistema inmunitario, el sistema nervioso, etc.

¿EL CÁNCER FORMA PARTE DE UN PROGRAMA QUE PREVÉ LA MUERTE ALTRUISTA DE LOS SERES HUMANOS?

Una hipótesis atrevida pero alternativa es que el cáncer, como las mutaciones del ADN y el programa de muerte altruista en la levadura, forma parte de un programa de muerte altruista que mata a unos individuos para poner los recursos alimenticios a disposición de los miembros más jóvenes de la especie. Recuerdo que la primera vez que expuse esta teoría durante un congreso que se celebraba en Italia, uno de mis estimados colegas, procedente del Reino Unido, objetó: «Ni siquiera has empezado a demostrar la selección de grupo». Se refería al hecho de que la muerte de un organismo por razones altruistas implica la «selección de grupo» o el sacrificio del grupo por el bien ajeno, incluidas las generaciones futuras. Verificar la hipótesis de que el cáncer forma parte de un programa dirigido a matarnos para ahorrar recursos llevaría muchos años, quizá decenios de investigaciones, sin ninguna garantía de éxito, de modo que decidí aparcar la hipótesis por el momento y considerarla un interesante campo cuya exploración me reservo para el futuro.

EL ESCUDO MÁGICO

Cuando volví al Departamento de Bioquímica para investigar las bases del envejecimiento y la enfermedad, centré mis esfuerzos en descubrir los genes que controlan el proceso de envejecimiento, así como en los daños en el ADN de la levadura de panadería (véase al respecto el capítulo 2). Diez años después, en el Chidren's Hospital de Los Ángeles, se me presentó el caso de una niña aquejada de un neuroblastoma en estadio avanzado. El neuroblastoma es un tumor que se forma a partir de células nerviosas inmaduras en las glándulas suprarrenales, el abdomen, el pecho y el tejido nervioso próximo a la columna vertebral. Este caso me trajo a la memoria el periodo que pasé en el Departamento de Patología de la UCLA y a aquel hombre muerto de cáncer a los 45 años. Pensé que mientras tanto, gracias al trabajo realizado tanto en la UCLA como en la USC, mi equipo de investigación y yo nos habíamos vuelto expertos en lo que llamamos «resistencia al estrés», la de los genes y mecanismos que protegen las células mejor, o mucho mejor, de las toxinas. También pensé que los investigadores en el campo oncológico conocían mucho mejor cómo influyen las mutaciones del ADN y los daños celulares en las células tumorales, pero no sabían ni estaban interesados en saber cómo proteger las células sanas. Dado que acabábamos de descubrir que los oncogenes, además de dotar a las células tumorales de la capacidad de desobedecer las órdenes y seguir creciendo, las debilitan y las hacen más vulnerables a los daños causados por las toxinas, me pregunté si no deberíamos partir de ahí para separar todas las células sanas de todas las células tumorales.

Con Paola Fabrizio, colega e investigadora de mi equipo, publiqué una serie de artículos sobre nuestros estudios en los que habíamos usado la levadura como modelo para identificar los genes que aceleran el proceso de envejecimiento. Otro investigador invitado en mi laboratorio, Mario Mirisola, me ayudó a identificar la conexión entre genes que aceleran el envejecimiento y hacen que las células sean más vulnerables a determinados nutrientes. Así descubrimos que los genes que aceleran el envejecimiento de las células eran los mismos que desempeñan un papel central en el cáncer: los oncogenes.

Cuando empecé a estudiar el cáncer, todos los investigadores buscaban el «proyectil mágico» que pudiese localizar y destruir solo células tumorales. No recuerdo exactamente cuándo se me ocurrió esa idea, pero llamé a una de mis colegas, una famosa especialista en envejecimiento, para exponerle mi teoría. Le dije: «Creo que he encontrado una manera de distinguir todas las células tumorales de las sanas. No es un proyectil mágico: es un *escudo* mágico».

Mi colega no tenía ni la más remota idea de lo que le estaba diciendo.

Lo que le proponía, y que más tarde llamaría «resistencia diferencial al estrés», se basaba en el hecho de que, si dejamos de alimentar a un organismo, entra en una modalidad de «no crecimiento» y de «alta protección». A eso era a lo que me refería cuando hablaba de «escudo». Las células tumorales, en cambio, desobedecen y siguen creciendo, aunque no se las alimente, porque el oncogén está bloqueado en posición de «siempre encendido» (figura 1.2).

Pensemos en las guerras púnicas e imaginemos un campo de batalla donde los soldados romanos y los soldados cartagineses están mezclados y llevan el mismo uniforme. El enfoque común de las terapias es la búsqueda de la «flecha mágica» (el proyectil) que solo mata cartagineses sin herir a los romanos; algo sumamente difícil, porque, vistos por los arqueros, apostados a cincuenta metros de distancia, todos los soldados se parecen. Supongamos ahora que, antes de disparar las flechas, los arqueros ordenan a los soldados, en latín, que se arrodillen y se protejan con sus escudos. Solo los romanos entenderían esa orden y se arrodillarían, mientras que los cartagineses seguirían de pie, expuestos a las flechas.

En este ejemplo imaginario extraído de la historia, los romanos son las células sanas y los cartagineses las tumorales, los arqueros son los oncólogos y las flechas son la quimioterapia. Si se priva de alimento a un paciente oncológico antes de someterlo a quimioterapia, las células normales

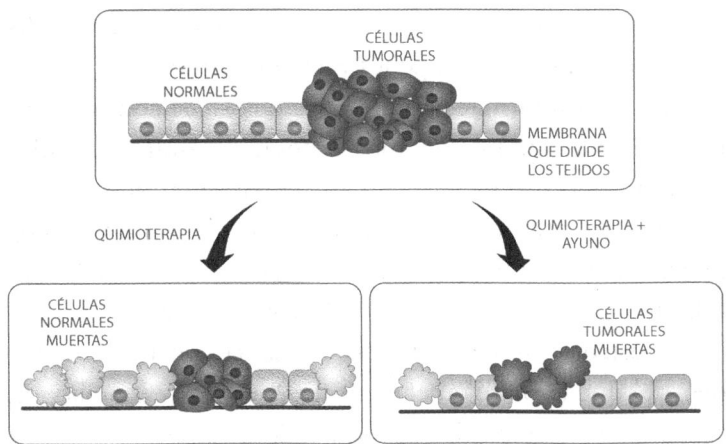

1.2 La resistencia diferencial al estrés consiste en un comportamiento distinto de las células sanas y las células tumorales frente al ayuno cuando se someten a terapias tóxicas, incluida la quimioterapia. En condiciones de ayuno, las células sanas frenan su crecimiento o se cierran, y de este modo se protegen, creando una especie de escudo protector que les permite sobrevivir varios días en ausencia de nutrientes; las células tumorales, a diferencia de las sanas, desobedecen: no se frenan ni se protegen y siguen creciendo y buscando alimento. Absorben todo lo que encuentran, incluidos los fármacos quimioterápicos, y mueren (modificado de: Nencioni *et al.*, *Nature Reviews Cancer*, 2018).

responderán levantando un escudo protector; en cambio, las células tumorales desobedecerán la orden de protegerse y serán vulnerables, permitiendo eliminar células tumorales mientras se reducen los daños de las células sanas.

Para demostrar esta hipótesis tomamos una célula de levadura y le provocamos una mutación similar a una mutación oncogénica, llamada Rasval19, generando así una población de células de levadura que se comportaban como las células tumorales; luego las mezclamos con otras células carentes de oncogenes y las sometimos a varios tratamientos con fármacos quimioterápicos, así como a condiciones que imitan el ayuno. A pesar de estar mezcladas en las mismas probetas, como las células sanas que se mezclan con las tumorales en la sangre y en los tejidos de los pacientes, la quimioterapia mató el cien por cien de las células tumorales y a ninguna célula sana (figura 1.3).

Nuestro primer estudio sobre el cáncer hecho con ratones, del que hablaré en el capítulo 2, era muy sencillo: en sustancia se trataba de reproducir lo que se había hecho con microorganismos. Les pedí a Changhan Lee, uno de los estudiantes de doctorado del laboratorio de Los Ángeles, y a Lizzia Raffaghello, investigadora de Génova, que llevaran a cabo un nuevo y singular experimento: someter a los ratones a un ayuno solo con agua durante los dos o tres días anteriores a la quimioterapia, repitiéndolo durante varios ciclos. Recuerdo la primera vez que le presenté el ensayo a un médico de un hospital pediátrico: me miró con perplejidad, sin duda preguntándose a qué venía semejante experimento.

Los resultados fueron sorprendentes. Parecía que todos los ratones sometidos al ayuno habían sobrevivido y se movían con normalidad, a pesar de la dosis masiva de quimioterápicos que habían recibido, mientras que los que habían recibido una alimentación normal se encontraban mal y apenas se movían tras la quimioterapia. En las semanas sucesivas el 65 % de los ratones no sometidos al ayuno

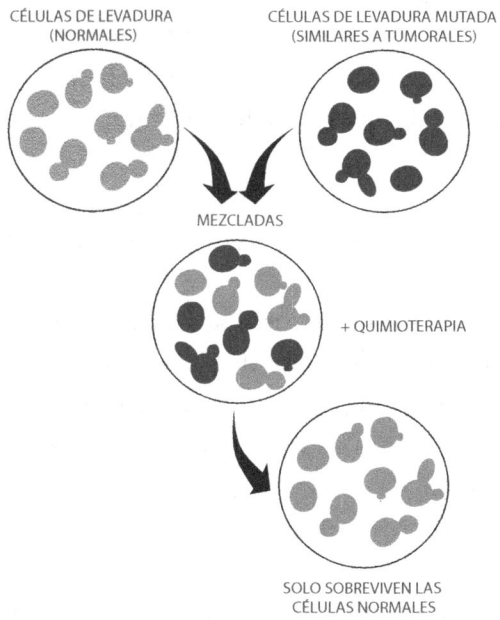

CÉLULAS DE LEVADURA
(NORMALES)

CÉLULAS DE LEVADURA MUTADA
(SIMILARES A TUMORALES)

MEZCLADAS

+ QUIMIOTERAPIA

SOLO SOBREVIVEN LAS
CÉLULAS NORMALES

1.3 Las células similares a las tumorales de levadura (mutadas Rasval19) se comportan de otro modo si se mezclan con las sanas y son expuestas a quimioterapia y a condiciones que simulan el ayuno. La quimioterapia mata el cien por cien de las células similares a las tumorales y no ataca a las células sanas (modificado de: L. Raffaghello *et al.*, *Proceedings of the National Academy of Sciences of the United States of America*, 2008).

murieron, mientras que casi todos los que habían ayunado sobrevivieron. Reprodujimos el mismo efecto usando una amplia variedad de quimioterápicos. Tal como esperaba y preveía, el ayuno causaba invariablemente «resistencia diferencial al estrés» —es decir, protección contra muchas clases de toxinas— en las células sanas, a diferencia de las tumorales. Corría el año 2006 y nos dimos cuenta de que este procedimiento tenía gran importancia desde el punto de vista clínico, pero que no sería fácil convencer a la comunidad médica para que lo adoptara.

A LOS ACTIVISTAS POR LOS DERECHOS DE LOS ANIMALES

Como he explicado en mis anteriores libros, a veces los activistas por los derechos de los animales se han puesto en contacto conmigo para preguntarme por qué hay que someter a los ratones a sufrimiento y muerte en nombre de la investigación.

Esta es mi respuesta:

1) Siempre que sea posible tratamos de trabajar con células y microorganismos, pero antes de emprender cualquier experimentación con seres humanos es importante, incluso esencial, probarla en ratones, para mejorar nuestras investigaciones y ayudar a los pacientes en todo el mundo;

2) el ayuno forzoso no es un procedimiento cruel, porque:

   a) los ratones, como las personas, pueden sobrevivir varios días sin comer;

   b) el ayuno les aporta beneficios, porque puede prevenir las enfermedades y así los ratones pueden vivir más gozando de buena salud.

Soy consciente de que someter a los ratones a quimioterapia les causa sufrimiento. No es algo que me deje indiferente, pero no veo otra alternativa si se quieren salvar vidas humanas. Por eso limitamos en lo posible los estudios con animales y, en general, nos centramos en los que tienen por objeto enfermedades en estado avanzado, mortales o devastadoras para los pacientes.

Hace unos años contesté a la carta de un activista preguntándole: «Si su hijo o su hermana o su padre se estuvieran muriendo y la única cura que podría salvar su vida tendría que experimentarse con ratones, ¿permitiría la experimentación u optaría por dejarlos morir?».

A sabiendas de que muchos activistas seguirán sin estar de acuerdo, les pido que respondan con sinceridad y tengan en cuenta las consecuencias de sus actos. Si decidimos no admitir las experimentaciones con animales en ningún caso, incluida la investigación de enfermedades mortales, no deberíamos usar ningún fármaco, ni siquiera la aspirina ni los antibióticos, y tendríamos que pedirles a los miembros de nuestra familia que tampoco lo hicieran.

Creo que las experimentaciones con animales solo deberían realizarse como paso previo a las pruebas clínicas en personas, enfocadas al tratamiento de dolencias graves o en fase avanzada. A falta de alternativas, desgraciadamente son un mal necesario.

Hay otro escenario tomado de la historia militar que puede citarse por sus paralelismos con la lucha contra el cáncer, un escenario, a mi juicio, perfecto para describir la situación, por lo que recurro a él con frecuencia. En 1812 Napoleón invadió Rusia con un ejército de 450.000 soldados. Mientras avanzaba hacia Moscú no encontró ninguna resistencia. En vez de combatir, el ejército ruso se retiraba, incendiando pueblos y ciudades antes de que el enemigo llegase.

Napoleón estaba sorprendido. La invasión había empezado en junio, pero hasta diciembre los rusos rehusaron combatir. La finalidad de su retirada estratégica era debilitar al ejército francés que, con la llegada del invierno, estaba maltrecho después de haber padecido hambre y frío durante meses. Entonces los rusos lanzaron el ataque final, y al término de la guerra los muertos en las filas francesas ascendieron a 400.000.

Las células tumorales se comportan como el ejército de Napoleón: siguen avanzando cuando sería más prudente detenerse. Para sobrevivir necesitan alimentarse mucho y, como ya se ha dicho, la recomendación de los médicos a los pacientes oncológicos es «comer normalmente o incluso más de lo normal». Desde un punto de vista intuitivo tiene sentido, como habría tenido sentido para el ejército ruso enfrentarse a los invasores ya en el verano de 1812, cuando todavía estaban bien alimentados. Pero los rusos esperaron a que los franceses estuvieran agotados por el hambre, el frío y los ataques guerrilleros del enemigo. Del mismo modo, las células tumorales son más vulnerables a los ataques de la quimioterapia o a otros tipos de terapia si el ratón (y potencialmente la persona) se ha sometido a ayuno.

Cuando se me ocurrió la idea del «escudo mágico» como consecuencia del ayuno también tenía en mente una de las enseñanzas fundamentales de la biología de la evolución: la mayoría de las mutaciones genéticas (es decir, de los cambios en el ADN) son dañinas, pero sus consecuencias negativas solo suelen manifestarse en ciertas condiciones. Como se ha dicho antes, las mutaciones en la secuencia del ADN de las células tumorales aumentan su capacidad de crecer, pero al mismo tiempo dificultan mucho su supervivencia en condiciones adversas como, por ejemplo, el ataque combinado de la falta de alimento y la quimioterapia.

¿Se podía llevar esta teoría a la práctica? Nuestros estudios y los de otros investigadores constatan que el ayuno, además de proteger las células sanas, hace que las terapias contra los tumores sean mucho más tóxicas a la hora de atacar el melanoma, el cáncer de mama, el de próstata, el de pulmón, el colorrectal, el neuroblastoma, la leucemia y otros tipos de cáncer. En algunos casos, basta con los ciclos de ayuno (o con una dieta que imita el ayuno) para obtener resultados tan eficaces como la quimioterapia en la lucha contra el cáncer, pero ambas estrategias por sí solas no son óptimas. Solo pueden obtenerse efectos terapéuticos duraderos si se combina el ayuno o las dietas que imitan el ayuno con terapias estándar aplicadas a determinados tumores, cuya eficacia, por sí solas, es parcial. En los estudios con ratones, la combinación de ayuno y terapias dirigidas puede sanar a una parte de los animales incluso en una fase avanzada de la enfermedad, cuando ya se ha producido la metástasis. No todos se curan, pero tanto mi equipo como otros han visto que el porcentaje de curaciones se sitúa entre el 20 y el 60 % para varios tipos de cáncer.

En este libro describiré los efectos del ayuno y la dieta que imita el ayuno en la lucha contra varios tipos de cáncer basándome tanto en los experimentos realizados en laboratorio como en los resultados de los estudios clínicos.

Dieta que imita el ayuno y eliminación de las células tumorales mediante el sistema inmunitario

Entre las nuevas terapias para tratar y, en algunos casos, curar el cáncer, la más prometedora quizá sea la inmunoterapia, que se apoya en el sistema inmunitario para eliminar las células tumorales. En una serie de estudios clínicos muy prometedores con modelos animales realizados en la Universidad del Sur de California, Italia y España, mi equipo y los de otros investigadores han demostrado que la dieta que imita el ayuno puede causar un efecto parecido al de la inmunoterapia.[1] Varios estudios sobre el cáncer de mama, los de piel y los de pulmón, evidenciaron que el ayuno / la dieta que imita el ayuno ejerce tres funciones fundamentales:

1) debilita las células tumorales y el escudo protector que las protege de las células del sistema inmunitario;
2) fomenta la producción de células del sistema inmunitario más agresivas con el tumor;[2]
3) aumenta la eficacia de la inmunoterapia.

Volveré sobre el asunto en los próximos capítulos.

DIETA QUE IMITA EL AYUNO Y ESTEROIDES USADOS EN QUIMIOTERAPIA

En el tratamiento de los tumores, la quimioterapia suele combinarse con algunos corticosteroides, que son hormonas como la prednisolona, la metilprednisolona y la dexametasona. En una publicación reciente hemos concluido que la dexametasona administrada a los ratones aumentaba la toxicidad del quimioterápico doxorrubicina al incrementar el nivel de glucosa en sangre.[3] Más adelante veremos que la glucosa, además de acelerar el envejecimiento celular, debilita las propias células cuando son expuestas a las toxinas.

Por eso los corticosteroides, al aumentar los niveles de glucosa en sangre, debilitaban las células sanas de los ratones y al mismo tiempo probablemente fortalecían las células tumorales. Tal efecto se anulaba si el tratamiento con dexametasona y quimioterapia se combinaba con una dieta que imita el ayuno.

Los resultados de la investigación indican que en los

tratamientos quimioterápicos solo deberían emplearse corticosteroides si no hay otra alternativa. En efecto, los niveles altos de glucosa en sangre de pacientes tratados con quimioterapia se asocian a un mayor riesgo de infecciones y a un aumento de la mortalidad, en comparación con los pacientes que tienen una cantidad normal de glucosa en la sangre.[4] De modo que tanto los resultados de las investigaciones con ratones como los clínicos preliminares indican que las hormonas esteroideas que elevan el nivel de glucosa en sangre pueden ser dañinas combinadas con quimioterapia.

AYUNO Y DIETAS QUE LO IMITAN EN LA TERAPIA ONCOLÓGICA APLICADA A HUMANOS

Después de la publicación en 2008 de nuestro primer estudio que constataba el gran poder protector del ayuno en los ratones sometidos a quimioterapia, la prensa se hizo eco con entusiasmo de la existencia de un «escudo mágico», levantado gracias al ayuno, capaz de proteger a los pacientes con cáncer. Un artículo que hablaba en este tono, publicado en *Los Angeles Times*, llamó la atención de una jueza de esta ciudad, Nora Quinn, a la que acababan de diagnosticar un cáncer de mama. Antes de que se sometiera a quimioterapia, una amiga suya me llamó para decirme que la mujer llevaba ocho días ayunando. Me quedé de piedra. «Es una locura —le contesté—. ¡Por favor, dígale a su amiga que vuelva a comer inmediatamente!».

Lo que había pasado era que, cuando la noticia empezó a circular, muchos pacientes decidieron improvisar peligrosas versiones personales de la dieta que imita el ayuno. Por suerte, Nora respondió muy bien a periodos más cortos de ayuno combinados con quimioterapia y no acusó demasiado los efectos colaterales que suelen conllevar los tratamientos. Me complace enormemente poder decir que hace poco me confirmó que no había tenido recidivas. Pueden leer su historia en el capítulo dedicado al cáncer de mama.

Otro caso de un paciente que adoptó de forma prematura la dieta que imita el ayuno fue el de Jean-Jacques Trochon, piloto de Air France. Le habían diagnosticado un tumor en el riñón, que se había propagado con varias metástasis a los pulmones. Cuando se enteró de nuestros experimentos con ratones se puso en contacto conmigo y me preguntó cómo podía ayunar antes de someterse a la quimioterapia. Con la supervisión de su oncólogo, Jean-Jacques siguió con escrupulosidad todas mis instrucciones, combinando la dieta que imita el ayuno con una terapia basada en sustancias vegetales, que había ideado otro investigador. Dos años después volvió a pilotar. He recogido su testimonio en el capítulo dedicado al cáncer de riñón.

Estas anécdotas, por supuesto, no son una demostración de que combinar la terapia oncológica con la dieta que imita el ayuno pueda curar el cáncer. Lo que indican es que, junto con las investigaciones en ratones y los datos de las pruebas clínicas, estamos ante una estrategia potencialmente ventajosa para aumentar la eficacia de las terapias estándar y reducir al mismo tiempo los efectos colaterales.

Tras la publicación de nuestro estudio sobre la combinación de ayuno y quimioterapia en los ratones se han publicado muchos otros con modelos animales, y varios estudios clínicos centrados tanto en la dieta que imita el ayuno como en el ayuno con agua en el tratamiento de varios tipos de tumor, combinados en algunos casos, pero no siempre, con las otras terapias estándar. Con pacientes que estaban en el primer estadio de algunas leucemias realizamos un estudio clínico que incluía dietas imitadoras del ayuno, pero ningún tratamiento farmacológico, dado que en dicha etapa de la enfermedad las terapias estándar aconsejaban el llamado «enfoque observa y espera».

En los capítulos siguientes, con la ayuda de las doctoras Romina Cervigni y Cristina Villa, del resto de mi equipo de las Longevity and Healthspan Clinic de la Create Cures Foundation en Estados Unidos (www.createcures.org), de la Fondazione Valter Longo en Italia (www.fondazioneval terlongo.org) y de otros muchos oncólogos y médicos que ejercen en varias universidades, presentaré los datos disponibles hasta hoy sobre los siguientes asuntos: *a*) ayuno y dietas imitadoras del ayuno tanto en la prevención como en el tratamiento de cada tipo de tumor; *b*) nutrición diaria y otras terapias asociadas a la nutrición que aumentan la eficacia de las terapias farmacológicas convencionales. En algunos casos hemos podido basarnos, bien en amplios estudios con modelos animales, bien en estudios clínicos;

en otros, solo en los primeros. Hemos tratado de exponer estos temas de modo que resulten claros para los pacientes, los profesionales de la salud y los oncólogos, y para ofrecer la máxima seguridad a los pacientes. Por ejemplo, en algunos casos disponíamos de datos muy limitados sobre la eficacia del recurso al ayuno y a la dieta que imita el ayuno asociados a la quimioterapia para el tratamiento de un determinado tumor, pero sí que teníamos datos clínicos muy abundantes sobre el grado de seguridad de esa combinación en concreto aplicada a los pacientes que estaban siendo tratados con una serie de quimioterápicos, independientemente del tipo de tumor que padeciesen.

Notas

1. Stefano Di Biase *et al.*, «Fasting-Mimicking Diet Reduces HO-1 to Promote T Cell-Mediated Tumor Cytotoxicity», *Cancer Cell*, julio de 2016, DOI: 10.1016/j.ccell.2016.06.005.

2. *Ibid.*

3. S. Di Biase, H. S. Shim, K. H. Kim, M. Vinciguerra, F. Rappa, M. Wei, *et al.*, «Fasting Regulates EGR1 and Protects from Glucose and Dexamethasone-Dependent Sensitization to Chemotherapy», *PLoS Biology*, marzo de 2017, DOI: 10.1371/journal.pbio.2001951.

4. M. A. Weiser, M. E. Cabanillas, M. Konopleva, D. A. Thomas, S. A. Pierce, C. P. Escalante, *et al.*, «Relation Between the Duration of Remission and Hyperglycemia During Induction Chemotherapy for Acute Lymphocytic Leukemia with a Hyperfractionated Cyclophosphamide, Vincristine, Doxorubicin, and Dexamethasone/Methotrexate-Cytarabine Regimen», *Cancer*, marzo de 2004, DOI: 10.1002/cncr.20071.

2

Genes y cáncer

En el capítulo anterior he mencionado los posibles orígenes del cáncer y el hecho de que, pese a la opinión, muy extendida, de que las células tumorales son astutas y fuertes, en realidad son débiles y están ofuscadas, pero pueden crecer deprisa y propagarse; además, dentro del gran grupo de las células tumorales que se encuentran en una masa celular hay algunas que pueden sobrevivir y crecer, dificultando la eliminación del tumor.

¿Cuáles son las características de estas células tumorales, ofuscadas, pero a la vez mortales? Douglas Hanahan y Robert Weinberg las han descrito en una serie de famosos artículos titulados «Hallmarks of Cancer».[1]

Veamos estas características de las células tumorales:

1) **Proliferación continua**. Significa que, en principio, todas las células tumorales pueden proliferar indefi-

nidamente, en el espacio y en el tiempo, donde y cuando las células normales no lo harían. Esta característica puede ser favorecida o provocada directamente por mutaciones que mantienen siempre activos unos genes del crecimiento llamados oncogenes. Los oncogenes son versiones transformadas de los mismos genes que fomentan el crecimiento normal de las células y aceleran el envejecimiento, como Ras, AKT o PKA. Imaginemos que el pedal del acelerador de nuestro coche se estropea y permanece bloqueado todo el rato, y que viajamos a través de una ciudad por cuyas calles corren miles de coches cuyos conductores tratan de mantenerse en su carril y sobrevivir lo máximo posible. Imaginemos también que por cada coche que tiene un accidente y se detiene, uno o dos coches más pierden el control. Evidentemente, la ciudad quedaría devastada, igual que le sucede al cuerpo humano con el cáncer. Alguien podría preguntarse por qué el coche no se detiene pisando el pedal del freno. El coche puede hacerlo, pero las células tumorales, en cambio, carecen de algo equivalente al freno de un coche: los genes oncosupresores. Las mutaciones de estos genes son las responsables de la próxima característica del cáncer: desobedecer la orden de dejar de crecer.

2) **Incumplimiento de la orden de dejar de crecer.** Para evitar que los oncogenes y otros factores generen células tumorales, las células sanas de nuestro cuer-

po están dotadas de genes oncosupresores, como el p53 y el gen asociado al retinoblastoma. Una de sus funciones es impedir que las células se dividan (generando una nueva célula), pero otra consiste en eliminar las células que están dañadas hasta el extremo de suponer un peligro para el resto del organismo. Volviendo al ejemplo del coche, el nuestro es uno que acelera continuamente y no tiene pedal de freno. Si sucediera esto dentro de un aparcamiento cubierto y el pedal del acelerador se estropease y permaneciera bloqueado, para que nuestro coche y los demás vehículos que están fuera de control pudieran causar un grave daño a la ciudad tendrían que salir del aparcamiento. Así llegamos a la siguiente característica de las células tumorales: su capacidad de invadir otras zonas.

3) **Agresividad y metástasis**. Por lo general, las células se mantienen dentro de un determinado tejido, bien porque reciben una señal mecánica (están oprimidas o bloqueadas por las otras células), bien porque están expuestas a factores que no activan su crecimiento. Las células tumorales, en cambio, desobedecen estas señales e invaden tejidos y zonas donde en condiciones normales les estaría vedado entrar. Dichas células resultan especialmente peligrosas cuando invaden los vasos sanguíneos; volviendo al ejemplo del coche, los vasos sanguíneos son como autopistas que permiten a las células tumorales lle-

gar a lugares lejanos en virtud de un fenómeno llamado metástasis. Cuando el tumor entra en esta fase es muy difícil curarlo, porque, además, las células tumorales pueden adoptar otras mutaciones o características. Para hacer frente a este peligro extremo de las células tumorales la evolución nos ha dotado con la senescencia replicativa, el envejecimiento de la capacidad de las células para generar otras células nuevas.

4) **Elusión de la senescencia replicativa.** Además de lidiar con los oncosupresores y con la dificultad de tener que recorrer distancias, las células tumorales también deben luchar contra una especie de reloj que establece el número máximo de células que pueden producir cada una de ellas. Este reloj está controlado en parte por la longitud de los telómeros, unas pequeñas porciones de ADN situadas en los extremos de los cromosomas. Cuando son lo bastante largos, la célula puede seguir produciendo otras células. Cuando los telómeros se acortan, el crecimiento celular se detiene y la célula recibe el nombre de senescente, que quiere decir «vieja». Volviendo al automóvil, imaginémonos que los telómeros son los neumáticos: cuando están gastados el coche ya no puede circular. Uno de los recursos que emplean las células tumorales para eludir este obstáculo es la activación de una enzima llamada telomerasa, capaz de mantener la longitud del telómero para que la célula siga creciendo.

5) **Angiogénesis.** Del mismo modo que los coches fuera de control podrían quedarse sin gasolina, tarde o temprano las células tumorales también pueden quedarse sin carburante, por lo que necesitan proveerse continuamente de nutrientes. Uno de los temas principales de este libro es, justamente, la diferencia entre el uso de los nutrientes que hacen las células tumorales y las células normales; ahora de lo que se trata es de resaltar la capacidad de las células tumorales para promover la angiogénesis, que es el desarrollo de nuevos vasos sanguíneos a fin de que la sangre fluya por la masa tumoral; es como si los coches fuera de control pudiesen incentivar la construcción de gasolineras y así seguir disponiendo de combustible para circular.

6) **Negativa a morir.** Como hemos visto antes, en nuestro cuerpo hay un mecanismo de muerte celular programada llamado apoptosis, que mata las células dañadas. Las células tumorales están dotadas de otro poderoso instrumento que bloquea dicho mecanismo y les permite negarse a morir. Es un instrumento tan importante para la supervivencia de las células tumorales que una parte de los fármacos antitumorales están diseñados justamente para anular esta protección contra la muerte programada y lograr que las células tumorales acaben muriendo.

Además de poseer estas características, en la actualidad estamos comprobando que las células tumorales pueden prosperar en presencia de procesos inflamatorios y que son capaces de adquirir la capacidad de defenderse de las células del sistema inmunitario para que no las reconozcan. Y, por último, dado que dichas células están evolucionando continuamente mediante nuevas mutaciones y modificaciones de ADN, también pueden cambiar su metabolismo. Es así como algunas células logran sobrevivir a las terapias dentro de la masa tumoral.

EL AYUNO AFECTA A LA MAYOR PARTE DE LAS CARACTERÍSTICAS DE LAS CÉLULAS TUMORALES

Al ser capaces de bloquear la capacidad de las células tumorales de modificarse y esquivar la toxicidad de las terapias, el ayuno y la dieta que imita el ayuno son una especie de «comodín» que se suma a las terapias estándar y puede aumentar considerablemente su eficacia contra gran variedad de células tumorales; por ahora se ha comprobado en los ratones y en las mujeres con cáncer de mama. A ello cabe añadir que el ayuno y la dieta que imita el ayuno actúan sobre muchos otros factores que intervienen en la aparición de tumores: inflamación, bloqueo de la respuesta inmunitaria, falta de respuesta a las señales que inhiben el crecimiento e independencia de dichas señales. De hecho, el ayuno y la dieta que imita el ayuno, al menos en los ratones, aunque también en los primeros estudios clínicos con pacientes:

1) bloquean gran número de vías de fuga de las células tumorales, limitando el aporte de nutrientes y de factores de crecimiento;

2) reducen la inflamación;

3) aumentan la capacidad del sistema inmunitario para reconocer varios tipos de células tumorales;

4) logran que la incapacidad de dejar de crecer de las células tumorales, así como su falta de respuesta a las señales de crecimiento, se vuelvan en su propia contra. Como durante el ayuno es muy importante que el crecimiento de las células se detenga, las tumorales, que no dejan de crecer, tienen más probabilidades de morir. Las células tumorales son como personas que corren sin parar en el desierto, bajo el sol, sin agua, en vez de buscar una sombra y beber;

5) fomentan la apoptosis (muerte celular programada) mediante la producción de moléculas reactivas del oxígeno que activan procesos de suicidio en las células tumorales, y también reducen los factores que bloquean dicha muerte (IGF-1, etc.).

En los microorganismos

En el capítulo anterior hemos explicado que las modificaciones de algunos genes del ADN pueden hacer que un organismo crezca en condiciones que no deberían permitirlo, comportándose de un modo similar al de las células tumorales. En la levadura lo interesante es que estas mutaciones se producen en genes del mismo tipo que los que rigen el desarrollo y el crecimiento de los tumores en el hombre: los oncogenes (o protooncogenes antes de la mutación del ADN). Como he explicado antes, la mayoría de los tumores necesitan este tipo de mutación del ADN para sobrevivir y crecer.

Hace más de veinte años ya teníamos claro que los genes del envejecimiento (los que desactiva el ayuno) contribuyen con gran eficacia a acelerar el daño y las mutaciones del ADN, y al crecimiento de tipo tumoral. Al desactivarlos lográbamos reducir tanto las mutaciones como el crecimiento. Se trataba de los mismos genes que, una vez bloqueados, alargaban la vida de las células de levadura: SCH9/S6k-TOR en la vía metabólica de los aminoácidos de las proteínas, y Ras-PKA en la de los azúcares. Cuanto más alto era el nivel de aminoácidos, proteínas y azúcares, mayor era la actividad de estas vías metabólicas y mayores eran también tanto el crecimiento como los daños y las mutaciones en el ADN. La comida que ingerimos para crecer y movernos, rica en azúcares y proteínas, era la misma que envejecía las células de levadura, que dañaba su ADN y desencadenaba un crecimiento anormal semejante al de un tumor.

Por lo tanto, si estos genes del envejecimiento, cebados por los azúcares, aminoácidos y proteínas, se activan, el organismo crece no solo en términos de tamaño, sino también de reproducción. Para ello tiene que sustraer energías a su propia protección, permitiendo que el proceso de envejecimiento sea más rápido. Durante la producción de un nuevo organismo, los daños causados al ADN y a otros componentes del «organismo madre» son irrelevantes, porque muchos de ellos serán eliminados durante el proceso de reproducción y el paso al «organismo hijo», para que este pueda iniciar una vida saludable.

El ayuno, al reducir notablemente las proteínas y los azúcares, obliga al organismo a adoptar una modalidad de protección, pero no solo eso: también descubrimos que puede hacer de «filtro», activando algunos de los procesos de limpieza y reparación que tienen lugar durante la reproducción antes del nacimiento del nuevo organismo, pero sin necesidad de que se produzca la reproducción. En otras palabras, es posible que el ayuno sea una antiquísima oportunidad con la que cuentan todos los organismos, incluidos los humanos, para:

1) eliminar componentes dañados como células y componentes celulares tumorales;
2) utilizar estas células tumorales para obtener energía, en un proceso semejante al canibalismo;

3) más adelante, cuando vuelven a estar disponibles unas cantidades normales de comida, activar las células estaminales a fin de sustituir las células tumorales por células jóvenes y sanas.

En los ratones

¿Y los ratones? Ellos también, si se reducen los niveles de genes activados por proteínas y azúcares (las hormonas del crecimiento IGF-1, S6K-TOR y PKA), viven mucho más y, pese a ello, muestran una reducción notable de la aparición de tumores.

En un estudio se han comparado las causas de muerte de dos grupos de 45 ratones cada uno, el primero con niveles muy bajos de factores de crecimiento (que controlan los genes de las proteínas y los azúcares) y el segundo formado por ratones normales. Los resultados indicaron que, mientras el 87 % de los ratones normales morían de un tumor, este porcentaje bajaba al 40 % en los que tenían factores de crecimiento muy bajos, con una reducción especialmente significativa de la incidencia de linfomas y tumores en la mama.[2] En otro grupo de ratones con niveles bajos de factores de crecimiento las muertes por cáncer fueron del 42 %, cerca de la mitad que entre los ratones normales (83 %).[3]

Estos y otros estudios demuestran, pues, que los ratones con niveles bajos de factores de crecimiento que controlan los genes de las proteínas y los azúcares sufren cerca de la mitad de tumores que los ratones normales. A ello cabe añadir que los ejemplares normales desarrollan cerca del doble de tumores en un periodo muy corto, teniendo en cuenta que los ratones con un nivel bajo de factores de crecimiento viven al menos un 40 % más. Si incorporamos al cálculo este alargamiento de la vida del 40 %, la incidencia media mensual de los tumores se reduce a un tercio en los ratones con bajos factores de crecimiento.

No es de extrañar que, como se señala en otros capítulos de este libro, los factores de crecimiento controlen los niveles de insulina y de genes similares tanto en las levaduras como en los ratones: S6K-TOR y Ras/AC/PKA.[4]

Si observamos el desarrollo de los tumores en los ratones con niveles bajos de factores de crecimiento, veremos que en estos ejemplares el tumor crece mucho más despacio que en los ratones sin modificar (figura 2.1). De ahí podemos deducir que el hecho de que el ratón tenga o no tenga un tumor no solo depende de estos genes, sino también de si las células tumorales logran sobrevivir y crecer después de su formación.

Es importante subrayar que los experimentos con levadura y con ratones se llevaron a cabo en muchos laboratorios con gran cantidad y variedad de ejemplares, y se alcanzaron resultados parecidos. Por ejemplo, se han obtenido efectos parecidos sobre la reducción de la incidencia de los tumores en ratones sin el gen de la hormona del crecimiento (GHD) y en ratones sin el gen receptor de la hormona del crecimiento (GHRD). Para explicar la diferencia con una comparación podríamos decir que a los primeros les faltaba la «llave» del crecimiento y a los segundos (sin el

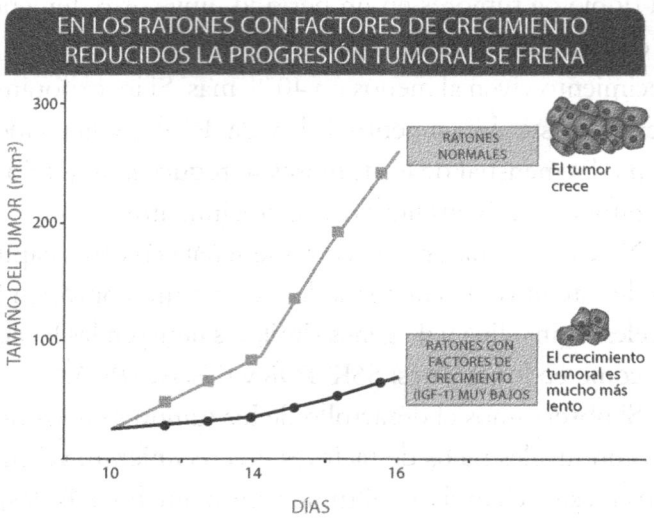

2.1 La progresión del melanoma en ratones sin receptor de la hormona del crecimiento (GHR) y con niveles muy bajos de factor de crecimiento (factor de crecimiento insulínico tipo 1, IGF-1) es mucho más lenta que la progresión y el desarrollo del tumor en ratones normales. Esto indica que el receptor de la hormona del crecimiento GHR y el factor de crecimiento insulínico tipo 1 IGF-1 promueven no solo la formación de los tumores, sino también su progresión.

receptor) les faltaba la «cerradura». Estos resultados indican que los efectos de los factores de crecimiento en la incidencia y el crecimiento de los tumores probablemente son parecidos en los organismos monocelulares, en los ratones y en el hombre (véase el siguiente apartado).

En el hombre

En 2003 escribí con Caleb Finch, de la Universidad del Sur de California, un artículo para la revista *Science* titulado «Evolutionary Medicine: From Dwarf Model Systems to Healthy Centenarians?» (Medicina evolutiva: ¿del sistema modelo «enano» a los centenarios saludables?). Recuerdo mi larga discusión con la editora, Katrina Kelner, a propósito del término «evolutionary medicine». Le dije que en el artículo proponíamos un punto de vista que podía cambiar el modo en que concebimos la medicina, enfocado más en la alimentación y en la genética, para aumentar la probabilidad de una longevidad sana, que en los fármacos que frenan la progresión de las enfermedades. Mi argumentación era esta: «¿Por qué empecinarnos en un planteamiento que, para frenar el avance de las enfermedades, les pone una "tirita" cuando han sido diagnosticadas, y no prestamos la misma atención a un programa centrado en la longevidad, que a un ratón le permite vivir mucho más y enfermar mucho menos?».

Los ratones y los hombres son mamíferos, pero los segundos son capaces de prevenir la aparición de un tumor durante un periodo treinta veces mayor que los primeros gracias a la evolución, que los ha dotado de un mecanismo muy elaborado contra el envejecimiento y contra el cáncer. Katrina discutió animadamente conmigo, porque eso de la «evolutionary medicine» no la convencía; pero yo soy del sur de Italia y siempre estoy dispuesto a entablar discusiones animadas. Al final me permitió dejar el título como estaba. Es más, a la redacción de *Science* la idea le gustó tanto que dedicaron un número entero al envejecimiento, introduciéndolo con un artículo escrito nada menos que por el jefe de redacción de la revista.

El artículo también incluía un gráfico tomado de otro artículo de Richard Miller titulado «Extending Life: Scientific Prospects and Political Obstacles» (Alargar la vida: perspectivas científicas y obstáculos políticos), para explicar que la investigación sobre el envejecimiento, basada en el estudio de la demografía, puede ser la más ventajosa de todas, y que si se invirtiera en este campo se obtendrían más años de vida sana que curando el cáncer, los trastornos cardiacos, el ictus y la diabetes juntos (figura 2.2). Con ello no se pretendía restarle importancia a la investigación del cáncer o de la diabetes, sino destacar la necesidad de sumarles la investigación del envejecimiento.

Hoy tomo prestada de la redacción de *Science* la expresión «el final del principio» para referirme a la investigación sobre alimentación, genética, prevención y tratamiento de los tumores, pues creo que ya hemos llegado, justamente, al «final del principio». Pero en 2003 todavía no, de modo que me dediqué a buscar personas con mutaciones en los genes del crecimiento, que fuesen resistentes al envejecimiento y a las dolencias relacionadas con la edad. ¿Había alguien en algún lugar que presentara carencias en la hormona del crecimiento o en los receptores de la hormona del crecimiento, como en los ratones longevos y sanos? Le escribí a Zvi Laron, un endocrinólogo pediátrico

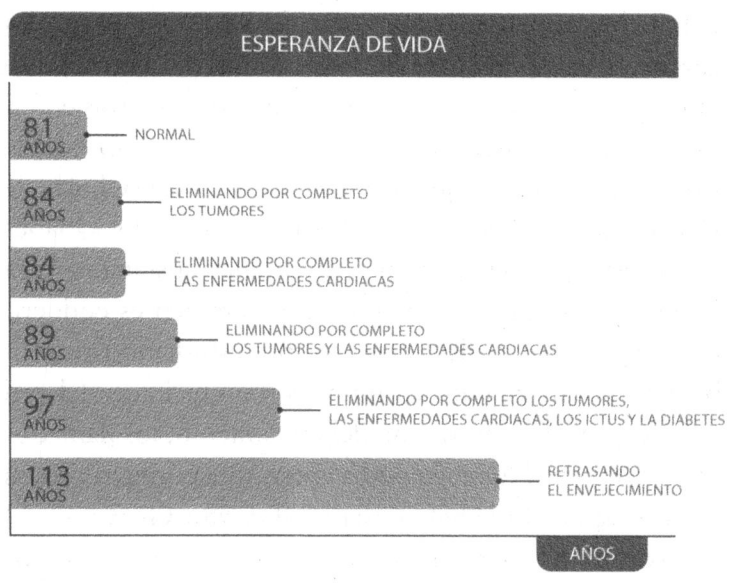

ESPERANZA DE VIDA

81 AÑOS — NORMAL

84 AÑOS — ELIMINANDO POR COMPLETO LOS TUMORES

84 AÑOS — ELIMINANDO POR COMPLETO LAS ENFERMEDADES CARDIACAS

89 AÑOS — ELIMINANDO POR COMPLETO LOS TUMORES Y LAS ENFERMEDADES CARDIACAS

97 AÑOS — ELIMINANDO POR COMPLETO LOS TUMORES, LAS ENFERMEDADES CARDIACAS, LOS ICTUS Y LA DIABETES

113 AÑOS — RETRASANDO EL ENVEJECIMIENTO

AÑOS

2.2 En 1985 la esperanza de vida era de 81 años. Partiendo de este dato, los autores del estudio plantearon varias hipótesis sobre cuántos años más se podría vivir si desaparecieran completamente algunas enfermedades, como el cáncer (84 años), las cardiovasculares (84 años), los tumores y las enfermedades cardiovasculares (89 años) o los tumores, las enfermedades cardiovasculares, el ictus y la diabetes (97 años). Los autores proponen que si, en cambio, se retrasa el envejecimiento, como en los estudios con ratones, se podría llegar a un promedio de 113 años (modificado de: Miller, *The Milbank Quarterly*, 2002).

de Israel, y él me habló de un grupo de personas muy viejas en la isla croata de Krk, aquejadas de una carencia en el receptor de la hormona del crecimiento (llamada, justamente «síndrome de Laron»). Estas personas llegaban a los 90 años sin enfermar ni de cáncer ni de otras dolencias. Pero no eran lo bastante numerosas como para determinar que las carencias en el receptor de la hormona del crecimiento también las protegían del envejecimiento y de otras enfermedades. Por suerte, en 2004 le expuse mi improbable idea a Hassy Cohen, que por entonces dirigía la Clínica de Endocrinología Pediátrica de la UCLA, y me dijo: «¿Sabes quién estudia a las personas que tienen justamente esa mutación? Se llama Jaime Guevara, también es endocrinólogo pediátrico y lleva muchos años estudiando los problemas de crecimiento en niños con mutaciones del gen del receptor de la hormona del crecimiento, los llamados niños GHRD». No me lo podía creer: ¡era perfecto! Pocas horas después ya le había escrito al doctor Guevara, y al cabo de unos meses lo invité a dar una conferencia en Los Ángeles. Como las investigaciones de Jaime se referían al crecimiento de los niños, los resultados que presentó en aquella ocasión no versaban sobre el envejecimiento y las enfermedades, pero me dijo que no recordaba haber hallado casos de tumor en un grupo de individuos GHRD que vivía en Ecuador, principalmente en los Andes, al sur del país. En 2005 viajé hasta allí para conocerlos, y hubo dos cosas que me impresionaron: 1) comían mucho y mal; 2) siempre estaban alegres y les gustaba reír y bromear (foto 2.3).

Pensaba que el proyecto saldría adelante con rapidez y que más temprano que tarde íbamos a comprender si, tal como sucedía con otros organismos más simples, ellos también estaban protegidos de los daños en el ADN y del cáncer. No fue así: tuvieron que pasar seis años hasta que pudimos recabar datos lo bastante convincentes como para animarnos a publicar nuestro trabajo en una de las revistas científicas más prestigiosas, *Science Translational Medicine*.[5] Estas eran nuestras conclusiones:

1) estas personas GHRD con factores de crecimiento muy bajos estaban protegidas del cáncer. Durante

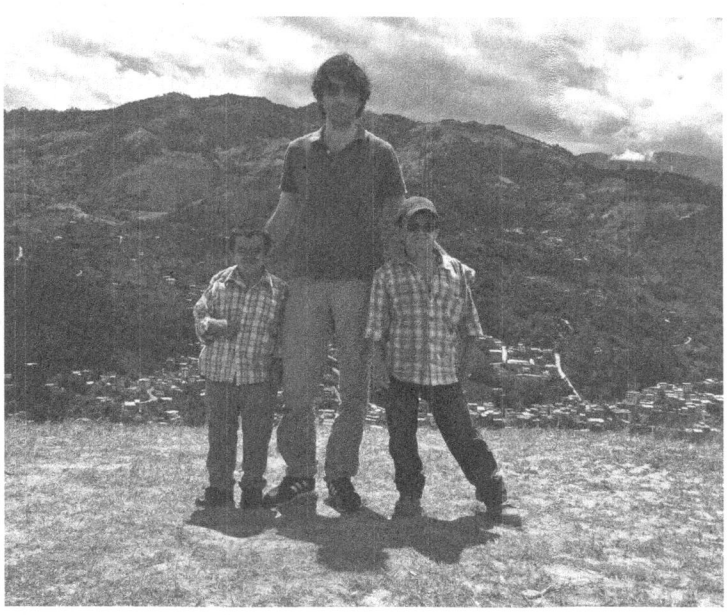

2.3 En Ecuador, acompañado de dos personas con el síndrome de Laron, caracterizado por presentar niveles bajos de los factores de crecimiento, lo cual se refleja en su estatura extremadamente baja. Pero el mismo defecto genético los protege de varias dolencias (incluidos el cáncer y la diabetes), a pesar de que estas personas no suelen seguir una alimentación ni un estilo de vida saludable.

todos los años en que Jaime Guevara les hizo un seguimiento solo uno murió de cáncer. Zvi Laron había publicado resultados parecidos sobre personas con mutaciones GHRD en Oriente Medio y en Europa (figura 2.4);[6]

2) a pesar de que los individuos GHRD se alimentaban de un modo poco saludable, no hacían ejercicio físico y por lo general eran más obesos que sus parientes normales, raras veces desarrollaban diabetes o resistencia a la insulina, que suele preceder a la diabetes. Sus niveles de glucosa en sangre eran normales. Este descubrimiento también era importante en relación con el cáncer, porque los niveles altos de insulina y glucosa pueden, o bien acelerar el envejecimiento y la aparición de tumores, o bien contribuir a la supervivencia y al crecimiento de las células tumorales. Como veremos en los capítulos sobre los distintos tipos de tumores, los niveles bajos del factor de crecimiento IGF-1, de insulina y de glucosa, típicos de las personas GHRD, pueden desempeñar un papel crucial en la evolución de los tumores.

Pero sabíamos que las revistas científicas no iban a aceptar nuestras conclusiones si no éramos capaces de demostrarlas a escala celular y molecular.

Por eso sometimos células epiteliales humanas (a partir de las cuales se generan varios tipos de cáncer, como el de

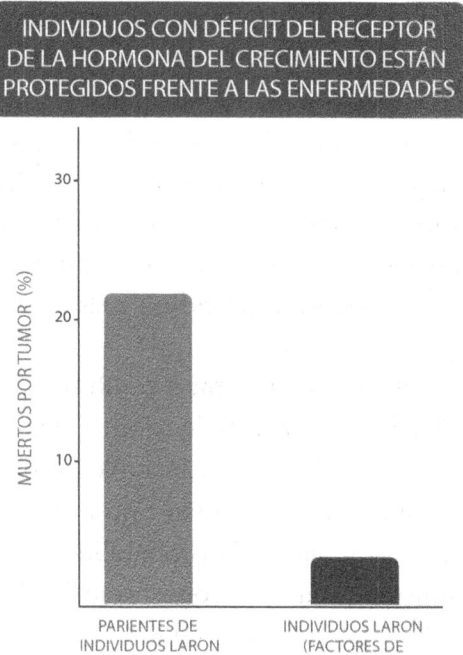

INDIVIDUOS CON DÉFICIT DEL RECEPTOR DE LA HORMONA DEL CRECIMIENTO ESTÁN PROTEGIDOS FRENTE A LAS ENFERMEDADES

MUERTOS POR TUMOR (%)

PARIENTES DE INDIVIDUOS LARON

INDIVIDUOS LARON (FACTORES DE CRECIMIENTO BAJOS)

2.4 Las personas que al nacer tienen un déficit del receptor de la hormona del crecimiento responsable de su estatura extremadamente baja, tienen menos probabilidades de desarrollar cáncer y diabetes que sus parientes de primer grado y otros miembros de su familia que viven en las mismas casas y comen la misma comida (modificado de: Guevara *et al.*, *Science Translational Medicine*, 2011).

mama y el de próstata) a un agente cancerígeno y las sumergimos en sangre de individuos GHRD y de sus parientes. Los resultados que obtuvimos fueron en parte los esperados y en parte sorprendentes:

a) los daños en el ADN eran mucho menores en las células epiteliales expuestas a la sangre de personas GHRD. Esto nos lo esperábamos;

b) las células epiteliales sumergidas en sangre GHRD y dañadas con cancerígenos morían mucho antes que las sumergidas en sangre normal. Esto no nos lo esperábamos, aunque tenía sentido, pues es sabido que el IGF-1 bloquea el suicidio de las células dañadas.

En otras palabras, las personas GHRD estaban protegidas en primer lugar por la reducción de los daños en el ADN causados por el agente cancerígeno, pero también porque las células que se dañaban y podían convertirse en células tumorales tenían más probabilidad de suicidarse debido, asimismo, a la baja concentración del factor de crecimiento IGF-1 en la sangre (figura 2.5).

En una publicación posterior[7] de la que me ocuparé más adelante demostramos que la reducción tanto de la insulina como del IGF-1 desempeñaba un papel fundamental entre los efectos del ayuno y la dieta que imita el ayuno en la terapia de las pacientes aquejadas de cáncer de mama sometidas a terapia hormonal, lo cual permitía establecer una clara conexión entre nutrición y ayuno, factores de crecimiento y prevención y tratamiento de los tumores.

En resumidas cuentas: los genes y sus mutaciones pueden tener un efecto muy potente en contra o a favor del tumor. Por un lado, influyen en el envejecimiento celular y por otro provocan mutaciones que pueden favorecer el crecimiento, la supervivencia y la reproducción metastásica del tumor. Ciertas mutaciones o carencias de la hormona del crecimiento o en el receptor de la hormona del crecimiento

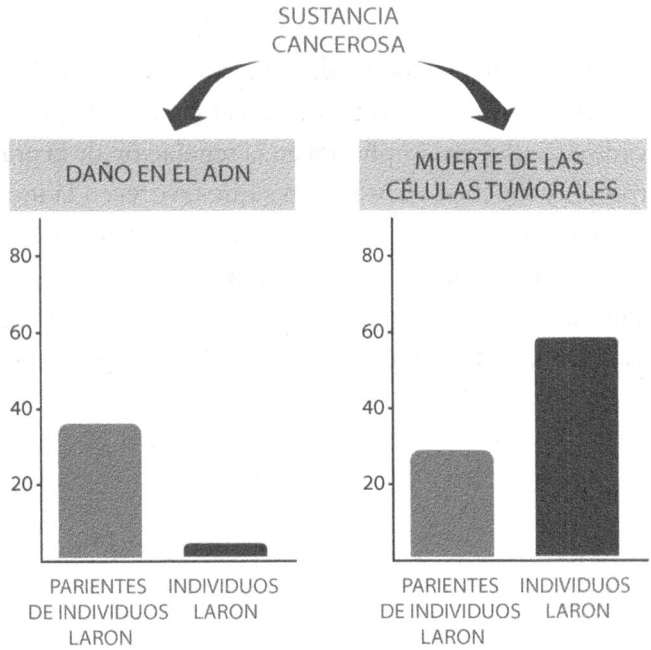

2.5 En este experimento las células se han puesto en contacto con una sustancia que favorece el desarrollo del tumor (sustancia cancerosa). Se puede ver que las células se comportan de distinta manera según estén en contacto con sangre normal (parientes de individuos Laron, a la izquierda de cada gráfico) o con sangre sin la hormona del crecimiento (individuos Laron, a la derecha de cada gráfico). Si las células están en sangre normal, el ADN sufre mayores daños, pero la muerte de las células tumorales es menor que la de las células que están en sangre con carencia de hormona del crecimiento (modificado de: Guevara-Aguirre *et al.*, *Science Translational Medicine*, 2001).

determinan niveles bajos de insulina y de IGF-1, y reducen considerablemente la incidencia del cáncer tanto en los ratones como en el hombre. Estos resultados sugieren que hoy podemos pensar en fármacos que prevengan el cáncer. Hasta el día en que se obtengan, la alimentación —mediante la cual podemos controlar los niveles de insulina y de IGF-1 así como de glucosa, leptina (una hormona producida por el tejido adiposo que está implicada en la regulación de la grasa corporal) y muchos otros factores que favorecen la incidencia del tumor— es la que pone a nuestro alcance el que quizá sea el instrumento más eficaz para su prevención, pero también para sumar un poderoso aliado a su tratamiento. De ello hablaremos en muchos de los capítulos siguientes.

Notas

1. D. Hanahan, R. A. Weinberg, «Hallmarks of Cancer: The Next Generation», *Cell*, 2011, DOI: 10.1016/j.cell.2011.02.013.

2. M. Vergara, M. Smith-Wheelock, J. M. Harper, R. Sigler, R. A. Miller, «Hormone-treated Snell Dwarf Mice Regain Fertility but Remain Long Lived and Disease Resistant», *The Journal of Gerontology Series A*, 2004, DOI: 10.1093/gerona/59.12.1244.

3. Y. Ikeno, G. B. Hubbard, S. Lee *et al.*, «Reduced Incidence and Delayed Occurrence of Fatal Neoplastic Diseases in Growth Hormone Receptor/Binding Protein Knockout Mice», *The Journal of Gerontology Series A*, 2009, DOI: 10.1093/gerona/glp017.

4. A. Bartke, L. Y. Sun, V. Longo, «Somatotropic Signaling: Trade-Offs Between Growth, Reproductive Development, and Longevity», *Physiological Reviews*, 2013, DOI: 10.1152/physrev.00006.2012.

5. J. Guevara-Aguirre, P. Balasubramanian, M. Guevara-Aguirre *et al.*, «Growth Hormone Receptor Deficiency is Associated with a Major Reduction in Pro-Aging Signaling, Cancer, and Diabetes in Humans», *Science Translational Medicine,* 2011, DOI: 10.1126/scitranslmed.3001845.

6. Z. Larón, R. Kauli, L. Lapkina, H. Werner, «IGF-I Deficiency, Longevity and Cancer Protection of Patients with Laron Syndrome», *Mutat Res Rev Mutat Res* 2017, DOI: 10.1016/j.mrrev.2016.08.002, Epub 5 de agosto de 2016, PMID: 28528685.

7. I. Caffa, V. Spagnolo, C. Vernieri *et al.*, «Fasting-Mimicking Diet and Hormone Therapy Induce Breast Cancer Regression», *Nature*, 2020, DOI: 10.1038/s41586-020-2502-7, Epub 15 de julio de 2020.

3

Alimentación, ayuno y prevención del cáncer

Quiero dar las gracias, por su aportación y revisión de este capítulo, a Mario Mirisola, profesor de Ciencias Técnicas Dietéticas Aplicadas en el Departamento de Disciplinas Quirúrgicas Oncológicas y Estomatológicas de la Universidad de Palermo.

Los estudios que hemos realizado hasta el momento, según los cuales las personas que sufren severas carencias en las hormonas del crecimiento no suelen contraer cáncer, unidos a otros descubrimientos similares llevados a cabo en Europa y Oriente Medio, así como los estudios con monos que revelan una disminución del 50 % de los tumores gracias a la reducción calórica sin cambiar la alimentación, indican que la mayoría de los tumores se pueden prevenir, aunque sin duda lograrlo no será fácil.

Si bien lo ideal sería no limitarse a prevenir una única enfermedad, sino vivir muchos años sin ninguna, en este capítulo me ocuparé de la prevención del cáncer pensando en aquellos que tienen una predisposición genética a esta dolencia (es decir, con muchos casos de cáncer en su familia) y también en aquellos que difícilmente pueden evitar el contacto con unas condiciones ambientales susceptibles de provocar ciertos tipos de tumor (toxinas presentes en la comida, en el aire, etc.).

Teniendo presentes estos dos grupos, para prevenir los tumores deberíamos centrarnos en: 1) la comida y otros factores que controlan los genes que, a su vez, controlan los tumores; 2) la exposición a agentes que pueden provocar o fomentar el crecimiento de tumores (cancerígenos, hormonas del crecimiento, virus, etc.).

Tumor hereditario

A lo largo de su vida una persona puede enfermar de cáncer a causa de sustancias cancerígenas que dañan el ADN: por ejemplo, el humo del tabaco, la contaminación, las radiaciones, etc., o como resultado de ciertos tipos de malnutrición, de la obesidad, etc.

Entre el 5 y 10 % de todos los casos, las mutaciones de ciertos genes que fomentan la incidencia del cáncer pueden heredarse de los progenitores. Se han identificado más de cincuenta tipos de tumores hereditarios que predisponen a los individuos en este sentido.

Por ejemplo, en las personas con defectos enzimáticos del metabolismo del alcohol, la enzima alcohol deshidrogenasa (ADH) no funciona correctamente. Aquellos que tienen este problema deberían evitar el alcohol, porque su presencia puede aumentar el riesgo de padecer cáncer de páncreas. Este defecto genético es muy común en algunas poblaciones asiáticas, como la japonesa.[1]

Tales predisposiciones genéticas requieren cambios específicos, pero para la mayoría de las personas pueden ser beneficiosos algunos cambios en su alimentación. Aquí veremos en qué medida la alimentación, y en particular ciertos alimentos, influyen en la incidencia de los tumores.

EL AYUNO

Cuando me preguntan si el ayuno es bueno o malo para la salud suelo contestar que la palabra «ayuno» en sí misma no significa nada: es como preguntar si comer es bueno o malo para la salud. La respuesta es que tanto comer como ayunar puede ser bueno, malo o no tener ninguna influencia en la salud y la longevidad, pero pueden ser muy positivos si se plantean de un modo correcto y apropiado a esa persona en concreto y en esa determinada situación.

La finalidad de este capítulo es identificar las formas de ayuno más adecuadas y prácticas, y mostrar sus grandes beneficios. También examinaremos los tipos de ayuno que pueden ser positivos o negativos. En cualquier caso, lo mejor es dirigirse a uno de los médicos o nutricionistas de nuestra fundación para que ellos nos orienten. Muchas veces leo artículos que insisten en la bondad del ayuno porque forma parte de las prescripciones de muchas prácticas religiosas y porque lo hemos practicado durante miles de años. Pero podríamos decir lo mismo de la costumbre de atiborrarse de comida: lo recomiendan todas las abuelas y lo hacemos desde hace miles de años, y resulta que hoy más del 70 % de los estadounidenses y el 50 % de los europeos tienen sobrepeso o son obesos. También es un hecho que comer mucho y a menudo no es un problema si gran parte de lo que se come procede de una dieta vegana o pescetariana con bajo contenido en azúcares.

En cambio, con referencia al ayuno, está comprobado que comemos durante demasiadas horas. En un experimento que duró dieciséis semanas, las personas que se abstenían de comer 14 horas diarias (y por lo tanto comían en un intervalo de 10-11 horas diarias) redujeron su peso y se mantuvieron así incluso un año después.[2] Los que siguen este esquema dietético dicen que se sienten más enérgicos en general, sobre todo por la mañana, no están tan hambrientos cuando se acuestan por la noche y duermen mejor. Pero si controlamos a personas que practican diariamente un ayuno de 16 horas o más y comen en un intervalo de 8 horas o menos, empezamos a detectar problemas, sobre todo entre quienes se saltan el desayuno.

Algunos de los efectos negativos observados en los que se saltan el desayuno son aumento de peso y del colesterol, tensión alta, diabetes y cardiopatías, además de un incremento de la mortalidad.[3] Practicar largos periodos de ayuno también aumenta el riesgo de formación de cálculos en la vesícula biliar: un ayuno de 16 horas multiplica por dos la posibilidad de cálculos en la vesícula, frente a quien ayuna 10 horas diarias.[4,5]

Basándome en todo ello, mis recomendaciones, tal como señalo en el libro *La dieta de la longevidad*, son comer en un intervalo de 11-12 horas y ayunar en un intervalo de 12-13 horas diarias. En ningún estudio he leído que se hayan observado consecuencias negativas de un ayuno de 12 horas diarias, lo cual me hace pensar que, de causar problemas, estos son muy infrecuentes.

Centrándonos en los tumores, el ayuno nocturno mejora la regulación de la glucosa en la sangre y del sueño, dos factores que potencialmente reducen el riesgo de recidivas (la reaparición del tumor). Por ejemplo, una investigación publicada en 2012 señaló que un ayuno nocturno corto (13 horas o menos por la noche) implica un mayor riesgo de recidiva del cáncer de mama (36 %), frente a un ayuno de 13 o más horas por la noche, en una muestra de mujeres que participaron en el estudio prospectivo Women's Healthy Eating Living, realizado entre 1995 y 2007. En el caso de las mujeres con antecedentes familiares de cáncer de mama o ya aquejadas de este tumor, quizá valga la pena alargar el ayuno nocturno a 13-14 horas.

De modo que adoptar un periodo de ayuno diario de 12-14 horas puede ser un sistema sencillo de reducir el riesgo de recidiva del cáncer de mama. El fenómeno podría basarse, hasta cierto punto, en la capacidad de adoptar periodos de ayuno diario para bajar los niveles de glucosa en sangre y de insulina, pero probablemente también en que los periodos de ayuno reducen el IGF-1 y otros factores de crecimiento. También podría darse un menor riesgo de enfermar de diabetes de tipo 2 y de padecer trastornos cardiovasculares.

LA DIETA DE LA LONGEVIDAD EN LA PREVENCIÓN DE LOS TUMORES

El cáncer quizá sea la enfermedad más claramente relacionada con el aumento de la edad, porque depende de una serie de factores en los que influye poderosamente el proceso de envejecimiento: daños en el ADN, inflamación, reducción del funcionamiento del sistema inmunitario, etc. Por eso su prevención está más vinculada que otras enfermedades a la posibilidad de retrasar el proceso de envejecimiento y a activar estrategias antienvejecimiento. Este es el motivo por el que en este capítulo sobre la prevención de los tumores presentamos una versión ligeramente modificada de la dieta de la longevidad que describo en mi primer libro.

Como expliqué entonces, la dieta de la longevidad se apoya en los Cinco Pilares de la Longevidad, es decir, en distintos campos de la ciencia y la medicina, para asegurar que las recomendaciones alimentarias tengan raíces profundas y que las probabilidades de disfrutar de una longevidad sana sean elevadas. Se trata de abandonar el punto de vista que se limita a un solo estudio o un solo ámbito de investigación, como los de los estudios epidemiológicos, a fin de proponer una serie de recomendaciones basadas en cada uno de los pilares, y que probablemente cambiarán de un modo sustancial en las próximas décadas.

La investigación juventológica

Si uso la palabra «juventología» es para distanciarme de la idea de estudiar el proceso de envejecimiento (gerontología) y centrarme en el estudio de cómo permanecer jóvenes y sanos. ¿Por qué un ratón enferma de cáncer cuando tiene 12-18 meses, más o menos en la mitad de su vida, mientras que en las personas es raro recibir un diagnóstico de tumor antes de los 30-40 años? La respuesta es que los ratones y los seres humanos están controlados por dos programas de longevidad muy distintos: en el primer caso el programa mantiene al ratón joven y sano durante poco más de un año; en el segundo, las personas deben estar protegidas mucho más tiempo mientras tengan posibilidad de reproducirse, es decir, durante 30-40 años. De esto se deduce que: 1) el cáncer no es inevitable y 2) si retrasamos el envejecimiento podemos retrasar y en muchos casos evitar los tumores.

*Adoptar una dieta con un contenido bajo pero suficiente
de proteínas*

Sabemos que los genes del crecimiento, como el IGF-1 y el
S6K-TOR, están implicados en la proliferación celular y en
las dolencias vinculadas al envejecimiento, como el cáncer.
También sabemos que podemos activarlos ingiriendo proteínas o determinados aminoácidos. Así pues, no es de extrañar que una alimentación con un aporte bajo pero suficiente de proteínas aumente la duración de la vida de los
ratones.[6] Una ingesta baja en proteínas también puede frenar el crecimiento y reducir la supervivencia de algunos
tumores, como el melanoma y el cáncer de mama en los
ratones, cuando el tumor se ha estabilizado.[7] En las personas adultas la ingesta de proteínas debería limitarse a
0,8 gramos de proteínas por kilogramo de peso corporal
ideal, es decir, que si una persona tiene sobrepeso o es obe-
sa, el peso que se toma como base para calcular la ingesta
correcta de proteínas debe ser el promedio entre el peso
real y el ideal. El médico o nutricionista podría sugerir
ciertas modificaciones de acuerdo con la edad, el estado
nutricional, la actividad física y otros parámetros fisiológicos y clínicos. En el estudio epidemiológico que hemos
realizado demostramos que las personas que adoptan una
dieta con bajo contenido de proteínas (menos de un 10 %
de las calorías diarias) corre un riesgo cuatro veces menor
de desarrollar tumores que las que consumen una dieta

con alto contenido de proteínas (más del 20 % de las calorías diarias).[8] Lo interesante es que esto solo era cierto en las personas de menos de 66 años, a las que se había practicado un seguimiento durante muchos años después de la primera entrevista, pero no en las de más de 66 años. En otras palabras, un octogenario que sigue una dieta con bajo contenido de proteínas no mostraba los mismos beneficios que los adultos con la misma dieta. Lo cual no significa que el octogenario debería consumir una dieta con alto contenido de proteínas, sino que una ingesta moderada y probablemente de una gama más amplia de fuentes de proteínas (legumbres, semillas, fruta de cáscara, pescado, huevos, yogur, etc.) podría ser más indicada para las personas de edad avanzada.

Mantener bajos, pero no demasiado, los niveles de glucosa en sangre

Los azúcares han ocupado el lugar de las grasas y se han convertido en las sustancias nutrientes más demonizadas. Como en el caso de las proteínas, no tiene sentido someter los azúcares y los carbohidratos a críticas feroces; es su exceso y el exceso de carbohidratos refinados y ricos en almidón, como la pasta, el arroz, el pan, las patatas, etc., lo que debería limitarse, sin suprimirlos, para que alimenten sin provocar niveles altos de insulina ni favorecer la acumulación de grasa y la resistencia a la insulina (que a su vez causan un aumento de los azúcares en la sangre y más acumulación de grasa). Muchas de estas comidas con carbohidratos refinados, como las patatas y el pan, inducen una liberación inmediata de azúcar en la sangre, lo mismo que el azúcar de mesa. Los niveles altos de azúcar en la sangre, además de causar aumento de peso y reducir la eficacia de la insulina, pueden acelerar el proceso de envejecimiento con una acción directa sobre dianas celulares o a través de la actividad de la insulina.

¿*Low fat* o *high fat*? ¿*Low carb* o *high carb*?

En la época en que se demonizaban las grasas, cuando todo el mundo procuraba consumir alimentos «sin grasa» o «con bajo contenido de grasa», se produjo un aumento sin precedentes del sobrepeso y la obesidad. Más tarde, en las últimas décadas, la guerra contra los carbohidratos ha sustituido a la guerra contra las grasas, y también ha ido acompañada de un aumento de peso similar entre las poblaciones de muchos países. En Estados Unidos, casi tres de cada cuatro personas tienen sobrepeso o son obesas. Hemos observado que al principio gran parte de la población mundial adoptó una alimentación con bajo contenido de grasas y alto contenido de carbohidratos, y acumuló mucha grasa, para pasar después a una alimentación con bajo contenido de carbohidratos y alto de proteínas y grasas, hasta alcanzar niveles nunca vistos de sobrepeso y obesidad. Por eso la solución que permite obtener el mejor resultado en la lucha contra los tumores no se puede resumir en dos palabras, *low fat* (bajo en grasa) o *low carb* (bajo en carbohidratos), como a muchos periodistas les gustaría hacernos creer, sino en una solución bastante sencilla que presentaré al final de este capítulo y que incluye un buen aporte de grasas saludables (frutos de cáscara, aceite de oliva, salmón, etc.), proteínas, pocas pero suficientes (véase más arriba), una alimentación relativamente rica en carbohidratos (cerca del 60 % de las calorías diarias) procedentes sobre todo de hortalizas y legumbres, pero también de pasta, pan, arroz, patatas, etc., en cantidades limitadas.

En las clínicas que ha abierto mi fundación en Milán y Los Ángeles no nos limitamos a sensibilizar a las personas sobre la alimentación ideal y hacerles recomendaciones para un estilo de vida saludable, sino que nos preocupamos por la aplicación práctica de todo ello, es decir, por saber cuánto tiempo podrán seguir realmente nuestras indicaciones. Es posible que prohibir tajantemente todos los alimentos amiláceos o los carbohidratos refinados tenga un efecto más beneficioso que limitarlos, pero a la gran mayoría de las personas les costaría mucho seguir una dieta sin estos ingredientes, por lo que no tardarían en dejarla. Por eso lo mejor es: 1) reducir el consumo de alimentos con nutrientes que liberan rápidamente azúcares en la sangre, como las patatas, el arroz o el pan, para mantener dentro de unos límites la glucosa en sangre, la insulina, el peso y la circunferencia abdominal, y minimizar el riesgo de cáncer y otras enfermedades; 2) permitir, sin embargo, que las personas consuman una cantidad suficiente de estos alimentos altamente amiláceos, para que sigan disfrutando de la comida y consigan adoptar variantes de la dieta de la longevidad durante toda su vida (figura 3.1). Además de dar estas indicaciones, nuestros nutricionistas también tratan de entender qué les gusta a las personas y les prescriben dietas personalizadas para cambiar lo menos posible sus costumbres alimentarias y al mismo tiempo adecuarlas a las normas que hemos visto hasta ahora y que presentaremos resumidas al final del capítulo.

ALIMENTOS ASOCIADOS A UNA MAYOR O MENOR INCIDENCIA DEL CÁNCER

Frutos de cáscara

A efectos de prevenir una serie de enfermedades, entre ellas el cáncer, parece ser altamente recomendable consumir frutos de cáscara en grandes cantidades (hasta cinco porciones semanales), como se desprende de un estudio realizado con 118.000 mujeres y hombres a lo largo de treinta años.[9] Publicado en el *New England Journal of Medicine*, el estudio constata que las personas que consumían una onza (unas tres cucharadas) de frutos de cáscara al menos una vez al día redujeron el riesgo de contraer enfermedades que son las causas más frecuentes de muerte, incluido el cáncer.

Un metaanálisis (es decir, un estudio que examina todos los artículos sobre un determinado tema) posterior y muy reciente sobre 43 artículos acerca del riesgo de enfermar de cáncer y 9 artículos sobre la mortalidad a causa de

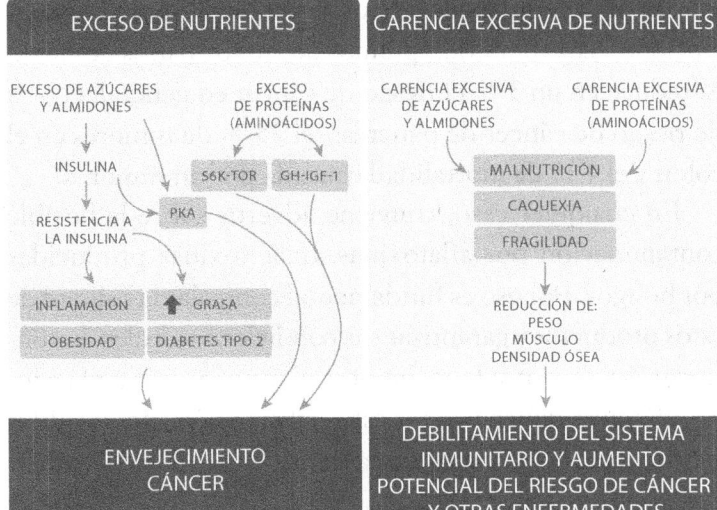

EXCESO DE NUTRIENTES

EXCESO DE AZÚCARES Y ALMIDONES

EXCESO DE PROTEÍNAS (AMINOÁCIDOS)

INSULINA

S6K-TOR   GH-IGF-1

PKA

RESISTENCIA A LA INSULINA

INFLAMACIÓN   ↑ GRASA

OBESIDAD   DIABETES TIPO 2

ENVEJECIMIENTO CÁNCER

CARENCIA EXCESIVA DE NUTRIENTES

CARENCIA EXCESIVA DE AZÚCARES Y ALMIDONES

CARENCIA EXCESIVA DE PROTEÍNAS (AMINOÁCIDOS)

MALNUTRICIÓN

CAQUEXIA

FRAGILIDAD

REDUCCIÓN DE: PESO MÚSCULO DENSIDAD ÓSEA

DEBILITAMIENTO DEL SISTEMA INMUNITARIO Y AUMENTO POTENCIAL DEL RIESGO DE CÁNCER Y OTRAS ENFERMEDADES

3.1 Tanto un exceso como una carencia de azúcares y proteínas puede aumentar el riesgo de cáncer. Los azúcares (incluidos los derivados de los almidones) y las proteínas (aminoácidos) activan genes que promueven el envejecimiento y las enfermedades vinculadas con la edad. Estos genes proenvejecimiento se llaman PKA (activados por los azúcares) y S6K-TOR e IGF-1 (activados por las proteínas). El páncreas utiliza el azúcar para producir, segregar y poner en circulación la insulina, que permite el paso de la glucosa a las células. Si se produce en exceso puede provocar resistencia a la insulina (es decir, que las células sean poco sensibles a la insulina y sean menos capaces de captar la glucosa que transporta la sangre). Entonces la glucosa se concentra en la sangre, provocando inflamación, aumento de la grasa, diabetes de tipo 2 y, en general, enfermedades asociadas al envejecimiento. Las proteínas activan los genes proenvejecimiento S6K-TOR y suben los niveles de la hormona del crecimiento (GH) y del factor de crecimiento similar a la insulina-1 (IGF-1), que a su vez aumentan la proliferación celular, incluida la de las células tumorales. Por el contrario, una carencia excesiva de azúcares y proteínas induce a la malnutrición, y la consiguiente reducción de peso, de masa muscular y de densidad ósea. Todo ello puede debilitar el sistema inmunitario y, por consiguiente, la protección contra el cáncer.

un tumor, ha confirmado estos resultados. Según sus conclusiones, consumir de 5 gramos diarios de frutos de cáscara reduce en un 3 % el riesgo de cáncer en general, el 6 % de riesgo de cáncer de páncreas, el 25 % de tumores en el colon y el 4 % de mortalidad causada por un tumor.[10]

En cualquier caso, conviene advertir sobre la posible contaminación por aflatoxinas, unas toxinas producidas por hongos. Por eso es fundamental controlar la calidad de estos productos y garantizar sus condiciones ideales de conservación. Por otro lado, las personas propensas a reacciones alérgicas deben prestar especial atención a los posibles alergénicos de los frutos de cáscara.

Soja: pros y contras

La soja es uno de los ingredientes asociados tanto a un efecto protector frente al cáncer como a un potencial efecto cancerígeno. Los resultados de un metaanálisis reciente con pacientes aquejadas de cáncer de mama de varios países (chinas, estadounidenses, japonesas, francesas y singapurenses) demostró que no existe un vínculo entre consumo de soja e incidencia del cáncer de mama.[11, 12] Es más, la ingesta de las isoflavonas de la soja (sustancias de origen vegetal parecidas a los estrógenos, hormonas sexuales esteroideas) se asocia con un riesgo menor de cáncer de mama,[13] aunque todavía no se ha descrito el mecanismo de este papel protector. El parecido entre las isoflavonas y el estradiol (una hormona estrógena producida por los ovarios, que interviene en el proceso reproductor) podría ser el motivo de que las isoflavonas surtan este supuesto efecto protector en los tumores hormonodependientes. La hipótesis se basa en el hecho de que, si las isoflavonas de la soja se unen al receptor, el estrógeno humano no puede acceder a este y no puede cumplir su función en el ámbito reproductor, reduciendo el crecimiento de las células tumorales. Este efecto se aprecia sobre todo en las mujeres asiáticas, que habitualmente consumen isoflavonas de la soja desde pequeñas, y no en otras poblaciones mundiales.

Por eso mi recomendación a las mujeres de poblaciones que consumen mucha soja es que alternen este alimento con otras legumbres y que preferiblemente lo ingieran en su forma original, en vez de consumir derivados como el tofu, las hamburguesas, etc., que son alimentos elaborados y a menudo muy salados. En cambio, las personas que no están acostumbradas al consumo de soja deberían limitar su consumo y tener cuidado con las alergias e intolerancias.

Consumo de alcohol y cáncer

La presencia de etanol (el alcohol incoloro y volátil que se encuentra en las bebidas alcohólicas) puede ser tanto beneficioso como deletéreo para la salud, en el segundo caso sobre todo si es abundante. El alcohol puede reducir la absorción de algunas vitaminas y elevar el nivel de estrógenos, con un mayor riesgo de cáncer de mama,[14] aunque el aumento del riesgo provocado por un consumo moderado u ocasional de alcohol es bajo.[15] Otros efectos negativos del alcohol tienen que ver con la combinación del alcohol y algunas sustancias producidas durante la fermentación (nitrosaminas, fibras de amianto, fenoles e hidrocarburos) o con el tabaco.[16]

Aunque un consumo moderado de alcohol puede tener efectos beneficiosos para la salud y la longevidad, quienes no beben alcohol, por convicción o porque no les gusta, no deberían empezar a hacerlo, porque existe un vínculo entre el alcohol y el cáncer.

1) El National Toxicology Program del US Department of Health and Human Services lo cita como uno de los cancerígenos para los humanos.

2) Según el National Cancer Institute de Estados Unidos, un consumo de alcohol entre bajo y moderado puede aumentar el riesgo de tumor en el primer tracto gastrointestinal: boca, garganta, esófago y laringe, así como en el hígado y la mama.[17, 18]

3) Al parecer, el consumo de alcohol también resulta perjudicial en el caso de segundos tumores primarios, es decir, tumores nuevos que se forman en pacientes que ya habían tenido cáncer, por lo menos en el caso del primer tracto gástrico.[19]

La relación entre consumo de alcohol, incidencia de los tumores y mortalidad causada por enfermedades es, como vemos, muy compleja. Las perniciosas consecuencias de un consumo inmoderado de alcohol son bien conocidas, mientras que, por el contrario, un consumo moderado podría resultar beneficioso para la salud. Se ha comprobado que:

1) los datos sobre asociación entre consumo de alcohol y tumores en el ovario, el endometrio y la vejiga son inconsistentes, por lo que no permiten extraer conclusiones. En cambio, algunos metaanálisis confirman un riesgo de cáncer de estómago mayor del 20 % en grandes bebedores (los que, por ejemplo, beben más de medio litro de vino tinto al día) con respecto a los que no beben casi nada o nada. Este riesgo es nulo en los bebedores moderados, aquellos que toman entre uno y cuatro vasos diarios.[20, 21] La vinculación al cáncer de próstata es más débil, si bien el riesgo aumenta conforme incrementa el consumo de alcohol. Por ejemplo, un metaanálisis de 572 estudios, con un total de 480.000 casos de cáncer, evidenció que el riesgo de tumor en la próstata para quien bebe alcohol con moderación es un 6 % mayor que para aquellos que no beben o solo lo hacen ocasionalmente; este riesgo comparativo aumenta hasta un 9 % en los grandes bebedores;[22]

2) sorprendentemente, existe una relación entre un mayor consumo de alcohol y un riesgo menor de cáncer de tiroides, linfoma no hodgkiniano (un grupo de tumores de la sangre que afecta a los glóbulos blancos) y carcinoma de las células renales (cáncer de riñón);[23, 24]

3) una investigación reciente ha señalado que la ingesta semanal de una cantidad que no supere 4 dosis de

alcohol podría disminuir el riesgo de cáncer y muerte en general.[25]

De acuerdo con todo esto y con *The Dietary Guidelines for Americans 2015-2020*, que sugieren un consumo moderado de alcohol, de unos 17 mililitros diarios para las mujeres y 28 mililitros para los hombres, aconsejo beber un máximo de 3-5 dosis de alcohol a la semana que equivalen, por ejemplo, a un vaso de vino o una lata de cerveza diarios, de miércoles a domingo. Esto no es aplicable a las personas con defectos genéticos en la enzima alcohol deshidrogenasa (ADH) que digiere el alcohol: este grupo debe evitar el consumo para no aumentar el riesgo de cáncer, en particular de páncreas y esófago.[26, 27]

Alimentos biológicos y tumores

La creciente demanda de alimentos biológicos obedece a sus beneficios para la salud. Prueba de ello es un reciente estudio que, tras examinar a 68.000 participantes durante cinco años, concluyó que el consumo de alimentos biológicos reduce en un 25 % la probabilidad de enfermar de cáncer, con efectos especialmente significativos en los casos de cáncer de mama y linfoma.[28]

La explicación podría ser, en parte, que los alimentos biológicos tienen menos probabilidad de contener residuos de pesticidas que los convencionales; por ejemplo, en los cultivos convencionales la presencia de pesticidas puede ser cuatro veces mayor que en los biológicos, con concentraciones más altas de cadmio, un metal tóxico.[29] La exposición a los pesticidas puede aumentar el riesgo de cáncer de tiroides.[30] El uso de pesticidas también debería reducirse en los hogares, dado que la exposición a preparados como los repelentes de mosquitos o los insecticidas de varios tipos durante el embarazo y la infancia se ha asociado a la leucemia infantil.[31]

Además de un alto contenido en pesticidas, los alimentos no biológicos pueden contener otros elementos cancerígenos. Un estudio recogió muestras de leche convencional y biológica procedentes de nueve regiones de Estados Unidos y analizó su contenido residual de pesticidas, antibióticos y hormonas (hormona bovina del crecimiento bGH, IGF-1). Los resultados demostraron que en la leche biológica no había pesticidas ni hormonas, a diferencia de las leches convencionales, en muchas de las cuales los residuos superaban las cantidades permitidas por la ley. Las concentraciones medias de bGH (hormona bovina del crecimiento) e IGF-1 (factor de crecimiento similar a la insulina-1) en las leches convencionales eran respectivamente veinte y tres veces mayores que en la leche biológica.[32] Por lo tanto, mi consejo es consumir alimentos biológicos siempre que sea posible.

Antibióticos y tumores

Los antibióticos son fármacos que combaten sobre todo las infecciones bacterianas en las personas y los animales. El exceso de antibióticos se debe a: 1) prescripción excesiva de los médicos; 2) consumo de alimentos derivados de animales criados con sistemas intensivos. Un amplio estudio sobre la relación entre el uso de antibióticos y varios tipos de cáncer en una muestra de más de tres millones de personas sin precedentes de cáncer reveló que cuanto más alto era el número de prescripciones de antibióticos, mayor era la incidencia de tumores. Los datos evidenciaban la relevancia de este vínculo en tumores que afectaban (de mayor a menor incidencia) a las glándulas endocrinas, a la próstata, a la mama, al pulmón, al colon y a los ovarios.[33] Como hemos visto en el apartado anterior, escoger alimentos biológicos también es importante porque los antibióticos, las hormonas y los fármacos están excluidos de los métodos biológicos de explotación ganadera.[34]

AYUNO Y DIETAS IMITADORAS DEL AYUNO EN LA PREVENCIÓN DEL CÁNCER

Como ya hemos visto, el intervalo ideal de ayuno para prevenir enfermedades, en ausencia de situaciones específicas y de historia familiar, es de 12 horas entre la cena y el desayuno del día siguiente. Un interesante estudio clínico llevado a cabo con una aplicación para teléfonos móviles ha revelado que comer en un intervalo de 15 horas o menos puede repercutir negativamente en el peso, en el sueño y en los niveles de energía.[35] En cambio, cuando las comidas se limitaban a un intervalo de menos de 11 horas se observaban efectos positivos en los tres aspectos. Más allá de 12-13 horas de ayuno diarias, debería considerarse la posibilidad de practicar periódicamente dietas imitadoras del ayuno. La dieta que imita el ayuno dura cinco días, es de bajo contenido en calorías, proteínas y azúcares, y de alto contenido en grasas de origen vegetal; diversos estudios clínicos han demostrado su eficacia en la reducción de los factores de riesgo y de marcadores tumorales como IGF-1, insulina, leptina y glucosa, y además contribuye a reducir la grasa y la circunferencia abdominal.[36,37]

HISTORIAS Y EXPERIENCIAS DE LOS PACIENTES

Cristina Villa, directora de programas,
Fondazione Valter Longo

Cristina Villa siempre trató de cuidar su salud y seguir atentamente las «directrices» sobre cómo vivir y alimentarse bien: no comer demasiado, ser vegetariana, casi vegana, practicar el ayuno (por ejemplo, el *panchakarma* ayurvédico, una antigua práctica médica india), saltarse el desayuno y el almuerzo, practicar casi todos los días yoga, recorrer rutas a pie como el Camino de Santiago y viajar mucho durante veinte años, entendiendo el viaje como una experiencia de apertura mental.

Pero en 2014 Cristina contrajo una enfermedad llamada vitíligo —la piel pierde color formando manchas—, y más adelante descubrió que padecía tiroiditis de Hashimoto, una enfermedad autoinmune que ataca al tiroides. En 2016 le diagnosticaron una lesión potencialmente maligna de grado B3 en la mama y la operaron lo antes posible. Se trataba de un tumor benigno que se estaba desarrollando deprisa y por suerte se detectó precozmente.

Después de empezar a practicar una combinación de dieta de la longevidad y dieta que imita el ayuno, su tiroides volvió a funcionar correctamente y las manchas de la piel están desapareciendo. Sigue estando libre de cáncer, sin rastro de nuevos tumores. La dieta de la longevidad que está siguiendo se la ha formulado ella misma a medida; practica la dieta que imita el ayuno al menos cuatro veces al año, con la supervisión de la nutricionista Romina Cervigni, de nuestra fundación.

«Me di cuenta de que no consumía suficientes proteínas y que hacía un uso quizá excesivo de la soja. En Los Ángeles bebía todos los días un café descafeinado con leche de soja, incluso varias veces diarias, y recuerdo que me causaba problemas en el estómago y el intestino, prueba de ello es que los trastornos cesaron cuando, de vuelta a Italia, dejé de tomarlo. Desde entonces trato de comer siempre lo que comían mis antepasados, aunque cuando viajo me gusta probar cosas nuevas. Eso es lo que he aprendido de la dieta de la longevidad». Cristina es un ejemplo muy cercano de cómo unos ingredientes o dietas considerados muy sanos podrían causar alergias o incluso autoinmunidad, además de malnutrición. Por eso es necesario dirigirse a verdaderos expertos.

La dieta de la longevidad, basada en los Cinco Pilares de la Longevidad, es una estrategia alimentaria para vivir muchos años con buena salud.[38]

1) Siga un régimen sobre todo (pero no exclusivamente) vegano, evitando en lo posible los alimentos de origen animal, añadiendo un poco de pescado dos o tres veces por semana. Escoja pescado con alto contenido de omega 3, omega 6 y vitamina B12 (salmón, boquerones, sardinas, bacalao, dorada, trucha, almejas y gambas). Preste atención a la calidad del pescado y opte por el que tiene un nivel bajo de mercurio.

2) Si tiene menos de 65 años, mantenga bajo el consumo de proteínas (0,8 gramos de proteínas por kilogramo de peso corporal). Esto significa de 40 a 47 gramos de proteínas diarias para una persona que pesa 59 kilos y de 60 a 70 gramos para una persona que pesa de 90 a 100 kilos. Como fuentes principales de proteínas coma alubias, garbanzos, guisantes y otras legumbres, además de semillas oleaginosas (pipas de calabaza, sésamo, linaza), frutos de cáscara (nueces, almendras, avellanas, etc.) y

pescado con bajo contenido de mercurio. Si tiene más de 65 años deberá incrementar ligeramente el consumo de proteínas, con más cantidad de pescado, huevos, carne blanca y productos derivados de la leche de cabra y oveja, para mantener la masa muscular y aumentar el aporte nutritivo.

3) Reduzca al mínimo las grasas saturadas procedentes de fuentes animales (carne y queso) y vegetales, y haga lo mismo con los azúcares, consumiendo en lo posible grasas buenas y carbohidratos complejos. Consuma cereales integrales y gran cantidad de hortalizas (tomates, coliflor, zanahorias, legumbres, etc.) con dosis generosas de aceite de oliva (3 cucharadas diarias) y frutos de cáscara (28 gramos diarios), prestando atención a las intolerancias/alergias (a los tomates, a las nueces, a las berenjenas, etc.).

4) Procure que su alimentación contenga muchas vitaminas y minerales, pero aun así ingiera un complemento multivitamínico cada tres días. En teoría, una alimentación rica en verdura, pescado, frutos de cáscara y cereales integrales es el modo ideal de adquirirlos, pero la mayoría de las personas tiene carencia de estos nutrientes, así que el uso de complementos puede ser útil. Recomiendo tomar un multivitamínico producido por un fabricante de confianza y que contenga por lo menos vitaminas A, D, E, magnesio, calcio, potasio o vitamina K. Acon-

sejo tomarlo dos o tres días para minimizar sus efectos tóxicos, evitando al mismo tiempo un estado de malnutrición debido a la carencia de una determinada vitamina o mineral.

5) De entre los ingredientes antes mencionados escoja los que sus antepasados consumían habitualmente.

6) Con arreglo a su peso, edad y circunferencia abdominal, decida si hace dos o tres comidas diarias, teniendo en cuenta también la actividad desplegada. Si tiene sobrepeso o tiende a engordar con facilidad, que sean dos comidas diarias: desayuno y almuerzo o cena, más un tentempié con poco azúcar (menos de 5 gramos) inferior a 100 calorías en sustitución de la comida que se haya saltado. Si su peso ya es normal o tiende a adelgazar con facilidad, o tiene más de 65 años y su peso es normal, coma tres veces al día más un tentempié con bajo contenido de azúcar (entre menos de 3 y 10 gramos) inferior a 100 calorías.

7) Limite todas las comidas a un intervalo de 12 horas; por ejemplo, empiece después de las 8 de la mañana y termine antes de las 8 de la noche. No coma durante las 3 o 4 horas previas a acostarse.

8) Considere la posibilidad de someterse a un número de dietas imitadoras del ayuno comprendidas entre dos y doce anuales, según las necesidades.

9) Dé preferencia a los alimentos biológicos sin pesticidas ni antibióticos.

10) Puede tomar como máximo de tres a cinco vasos de vino, mejor tinto, o de cerveza semanales por persona, siempre que no esté en riesgo.

11) Haga ejercicio físico; el próximo capítulo está dedicado a la función de la actividad física en la prevención de los tumores.

La investigación sobre el cáncer da pasos de gigante, pero las terapias dirigidas a los pacientes que lo padecen avanzan mucho más despacio. Por eso creo que es necesario un nuevo planteamiento de las terapias oncológicas, con un oncólogo al frente de un equipo formado por médicos especializados en medicina integrada, biólogos moleculares, nutricionistas y, siempre que sea posible, psicólogos, para brindar a los pacientes terapias personalizadas, sobre todo a los que no responden a las terapias estándar. Estos «equipos oncológicos», además de curar el cáncer o bloquear su progresión, deberían prevenir los efectos colaterales y los daños a las células, los sistemas y los órganos sanos. La Longevity and Healthspan Clinic Create Cures Foundation en Estados Unidos (www.createcures.org) y la Fondazione Valter Longo en Italia (www.fondazionevalterlongo.org) están especializadas en asistencia a pacientes y oncólogos a fin de completar el tratamiento estándar con medidas innovadoras e integradas que se apoyan en sólidas bases científicas, centrándose en la nutrición y la biología molecular del tumor, pero también en la capacidad natural del cuerpo humano de combatir el cáncer y otras enfer-

medades. La misión de las fundaciones es ofrecer la posibilidad de vivir sanos y muchos años. Por eso dan asistencia
gratuita a quienes padecen cáncer y otras enfermedades en
fase avanzada pero no podrían permitirse estas terapias
integradas.

Notas

1. J. Kanda, K. Matsuo, T. Suzuki, T. Kawase, A. Hiraki, M. Watanabe *et al.*, «Impact of Alcohol Consumption with Polymorphisms in Alcohol-Metabolizing Enzymes on Pancreatic Cancer Risk in Japanese», *Cancer Science*, 2009, DOI: 10.1111/j.1349-7006. 2008.01044.

2. S. Gill, S. Panda, «A Smartphone App Reveals Erratic Diurnal Eating Patterns in Humans that Can Be Modulated for Health Benefits», *Cell Metabolism*, 2015, DOI: 10.1016/j.cmet.2015.09.005, Epub 24 de septiembre de 2015, PMID: 26411343, PMCID: PMC4635036.

3. H. Bi, Y. Gan, C. Yang, X. Tong, Z. Lu, «Breakfast Skipping and the Risk of Type 2 Diabetes: A Meta-Analysis of Observational Studies», *Public Health Nutrition*, 2015, DOI: 10.1017/S1368980015000257, Epub 17 de febrero de 2015, PMID: 25686619.

4. H. M. Bloch, J. R. Thornton, K. W. Heaton, «Effects of Fasting on the Composition of Gallbladder Bile», *Gut*, 1980, DOI: 10.1136/gut.21.12.1087, PMID: 7461468, PMCID: PMC1419405.

5. R. Sichieri, J. E. Everhart, H. Roth, «A Prospective Study of Hospitalization with Gallstone Disease Among Women: Role of Dietary Factors, Fasting Period, and Dieting», *American Journal of Public Health*, 1991, DOI: 10.2105/ajph.81.7.880, PMID: 1647144, PMCID: PMC1405175.

6. S. M. Solon-Biet, A. C. McMahon, J. W. Ballard *et al.*, «The Ratio of Macronutrients, not Caloric Intake, Dictates Cardiometabolic Health, Aging, and Longevity in Ad Libitum-Fed Mice», *Cell Metabolism*, 2014, DOI: 10.1016/j.cmet.2014.02.009. Fe de erratas en *Cell Metab*, 3 de marzo de 2020, 31 (3), p. 654, PMID: 24606899, PMCID: PMC5087279.

7. M. E. Levine, J. A. Suárez, S. Brandhorst *et al.*, «Low Protein In-

take is Associated with a Major Reduction in IGF-1, Cancer, and Overall Mortality in the 65 And Younger but not Older Population", *Cell Metabolism*, 2014, DOI: 10.1016/j.cmet.2014.02.006, PMID: 24606898, PMCID: PMC3988204.

8. *Ibid.*

9. Y. Bao, J. Han, F. B. Hu *et al.*, «Association of Nut Consumption with Total and Cause-Specific Mortality», *New England Journal of Medicine*, 21 de noviembre de 2013, 369 (21), pp. 2001-2011, DOI: 10.1056/NEJMoa1307352, PMID: 24256379, PMCID: PMC3931001.

10. S. Naghshi, M. Sadeghian, M. Nasiri, S. Mobarak, M. Asadi, O. Sadeghi, «Association of Total Nut, Tree Nut, Peanut, and Peanut Butter Consumption with Cancer Incidence and Mortality: A Comprehensive Systematic Review and Dose-Response Meta-Analysis of Observational Studies», *Advances in Nutrition*, 2021, DOI: 10.1093/advances/nmaa152, PMID: 33307550, PMCID: PMC8166551.

11. T. T. Zhao, F. Jin, J. G. Li, Y. Y. Xu, H. T. Dong, Q. Liu, P. Xing, G. L. Zhu, H. Xu, Z. F. Miao, «Dietary Isoflavones or Isoflavone-Rich Food Intake and Breast Cancer Risk: A Meta-Analysis of Prospective Cohort Studies», *Clinical Nutrition*, 2019, DOI: 10.1016/j.clnu.2017.12.006, PMID: 29277346.

12. Y. Wei, J. Li, Y. Guo, Z. Bian, M. Gao, H. Du, L. Yang, Y. Chen, X. Zhang, T. Wang, J. Chen, Z. Chen, C. Yu, D. Huo, L. Li, «Soy Intake and Breast Cancer Risk: A Prospective Study of 300,000 Chinese Women and a Dose-Response Meta-Analysis», *European Journal of Epidemiology*, 2020, DOI: 10.1007/s10654-019-00585-4, PMID: 31754945, PMCID: PMC7320952.

13. *Ibid.*

14. A. A. Kiadaliri, J. Jarl, G. Gavriilidis, U. G. Gerdtham, «Alcohol Drinking Cessation and the Risk of Laryngeal and Pharyngeal Cancers: A Systematic Review and Meta-Analysis», *PLoS One*, 2013, 8 (3), p. e58158, DOI: 10.1371/journal.pone.0058158, PMID: 23469267, PMCID: PMC3585880.

15. Christopher Griffith y Douglas Bogart, «Alcohol Consumption: can we Safely toast to our health?», *Missouri Medicine*, vol. 109, 6, 2012, pp. 459-465.

16. M. Hashibe, P. Brennan, S. C. Chuang, S. Boccia, X. Castellsague, C. Chen, M. P. Curado, L. Dal Maso, A. W. Daudt, E. Fabianova, L. Fernández, V. Wünsch-Filho, S. Franceschi, R. B. Hayes, R. Herrero, K. Kelsey, S. Koifman, C. La Vecchia, P. Lazarus, F. Levi, J. J. Lence, D. Mates,

E. Matos, A. Menezes, M. D. McClean, J. Muscat, J. Eluf-Neto, A. F. Olshan, M. Purdue, P. Rudnai, S. M. Schwartz, E. Smith, E. M. Sturgis, N. Szeszenia-Dabrowska, R. Talamini, Q. Wei, D. M. Winn, O. Shangina, A. Pilarska, Z. F. Zhang, G. Ferro, J. Berthiller, P. Boffetta, «Interaction between Tobacco and Alcohol Use and the Risk of Head and Neck Cancer: Pooled Analysis in The International Head and Neck Cancer Epidemiology Consortium», *Cancer Epidemiology, Biomarkers & Prevention*, 3 de febrero de 2009, 18 (2), pp. 541-550, DOI: 10.1158/10559965, EPI-08-0347, PMID: 19190158, PMCID: PMC3051410; F. Turati, W. Garavello, I. Tramacere, C. Pelucchi, C. Galeone, V. Bagnardi, G. Corrao, F. Islami, V. Fedirko, P. Boffetta, C. La Vecchia, E. Negri , «A Meta-Analysis of Alcohol Drinking and Oral and Pharyngeal Cancers: Results from Subgroup Analyses», *Alcohol and Alcoholism*, enero-febrero de 2013, 48 (1), pp. 107-118, DOI: 10.1093/alcalc/ags100, PMID 22949102.

17. N. E. Allen, V. Beral, D. Casabonne, S. W. Kan, G. K. Reeves, A. Brown, J. Green, «Moderate Alcohol Intake and Cancer Incidence in Women», *Journal of the National Cancer Institute*, 2009, DOI: 10.1093/jnci/djn514, PMID: 19244173.

18. V. Bagnardi, M. Rota, E. Botteri, I. Tramacere, F. Islami, V. Fedirko, L. Scotti, M. Jenab, F. Turati, E. Pasquali, C. Pelucchi, C. Galeone, R. Bellocco, E. Negri, G. Corrao, P. Boffetta, C. La Vecchia, «Alcohol Consumption and Site-Specific Cancer Risk: A Comprehensive Dose-Response Meta-Analysis», *British Journal of Cancer*, 2015, DOI: 10.1038/bjc.2014.579, PMID: 25422909, PMCID: PMC4453639; N. K. LoConte, A. M. Brewster, J. S. Kaur, J. K. Merrill, A. J. Alberg, «Alcohol and Cancer: A Statement of the American Society of Clinical Oncology», *Journal of Clinical Oncology*, 2018, DOI: 10.1200/JCO.2017.76.1155, PMID: 29112463.

19. N. Druesne-Pecollo, Y. Keita, M. Touvier, D. S. Chan, T. Norat, S. Hercberg, P. Latino-Martel, «Alcohol Drinking and Second Primary Cancer Risk in Patients with Upper Aerodigestive Tract Cancers: a Systematic Review and Meta-Analysis of Observational Studies», *Cancer Epidemiology, Biomarkers & Prevention*, 2014, DOI: 10.1158/10559965, EPI-13-0779, PMID: 24307268.

20. H. K. Na, J. Y. Lee, «Molecular Basis of Alcohol-Related Gastric and Colon Cancer», *International Journal of Molecular Sciences*, 2017, DOI: 10.3390/ijms18061116, PMID: 28538665, PMCID: PMC5485940.

21. J. Zhao, T. Stockwell, A. Roemer, T. Chikritzhs, «Is Alcohol Consumption a Risk Factor for Prostate Cancer? A Systematic Review and

Meta-Analysis», *BMC Cancer*, 2016, DOI: 10.1186/s12885-016-2891-z, PMID: 27842506, PMCID: PMC5109713.

22. V. Bagnardi, M. Rota *et al.*, art. cit., pp. 580-593.

23. I. Tramacere, C. Pelucchi, M. Bonifazi, V. Bagnardi, M. Rota, R. Bellocco, L. Scotti, F. Islami, G. Corrao, P. Boffetta, C. La Vecchia, E. Negri, «Alcohol Drinking and non-Hodgkin Lymphoma Risk: A Systematic Review and a Meta-Analysis», *Annals of Oncology*, 2012, DOI: 10.1093/annonc/mds013, PMID: 22357444.

24. S. B. Seidelmann, B. Claggett, S. Cheng, M. Henglin, A. Shah, L. M. Steffen, A. R. Folsom, E. B. Rimm, W. C. Willett, S. D. Solomon, «Dietary Carbohydrate Intake and Mortality: A Prospective Cohort Study and Meta-Analysis», *Lancet Public Health*, 2018, DOI: 10.1016/S2468-2667(18)30135-X, Epub 17 de agosto de 2018, PMID: 30122560, PMCID: PMC6339822.

25. Christopher Griffith y Douglas Bogart. «Alcohol Consumption: Can We Safely Toast to Our Health?», *Missouri Medicine* vol. 109 (6) 2012, pp. 459-465.

26. J. Kanda, K. Matsuo, T. Suzuki, T. Kawase, A. Hiraki, M. Watanabe, N. Mizuno, A. Sawaki, K. Yamao, K. Tajima, H. Tanaka, «Impact of Alcohol Consumption with Polymorphisms in Alcohol-Metabolizing Enzymes on Pancreatic Cancer Risk in Japanese», *Cancer Science*, 2009, DOI: 10.1111/j.1349-7006.2008.01044.x, PMID: 19068087.

27. C. Wu, Z. Wang, X. Song *et al.*, «Joint Analysis of Three Genome-Wide Association Studies of Esophageal Squamous Cell Carcinoma in Chinese Populations», *Nature Genetics*, 2014, DOI: 10.1038/ng.3064, PMID: 25129146, PMCID: PMC4212832.

28. J. Baudry, K. E. Assmann, M. Touvier, B. Allès, L. Seconda, P. Latino-Martel, K. Ezzedine, P. Galan, S. Hercberg, D. Lairon, E. Kesse-Guyot, «Association of Frequency of Organic Food Consumption With Cancer Risk: Findings from the NutriNet-Santé Prospective Cohort Study», *JAMA Internal Medicine*, 2018, DOI: 10.1001/jamainternmed.2018.4357. Fe de erratas en *JAMA Internal Medicine*, 1 de diciembre de 2018, 178 (12), p. 1732, PMID: 30422212, PMCID: PMC6583612.

29. M. Baranski, D. Srednicka-Tober, N. Volakakis, C. Seal, R. Sanderson, G. B. Stewart, C. Benbrook, B. Biavati, E. Markellou, C. Giotis, J. Gromadzka-Ostrowska, E. Rembialkowska, K. Skwarlo-Sónta, R. Tahvonen, D. Janovská, U. Niggli, P. Nicot, C. Leifert, «Higher Antioxidant and Lower Cadmium Concentrations and Lower Incidence of Pesticide Residues in Organically Grown Crops: a Systematic Literature Review

and Meta-Analyses», *British Journal of Nutrition*, 2014, DOI: 10.1017/S0007114514001366, PMID: 24968103, PMCID: PMC4141693.

30. M. A. Han, J. H. Kim, H. S Song, «Persistent Organic Pollutants, Pesticides, and the Risk of Thyroid Cancer: Systematic Review and Meta-Analysis», *European Journal of Cancer Prevention*, 2019, DOI: 10.1097/CEJ.0000000000000481, PMID: 30362975.

31. G. Van Maele-Fabry, L. Gamet-Payrastre, D. Lison. «Household Exposure to Pesticides and Risk of Leukemia in Children and Adolescents: Updated Systematic Review and Meta-Analysis», *International Journal of Hygiene and Environmental Health*, 2019, DOI: 10.1016/j.ijheh.2018.08.004, PMID: 30268646.

32. J. A. Welsh, H. Braun, N. Brown, C. Um, K. Ehret, J. Figueroa, D. Boyd Barr, «Production-Related Contaminants (Pesticides, Antibiotics and Hormones) in Organic and Conventionally Produced Milk Samples Sold in the USA», *Public Health Nutrition*, 2019, DOI: 10.1017/S136898001900106X, PMID: 31238996, PMCID: PMC6792142.

33. A. Kilkkinen, H. Rissanen, T. Klaukka, E. Pukkala, M. Heliövaara, P. Huovinen, S. Männistö, A. Aromaa, P. Knekt, «Antibiotic Use Predicts an Increased Risk of Cancer», *International Journal of Cancer*, 2008, DOI: 10.1002/ijc.23622, PMID: 18704945.

34. S. S. Amadei, V. Notario, «A Significant Question in Cancer Risk and Therapy: Are Antibiotics Positive or Negative Effectors? Current Answers and Possible Alternatives», *Antibiotics*, 2020, DOI: 10.3390/antibiotics9090580, PMID: 32899961, PMCID: PMC7558931.

35. S. Gill, S. Panda, «A Smartphone App Reveals Erratic Diurnal Eating Patterns in Humans that Can Be Modulated for Health Benefits», *Cell Metabolism*, 2015, DOI: 10.1016/j.cmet.2015.09.005, Epub 24 de septiembre de 2015, PMID: 26411343, PMCID: PMC4635036.

36. M. Wei, S. Brandhorst, M. Shelehchi, H. Mirzaei, C. W. Cheng, J. Budniak, S. Groshen, W. J. Mack, E. Guen, S. Di Biase, P. Cohen, T. E. Morgan, T. Dorff, K. Hong, A. Michalsen, A. Laviano, V. D. Longo, «Fasting-Mimicking Diet and Markers/Risk Factors for Aging, Diabetes, Cancer, and Cardiovascular Disease», *Science Translational Medicine*, 2017, DOI: 10.1126/scitranslmed.aai8700, PMID: 28202779, PMCID: PMC6816332.

37. I. Caffa, V. Spagnolo, C. Vernieri, F. Valdemarin, P. Becherini, M. Wei, S. Brandhorst, C. Zucal, E. Driehuis, L. Ferrando, F. Piacente, A. Tagliafico, M. Cilli, L. Mastracci, V. G. Vellone, S. Piazza, A. L. Cremonini, R. Gradaschi, C. Mantero, M. Passalacqua, A. Ballestrero, G. Zoppoli,

M. Cea, A. Arrighi, P, Odetti, F. Monacelli, G. Salvadori, S, Cortellino, H. Clevers, F. De Braud, S. G. Sukkar, A. Provenzani, V. D. Longo, A. Nencioni, «Fasting-Mimicking Diet and Hormone Therapy Induce Breast Cancer Regression», *Nature*, 2020, DOI: 10.1038/s41586-020-25027, Epub 15 de julio de 2020. Fe de erratas en *Nature*, diciembre de 2020, 588 (7839), p. E33, PMID: 32669709, PMCID: PMC7881940.

38. Fondazione Valter Longo Onlus, «Longevity Diet for Adults», última visualización 31 de mayo de 2021. https://www.fondazionevalter longo.org/longevity-diet-for-adults/?lang=en

4

Actividad física y entrenamiento en la prevención y el tratamiento del cáncer

Quiero agradecer la redacción de este capítulo a Annalisa Arrighi, osteópata y masofisioterapeuta, y a Romina Inés Cervigni, responsable científica de la Fondazione Valter Longo de Milán; y a Massimo Lanza, profesor de Métodos y Didáctica de las Actividades Deportivas en el Departamento de Neurociencias, Biomedicina y Movimiento de la Universidad de Verona, por su aportación y revisión.

LA ACTIVIDAD FÍSICA PROMUEVE LA LONGEVIDAD

Lo mismo que la dieta de la longevidad y el ayuno, el movimiento, y muy especialmente el ejercicio físico, produce cambios en casi todos los sistemas del cuerpo humano capaces de influir en el envejecimiento celular y en el daño al ADN, a la supervivencia y al crecimiento de las células tumorales.[1]

Las recientes directrices de la Organización Mundial de la Salud[2] inciden en la necesidad de reducir al mínimo el sedentarismo. Estar sentados o tumbados es un factor de riesgo para nuestra salud, y por este motivo se recomienda la actividad física a todas las edades y para toda clase de personas.

A fin de mejorar la salud y evitar el desarrollo de tumores a través del ejercicio físico valen tanto los ejercicios aeróbicos como los anaeróbicos. Cuando aumenta mucho la intensidad del ejercicio y la consiguiente fatiga, el metabolismo celular, en vez de ser sobre todo aeróbico, pasa a ser sobre todo anaeróbico: como la célula no recibe suficiente oxígeno, para producir energía recurre a otras vías metabólicas que utilizan principalmente glucógeno, nuestra reserva de carbohidratos, que se forma en el hígado.

Se pueden practicar ejercicios aeróbicos como caminar, correr o montar en bicicleta, así como aquellos que desarrollan y mantienen la fuerza muscular, como los que están pensados para las extremidades superiores e inferiores (flexiones de rodilla, ejercicios con resistencias y pesas adecuadas). Porque a medida que avanzan los años, y en particular a partir de los 40, se produce una reducción significativa tanto de la masa como de la fuerza muscular.

En este capítulo veremos el modo de optimizar la longevidad y ayudar a prevenir el cáncer mediante el ejercicio físico y, a continuación, describiremos los estudios más recientes sobre la actividad física y el cáncer, enfocada tanto a la prevención como a la terapia, tratando de establecer la «dosis» adecuada para cada una.

A continuación haremos un repaso (tomado del libro *La dieta de la longevidad* y completado con las recomendaciones internacionales más recientes) de las directrices que la población en general debería seguir para poder disfrutar de una longevidad sana.[3]

Mantenerse activos

Lo mejor es tratar de interrumpir con frecuencia la postura sentada y convertir estas «pausas activas» en una especie de rutina. Por ejemplo, se puede alargar el recorrido a pie hasta el lugar de trabajo o dar cortos paseos de varios minutos levantándose del escritorio.

Practicar al menos 150 minutos de actividad aeróbica moderada por semana (menos de 25 minutos diarios de actividad física moderada) o 75 minutos de actividad intensa por semana

También se pueden combinar los dos tipos de actividad, moderada y vigorosa. Se considera que una actividad aeróbica es de intensidad moderada cuando aumenta ligeramente la frecuencia cardiaca y el ritmo respiratorio. Cuando la actividad es moderada todavía se puede hablar, pero no cantar. En cambio, cuando la actividad es vigorosa también resulta difícil hablar. La intensidad puede cuantificarse con precisión midiendo la frecuencia del latido cardiaco.

De entre las innumerables actividades aeróbicas que existen, caminar es la más frecuente, pero según las preferencias y posibilidades de cada cual se puede correr, nadar o utilizar una bicicleta estática en casa, cuando no se puede salir. Los desplazamientos a pie o en bicicleta y las aficiones como la jardinería o el trabajo físico, casero o no, también se pueden considerar actividades aeróbicas.

Actividades de refuerzo muscular al menos dos veces por semana

Todos los ejercicios de refuerzo muscular se caracterizan por producir rápidamente un «agotamiento muscular». Dicho de otro modo, al cabo de unas pocas repeticiones (de una a veinte) el cansancio impide continuar el ejercicio. Los ejercicios típicos de refuerzo muscular son los que se hacen con los aparatos o las mancuernas y barras de los gimnasios. Pero hay que tener cuidado, porque para cada franja de edad existe un tipo de ejercicio físico adecuado. A partir de los 65 o 70 años es mejor dejarse guiar por un experto y practicar ejercicios de refuerzo muscular adaptados a la edad y menos extremos (por ejemplo, empleando pesas más ligeras). Se pueden hacer ejercicios gimnásticos o usar instrumentos sencillos, como los elásticos. Además de reforzar la musculatura, este tipo de actividad física aumenta la masa muscular y la dureza de los huesos, contrarrestando la osteopenia (reducción de la masa ósea) y la osteoporosis (enfermedad caracterizada por alteraciones de la estructura ósea). Estas son algunas de las actividades de refuerzo muscular que pueden practicar en su día a día personas que no estén en plena forma física: subir y bajar escaleras, subir cuestas y llevar objetos pesados, como la bolsa de la compra.

Hacer ejercicios para la flexibilidad de las articulaciones
Podemos imaginar que nuestro cuerpo es como un coche que no debe permanecer demasiado tiempo en el garaje sin moverse, pero que puede romperse si se conduce demasiado. Esto último significa que debemos evitar los excesos que puedan dañar las articulaciones. En los manuales de organismos como el American College of Sports Medicine[4] podemos encontrar distintos ejercicios para mantener la movilidad articular, considerados fundamentales a fin de mantener la amplitud de los movimientos articulares. Se aconseja completar las actividades físicas aeróbicas y de refuerzo con ejercicios de flexibilidad para los principales grupos musculares, al menos dos días por semana. Pero es el ejercicio diario el que reporta más beneficios.

Los distintos ejercicios que favorecen la movilidad articular se pueden subdividir en ejercicios dinámicos y ejercicios de alargamiento muscular. Los primeros incluyen, por ejemplo, las oscilaciones y circunducciones de las extremidades superiores, las flexiones laterales y las rotaciones de la cabeza o del busto. Los segundos son los de estiramiento, como flexionar la cabeza lateralmente manteniendo la posición durante 12 segundos como mínimo. A la hora de realizar estos ejercicios se aconseja alargar la musculatura hasta empezar a sentir un ligero malestar y mantener la posición durante 10-30 segundos.

También resulta aconsejable hacer series de ejercicios de flexibilidad para cada uno de los principales grupos musculares.

Los ejercicios de flexibilidad son más eficaces cuando se ha calentado antes la musculatura con una actividad aeróbica entre ligera y moderada.

Consumo de proteínas y masa muscular

El dolor que sentimos en los músculos después de habernos ejercitado se debe a los daños que han sufrido; las proteínas que ingerimos con los alimentos permiten reconstruirlos. La cantidad ideal de proteínas debe ser, como mínimo, de 30 gramos por comida, más unos pocos carbohidratos,[5] que deben consumirse antes de transcurridas 2 horas después de un entrenamiento de resistencia, como el levantamiento de pesas. Si las proteínas son de origen vegetal podría requerirse una cantidad hasta un 50 % más alta.[6]

Agua y minerales

Cuando se practica una actividad física el cuerpo consume agua y minerales como sodio, cloro, potasio y magnesio, que deben recuperarse para no poner en peligro la salud, sobre todo la del corazón. Para una hidratación eficaz hay que beber entre 2 y 2,5 litros de agua diarios.

1) Evite permanecer sentado más de 1 hora seguida, interrumpiendo el sedentarismo con varios minutos de actividad física.
2) Suba por las escaleras en vez de usar ascensores o escaleras mecánicas. Camine al menos 1 hora diaria.
3) Practique al menos 150 minutos por semana de actividad moderada o 75 minutos de actividad vigorosa.
4) Practique dos veces por semana sesiones de ejercicios que incluyan refuerzo muscular y movilidad articular.
5) Durante el fin de semana dé largos paseos, evitando en lo posible las zonas contaminadas.
6) Para maximizar el crecimiento muscular, consuma al menos 30 gramos de proteínas en una comida durante las 2 horas siguientes a una sesión relativamente intensa de levantamiento de pesas.
7) Beba en la justa medida.

Actividad física y curación del cáncer

El ejercicio físico también tiene su importancia para los pacientes sometidos a terapias tumorales, pues mejora la eficacia del fármaco durante la terapia, controla los efectos colaterales y reduce el riesgo de desarrollar otras enfermedades (figura 4.1).[7]

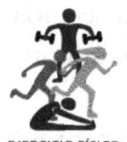

| EJERCICIO FÍSICO | TUMOR POCO DESARROLLADO | EFECTO POSITIVO SOBRE TERAPIA ANTITUMORAL | REDUCCIÓN DE LOS EFECTOS COLATERALES A LARGO PLAZO | METÁSTASIS POCO DESARROLLADA |

4.1 Importancia del ejercicio físico 1) para la prevención, 2) durante la terapia para aumentar la tolerancia a los fármacos, 3) en el periodo posterior, a largo plazo, gracias a la reducción de efectos adversos y prevención de recidivas, 4) durante el posible desarrollo de metástasis, atenuando el riesgo de desarrollar otras dolencias, o también durante las curas paliativas para pacientes incurables, aumentando la tolerancia a las terapias y atenuando el deterioro físico (modificado de: Hojman *et al.*, *Cell Metabolism*, 2018).

No está claro el modo en que la actividad física influye sobre los tumores, pero en parte está relacionado con la reducción de los niveles de glucosa e insulina, que a su vez obedece a la reducción de peso. Un metaanálisis que analizó los efectos de varios tipos de ejercicio físico en la insulina, el IGF-1 y la adiponectina (hormona producida por el tejido adiposo) en un total de 618 pacientes de varios estudios concluyó que la actividad física solo reduce los niveles de insulina.[8]

PREVENIR EL CÁNCER CON LA ACTIVIDAD FÍSICA

Es bien sabido que la actividad física ayuda a reducir el riesgo de cáncer. Hay muchos estudios que documentan la relación inversa entre actividad física e incidencia del cáncer en una población. Los datos epidemiológicos de 73 estudios realizados en todo el mundo, por ejemplo, indican una reducción del 25 % del riesgo de cáncer de mama entre las mujeres con más actividad física en comparación con las menos activas.[9] Otros muchos estudios han señalado la función protectora del ejercicio con respecto a muchas clases de tumores, como el de pulmón, el de endometrio, el de colon, el de riñón y el de próstata.[10, 11, 12, 13, 14]

Los resultados de un estudio realizado recientemente con casi 15.000 hombres y mujeres ingleses de edades comprendidas entre 40 y 79 años permiten deducir que una actividad física constante por parte de las personas de mediana edad tiene un impacto considerable en la salud de la población. Los investigadores observaron que el paso de una vida sedentaria a una actividad física moderada de 150 minutos semanales, nivel mínimo de ejercicio físico recomendado también por la Organización Mundial de la Salud, comportaba una reducción del 24 % del riesgo de muerte por cualquier causa, y del 11 % de muerte por cáncer. Todos los participantes mejoraron con el ejercicio físico, incluyendo los que padecían una condición crónica grave, como enfermedad cardiaca o cáncer, antes del estudio.[15]

Por ejemplo, promover la actividad física durante los desplazamientos y reducir el comportamiento sedentario en los lugares de trabajo, además de incentivar la actividad física ocupacional y recreativa, podría ser una estrategia útil para prevenir el cáncer, en particular el de colon.[16] El análisis de los datos de un estudio realizado por un equipo de investigadores de la Johns Hopkins School of Medicine de Baltimore publicado en la revista científica *Cancer* en 2019 revela que los individuos que practicaban un intenso ejercicio físico al principio de la investigación estaban claramente menos expuestos a desarrollar un cáncer de pulmón o colorrectal que los sedentarios: respectivamente, un 77 % menos para el pulmón y un 61 % menos para el tumor colorrectal. Además, entre las personas que desarrollaron un tumor en el pulmón, las que practicaban actividad física redujeron en un 44 % el riesgo de morir a causa de la enfermedad. Entre los sujetos aquejados de cáncer de colon-recto, las probabilidades de muerte fueron un 89 % inferiores en los pacientes que practicaban alguna actividad física.[17]

RECOMENDACIONES PARA PACIENTES ONCOLÓGICOS

Es aconsejable remitir a los pacientes a un especialista del ejercicio físico experto en el tratamiento de los enfermos de cáncer, porque dicho ejercicio puede servir para contrarrestar los efectos de la quimioterapia y las radiaciones, como la fatiga y las náuseas. La actividad física también puede acelerar la recuperación después de una cirugía o una radioterapia, con la vuelta del paciente a unas condiciones normales y a una calidad de vida aceptable. El ejercicio físico puede continuar una vez terminado el tratamiento para mejorar la supervivencia global y específica para el cáncer.

Además de escoger la actividad física más apropiada, es importante prescribir la intensidad del ejercicio físico. Conviene empezar de un modo gradual y es importante no interrumpir nunca por completo la actividad física. Mantener los resultados adquiridos es relativamente fácil, aunque se reduzcan la frecuencia y la intensidad, mientras que la interrupción prolongada echa a perder los beneficios logrados.[18, 19]

EN RESUMEN: OPTIMIZAR CON LA ACTIVIDAD FÍSICA LA PREVENCIÓN DE LOS TUMORES Y LA RECUPERACIÓN TRAS LA ENFERMEDAD

El American College of Sports Medicine y otras dieciséis organizaciones, como la American Cancer Society, han revisado y sintetizado una importante cantidad de estudios para extraer una serie de directrices dirigidas a las personas que viven con cáncer.[20] Veamos aquí un resumen:

- consultar siempre al médico de familia para asegurarse de que las actividades son adecuadas a nuestro caso;
- es aconsejable y seguro practicar actividad física tanto durante como después de los periodos de terapia;
- evitar la inactividad física y el sedentarismo;

- reanudar las actividades normales lo antes posible una vez terminado el tratamiento;
- alcanzar gradualmente el nivel de actividad física recomendado y tratar de no interrumpir la actividad física durante un periodo largo;
- el nivel mínimo recomendado es de 90 minutos semanales de actividad física aeróbica de intensidad moderada (caminar, correr, pedalear, bailar, etc.). Como alternativa, pueden ser 45 minutos semanales de actividad física aeróbica de intensidad vigorosa o una combinación equivalente de actividad física moderada y vigorosa (por ejemplo, 60 minutos de actividad moderada y 15 minutos de actividad vigorosa);
- se aconseja sumar a lo anterior actividades o ejercicios de fuerza y flexibilidad muscular al menos dos veces por semana;
- verificar con personal experto las modalidades de la práctica motora, sobre todo en las condiciones de limitación debidas a las terapias o a la presencia de catéteres o colostomía (desviación quirúrgica del intestino grueso con una abertura en la pared abdominal).

EL EJERCICIO FÍSICO COMO PREPARACIÓN PARA LA OPERACIÓN QUIRÚRGICA

En los últimos años se está investigando[21] el dificilísimo periodo comprendido entre el diagnóstico de un tumor y el inicio de las terapias o de una operación quirúrgica: un momento de preparación para las terapias, más que un penoso periodo de espera. La prehabilitación trata de preparar a las personas de cara al tratamiento del cáncer, optimizando su salud física y mental mediante ejercicios, regulación de la alimentación y ayuda psicológica. Una intervención que incluya un ejercicio físico adecuado puede mejorar la eficacia del tratamiento y la supervivencia al cáncer. La prehabilitación crea en las personas una sensación de control de sus propios recursos y las motiva con medidas que desarrollan la resiliencia psicológica y física. En los pacientes con un tumor en el pulmón, el ejercicio físico reduce las complicaciones posoperatorias y la duración misma de la hospitalización. Un ejercicio físico preoperatorio adecuado, además, puede lograr que unos pacientes en principio no operables lleguen a serlo.[22]

EL EJERCICIO FÍSICO DURANTE LA TERAPIA

En el pasado el ejercicio físico no se consideraba un factor importante en la curación del cáncer. La idea que predominaba y sigue predominando en muchas clínicas y hospitales era que los enfermos de cáncer sometidos a quimioterapia y otras terapias tóxicas debían evitar cualquier esfuerzo. No obstante, ya en 1989 un estudio aleatorio con 45 mujeres sometidas a quimioterapia adyuvante (la terapia posterior a la operación quirúrgica) para el cáncer de mama en estadio II (el cáncer solo se ha extendido por la mama y los ganglios linfáticos cercanos) demostró que diez semanas de ejercicio aeróbico, además de mejorar la capacidad de realizar tareas que requieren un esfuerzo físico, así como la composición corporal, redujeron las náuseas inducidas por la quimioterapia. Este estudio pionero demostró que el ejercicio aeróbico era factible, seguro y ventajoso para los pacientes sometidos a quimioterapia.[23, 24, 25]

A partir de entonces los estudios han documentado detalladamente los efectos positivos del ejercicio físico en pacientes sometidos a quimioterapia o radioterapia para varios tipos de cáncer.[26, 27, 28]

El ejercicio físico puede ayudar tanto a corto como a largo plazo durante la terapia antitumoral. De entrada, hacer ejercicio aumenta el flujo sanguíneo y la temperatura, induce la activación del sistema nervioso simpático, lo cual suele producirse en condiciones de estrés, y la regulación hormonal, que se traduce en un aumento del daño celular en las células tumorales.

Actualmente empieza a aceptarse la idea de que el ejercicio físico puede reducir los efectos colaterales de la terapia antitumoral y ayudar a la recuperación y a la rehabilitación tras la quimioterapia, la radioterapia y la cirugía. Los estudios observacionales realizados con pacientes que han superado el cáncer de mama, de colon y de próstata evidencian que existe una estrecha relación entre los pacientes que hacen ejercicio y la disminución de la mortalidad específica por cáncer. Además, la mortalidad por cualquier causa en los supervivientes al cáncer disminuye con el aumento de la cantidad de ejercicio.

Al parecer, la cantidad y la intensidad del ejercicio necesario para medir un beneficio de supervivencia varían según el tipo de tumor. Por ejemplo, se observa una disminución de la mortalidad por cáncer de mama con el equivalente a 3 horas semanales de marcha, y una disminución de la mortalidad por cáncer de colon con 6 horas semanales de marcha, en línea con nuestras recomendaciones para la longevidad sana.[29]

Por último, también cuando, en un cáncer avanzado, la enfermedad y el tratamiento antitumoral reducen la funcionalidad física, la actividad puede contribuir a mejorar la situación. Por ejemplo, puede aportar mejoras en la disfunción sexual de los hombres sometidos a terapia de deprivación androgénica (disminución de los niveles de hormonas sexuales masculinas) para el cáncer de próstata avanzado.[30]

De acuerdo con los conocimientos actuales, el ejercicio físico podría considerarse un factor más del tratamiento del cáncer, prescrito por el médico responsable en paralelo con la terapia antitumoral convencional y realizado en ambiente hospitalario. Las medidas objetivas del estado físico del paciente deberían controlar los progresos inducidos por la intervención, además de proporcionar datos para una formulación a medida de la actividad física y la progresión correcta en la carga de entrenamiento.

En el Hospital Policlínico San Martino de Génova realizamos un estudio clínico en el que incluimos una parte dedicada al ejercicio muscular.[31] A lo largo de todo el estudio se instruyó a los pacientes sobre su alimentación en los intervalos entre dos ciclos de dieta que imita el ayuno, para asegurar un aporte correcto de proteínas (preferentemente de legumbres y pescado), ácidos grasos esenciales, vitaminas y minerales, siguiendo las recomendaciones internacionales. También se les invitó a practicar ejercicio muscular todos los días, entre ligero y moderado (20 minutos), a fin de aumentar la masa y la fuerza musculares. Calculamos el ángulo de fase, un valor que se obtiene midiendo con un instrumento específico la impedancia bioeléctrica, lo cual permite llevar a cabo una estimación de la composición corporal (masa grasa y masa magra).[32]

Concretamente, a los pacientes se les sugería que practicaran una serie de ejercicios ideados por la profesora Arianna Arrighi, diariamente o al menos tres o cuatro veces semanales durante 30-40 minutos por sesión (preferiblemente 1 o 2 horas antes de las comidas principales). Estos ejercicios pueden encontrarse en la web de la Fondazione Valter Longo (www.fondazionevalterlongo.org), en la sección «Restare giovani e sani / Esercizio e longevità» (Permanecer jóvenes y sanos / Ejercicio y longevidad).

Los ejercicios son sencillos y están pensados para estimular el movimiento activo del tronco y las extremidades superiores e inferiores; comprenden ejercicios posturales, de alargamiento y fortalecedores de piernas y brazos. Si usted sigue los ejercicios indicados en la web de la Fundación podrá observar en la pantalla de su tableta o de su ordenador personal cuál es la ejecución correcta del movimiento y practicarlo cómodamente en su casa.

Las actividades deben ajustarse a las condiciones físicas de cada cual, de modo que los pacientes con problemas musculares y esqueléticos derivados de su enfermedad o de otra naturaleza deben prestar especial atención y pedir consejos específicos sobre los ejercicios que resulten recomendables y los que no. Los recomendables, además, deben interrumpirse inmediatamente cuando surja un dolor, progresivo o súbito, o un trastorno del movimiento. La regla es no sentir dolor durante el ejercicio.

Pudimos observar que los pacientes que seguían nuestras recomendaciones sobre alimentación y ejercicio físico mantenían su peso corporal y la fuerza de agarre de la mano, que mide directamente la fuerza de las extremidades superiores. También vimos que, durante los ciclos de terapia hormonal contra el cáncer de mama, acompañados de ejercicio muscular y dieta que imita el ayuno, la función y la masa muscular de las pacientes aumentaban, mientras que la masa grasa disminuía.[33]

En resumen, la actividad física y el entrenamiento muscular deberían formar parte de un estilo de vida enfocado a la longevidad en el caso de los tratamientos contra el cáncer, porque además de influir en la salud general de las personas, física y mental, promueven cambios en la composición sanguínea, como la reducción de la glucosa y la insulina, que a su vez pueden reducir el crecimiento y la supervivencia de las células tumorales.

Notas

1. C. Werner, T. Fürster, T. Widmann, J. Pöss, C. Roggia, M. Hanhoun, J. Scharhag, N. Büchner, T. Meyer, W. Kindermann, J. Haendeler, M. Böhm, U. Laufs, «Physical Exercise Prevents Cellular Senescence in Circulating Leukocytes and in the Vessel Wall», *Circulation*, 2009, DOI: 10.1161/CIRCULATIONAHA.109.861005, PMID: 19948976.

2. F. C. Bull, S. S. Al-Ansari, S. Biddle, K. Borodulin, M. P. Buman, G. Cardon, C. Carty, J. P. Chaput, S. Chastin, R. Chou, P. C. Dempsey, L. DiPietro, U. Ekelund, J. Firth, C. M. Friedenreich, L. Garcia, M. Gichu, R. Jago, P. T. Katzmarzyk, E. Lambert, M. Leitzmann, K. Milton, F. B. Ortega, C. Ranasinghe, E. Stamatakis, A. Tiedemann, R. P. Troiano, H. P. van der Ploeg, V. Wari, F. N. Willumsen, «World Health Organization 2020 Guidelines on Physical Activity and Sedentary Behaviour», *British Journal of Sports Medicine*, 2020, DOI: 10.1136/bjsports-2020-102955, PMID: 33239350, PMCID: PMC7719906.

3. *Ibid.*

4. C. E. Garber, B. Blissmer, M. R. Deschenes, B. A. Franklin, M. Y. Lamonte, I. M. Lee, D. C. Nieman, D. P. Swain; American College of Sports Medicine, «American College of Sports Medicine Position Stand. Quantity and Quality of Exercise for Developing and Maintaining Cardiorespiratory, Musculoskeletal, and Neuromotor Fitness in Apparently Healthy Adults: Guidance for Prescribing Exercise», *Medicine & Science in Sports & Exercise*, 2011, DOI: 10.1249/MSS.0b013e318213fefb, PMID: 21694556.

5. D. Paddon-Jones, B. B. Rasmussen, «Dietary Protein Recommendations and the Prevention of Sarcopenia», *Current Opinion in Clinical*

NutritionandMetabolicCare,2009,DOI:10.1097/MCO.0b013e32831cef8b, PMID: 19057193, PMCID: PMC2760315.

6. V. Kumar, A. Selby, D. Rankin, R. Patel, P. Atherton, W. Hildebrandt, J. Williams, K. Smith, O. Seynnes, N. Hiscock, M. J. Rennie, «Age-Related Differences in the Dose-Response Relationship of Muscle Protein Synthesis to Resistance Exercise in Young and Old Men», *The Journal of Physiology*, 2009, DOI: 10.1113/jphysiol.2008.164483, PMID: 19001042, PMCID: PMC2670034.

7. P. Hojman, J. Gehl, J. F. Christensen, B. K. Pedersen, «Molecular Mechanisms Linking Exercise to Cancer Prevention and Treatment», *Cell Metabolism,* 2018, DOI: https://doi.org/10.1016/j.cmet.2017.09.015

8. J. A. Meyerhardt, M. L. Irwin, L. W. Jones, S. Zhang, N. Campbell, J. C. Brown, M. Pollak, A. Sorrentino, B. Cartmel, M. Harrigan, S. M. Tolaney, E. Winer, K. Ng, T. Abrams, C. S. Fuchs, T. Sanft, P. S. Douglas, F. Hu, J. A. Ligibel, «Randomized Phase II Trial of Exercise, Metformin, or Both on Metabolic Biomarkers in Colorectal and Breast Cancer Survivors», *JNCI Cancer Spectrum*, 2019, DOI: 10.1093/jncics/pkz096, PMID: 32090192, PMCID: PMC7025659.

9. B. M. Lynch, H. K. Neilson, C. M. Friedenreich, «Physical Activity and Breast Cancer Prevention», *Recent Results Cancer Research*, 2011, DOI: 10.1007/978-3-642-04231-7_2. PMID: 21113759.

10. G. Behrens, M. F. Leitzmann, «The Association Between Physical Activity and Renal Cancer: Systematic Review and Meta-Analysis», *British Journal of Cancer*, 2013, DOI: 10.1038/bjc.2013.37, PMID: 23412105, PMCID: PMC3590672.

11. T. Boyle, T. Keegel, F. Bull, J. Heyworth, L. Fritschi, «Physical Activity and Risks of Proximal and Distal Colon Cancers: a Systematic Review and Meta-Analysis», *Journal of the National Cancer Institute*, 2012, DOI: 10.1093/jnci/djs354, PMID: 22914790.

12. J. Y. Sun, L. Shi, X. D. Gao, S. F. Xu, «Physical Activity and Risk of Lung Cancer: a Meta-Analysis of Prospective Cohort Studies», *Asian Pacific Journal of Cancer Prevention*, 2012, DOI: 10.7314/apjcp.2012.13.7.3143, PMID: 22994724.

13. D. W. Voskuil, E. M. Monninkhof, S. G. Elias, F. A. Vlems, F. E. van Leeuwen, «Physical Activity and Endometrial Cancer Risk, a Systematic Review of Current Evidence», *Cancer Epidemiology, Biomarkers & Prevention*, 2007, DOI: 10.1158/1055-9965.EPI-06-0742, PMID: 17416752.

14. Y. Liu, F. Hu, D. Li, F. Wang, L. Zhu, W. Chen, J. Ge, R. An,

Y. Zhao, «Does Physical Activity Reduce the Risk of Prostate Cancer? A Systematic Review and Meta-Analysis», *European Urology*, 2011, DOI: 10.1016/j.eururo.2011.07.007, PMID: 21802197.

15. A. Mok, K. T. Khaw, R. Luben, N. Wareham, S. Brage, «Physical Activity Trajectories and Mortality: Population Based Cohort Study», *The British Medical Journal*, 2019, DOI: 10.1136/bmj.l2323, PMID: 31243014, PMCID: PMC6592407.

16. S. Mahmood, R. J. MacInnis, D. R. English, A. Karahalios, B. M. Lynch, «Domain-Specific Physical Activity and Sedentary Behaviour in Relation to Colon and Rectal Cancer Risk: a Systematic Review and Meta-Analysis», *International Journal of Epidemiology*, 2017, DOI: https://doi.org/10.1093/ije/dyx137, PMID: 29025130

17. C. H. Marshall, M. H. Al-Mallah, Z. Dardari, C. A. Brawner, L. E. Lamerato, S. J. Keteyian, J. K. Ehrman, K. Visvanathan, M. J. Blaha, «Cardiorespiratory Fitness and Incident Lung and Colorectal Cancer in Men and Women: Results from the Henry Ford Exercise Testing (FIT) Cohort», *Cancer*, 2019, DOI: 10.1002/cncr.32085, PMID: 31056756, PMCID: PMC6778750.

18. S. R. Harris, K. H. Schmitz, K. L. Campbell *et al.*, «Clinical Practice Guidelines for Breast Cancer Rehabilitation Syntheses of Guideline Recommendations and Qualitative Appraisals», *Cancer*, 2012, DOI: 10.1002/cncr.27461.

19. V. De Luca, C. Minganti, P. Borrione, E. Grazioli, C. Cerulli, E. Guerra, A. Bonifacino, A. Parisi, «Effects of Concurrent Aerobic and Strength Training on Breast Cancer Survivors: a Pilot Study», *Public Health*, 2016, DOI: 10.1016/j.puhe.2016.03.028, PMID: 27161493.

20. K. L. Campbell, K. M. Winters-Stone, J. Wiskemann, A. M. May, A. L. Schwartz, K. S. Courneya, D. S. Zucker, C. E. Matthews, J. A. Ligibel, L. H. Gerber, G. S. Morris, A. V. Patel, T. F. Hue, F. M. Perna, K. H. Schmitz, «Exercise Guidelines for Cancer Survivors: Consensus Statement from International Multidisciplinary Roundtable», *Medicine & Science in Sports & Exercise*, noviembre de 2019, 51 (11), pp. 2375-2390, DOI: 10.1249/MSS.0000000000002116, PMID: 31626055.

21. MacMillan Cancer Support, «Principles and Guidance for the Prehabilitation Within the Management and Support of People With Cancer», publicado el 30 de noviembre de 2020 en https://www.macmillan.org.uk/healthcare-professionals/news-and-resources/guides/principles-andguidance-for-prehabilitation

22. A. Avancini, A. Cavallo, I. Trestini, D. Tregnago, L. Belluomini,

E. Crisafulli, C. Micheletto, M. Milella, S. Pilotto, M. Lanza, M. V. Infante, «Exercise prehabilitation in lung cancer: Getting stronger to recover faster», *European Journal of Surgical Oncology*, marzo de 2021, 17, S07487983(21)00372-3, DOI: 10.1016/j.ejso.2021.03.231, Epub previo a su publicación en papel, PMID: 33757650.

23. M. G. MacVicar, M. L. Winningham, J. L. Nickel; «Effects of Aerobic Interval Training on Cancer Patients' Functional Capacity», *Nursing Research*, 1989, PMID: 2587289.

24. M. L. Winningham, M. G. MacVicar, «The Effect of Aerobic Exercise on Patient Reports of Nausea», *Oncology Nursing Forum*, 1988, PMID: 3399417.

25. M. L. Winningham, M. G. MacVicar, M. Bondoc, J. I. Anderson, J. P. Minton, «Effect of Aerobic Exercise on Body Weight and Composition in Patients with Breast Cancer on Adjuvant Chemotherapy», *Oncology Nursing Forum*, 1989, PMID: 2780404.

26. K. S. Courneya, C. M. Sellar, C. Stevinson, M. L. McNeely, C. J. Peddle, C. M. Friedenreich, K. Tankel, S. Basi, N. Chua, A. Mazurek, T. Reiman, «Randomized Controlled Trial of the Effects of Aerobic Exercise on Physical Functioning and Quality of Life in Lymphoma Patients», *Journal of Clinical Oncology*, 2009, DOI: 10.1200/JCO.2008.20.0634, PMID: 19687337.

27. K. S. Courneya, C. M. Friedenreich, H. A. Quinney, A. L. Fields, L. W. Jones, A. S. Fairey, «A Randomized Trial of Exercise and Quality of Life in Colorectal Cancer Survivors», *European Journal of Cancer Care*, 2003, DOI: 10.1046/j.1365-2354.2003.00437.x, PMID: 14982314.

28. K. M. Mustian, J. J. Griggs, G. R. Morrow, A. McTiernan, J. A. Roscoe, C. W. Bole, J. N. Atkins, B. F. Issell, «Exercise and Side Effects Among 749 Patients During and after Treatment for Cancer: a University of Rochester Cancer Center Community Clinical Oncology Program Study», *Support Care Cancer*, 2006, DOI: 10.1007/s00520-005-0912-6, PMID: 16482444.

29. B. M. Lynch, H. K. Neilson, C. M. Friedenreich, «Physical Activity and Breast Cancer Prevention», *Recent Results in Cancer Research*, 2011, DOI: 10.1007/978-3-642-04231-7_2, PMID: 21113759.

30. P. Cormie, R. U. Newton, D. R. Taaffe, N. Spry, D. Joseph, M. Akhlil Hamid, D. A. Galvão, «Exercise Maintains Sexual Activity in Men Undergoing Androgen Suppression for Prostate Cancer: a Randomized Controlled Trial», *Prostate Cancer Prostatic Diseases*, 2013, DOI: 10.1038/pcan.2012.52, PMID: 23318529.

31. I. Caffa, V. Spagnolo, C. Vernieri, F. Valdemarin, P. Becherini, M. Wei, S. Brandhorst, C. Zucal, E. Driehuis, L. Ferrando, F. Piacente, A. Tagliafico, M. Cilli, L. Mastracci, V. G. Vellone, S. Piazza, A. L. Cremonini, R. Gradaschi, C. Mantero, M. Passalacqua, A. Ballestrero, G. Zoppoli, M. Cea, A. Arrighi, P. Odetti, F. Monacelli, G. Salvadori, S. Cortellino, H. Clevers, F. De Braud, S. G. Sukkar, A. Provenzani, V. D. Longo, A. Nencioni, «Fasting-Mimicking Diet and Hormone Therapy Induce Breast Cancer Regression», *Nature*, 2020, DOI: 10.1038/s41586020-2502-7, diciembre de 2020, 588 (7839), p. E33, PMID: 32669709, PMCID: PMC7881940.

32. O. Grundmann, S. L. Yoon, J. J. Williams, «The Value of Bioelectrical Impedance Analysis and Phase Angle in the Evaluation of Malnutrition and Quality of Life in Cancer Patients: a Comprehensive Review», *European Journal of Clinical Nutrition*, 2015, DOI: 10.1038/ejcn.2015.126, PMID: 26220573.

33. I. Caffa, V. Spagnolo, C. Vernieri *et al.*, art. cit.

5

Ayuno, alimentación y cáncer de mama

Agradezco a Giuseppe Curigliano, director de la División de Desarrollo de Nuevos Fármacos para Terapias Innovativas y profesor de Oncología Médica en la Universidad de Milán, su aportación y revisión de este capítulo; gracias también a Alessandro Laviano, profesor de Medicina Interna en el Departamento de Medicina de Traslación y Precisión de la Universidad La Sapienza de Roma; a Andreas Michalsen, profesor de Medicina Integrada en el Instituto de Medicina Social, Epidemiología y Economía Sanitaria del Centro Médico Universitario Charité de Berlín y director del Departamento de Medicina Interna e Integrada del Hospital Immanuel de Berlín; a Hanno Pijl, endocrinólogo internista del Departamento de Medicina Interna de Leiden y profesor de Diabetología en la Universidad de Leiden, Países Bajos, y a Mauro Frigeri, oncólogo y experto en curas paliativas en la Fondazione Hospice Ticino de Lugano, Suiza.

EL CÁNCER DE MAMA: QUÉ ES Y CÓMO SE CURA

El cáncer de mama es el tipo de tumor que más tiempo lleva-
mos estudiando, junto con otros investigadores, en combinación con el ayuno y las dietas imitadoras del ayuno, tanto en
laboratorio como en algunos de los mejores hospitales del
mundo, como la Mayo Clinic, el USC Norris Cancer Center, la
Universidad de Leiden, el Hospital de la Charité y el Istituto
Nazionale dei Tumori. Gracias a este esfuerzo internacional y
a los resultados positivos de los recientes estudios cínicos
aleatorizados, que combinan dietas imitadoras del ayuno con
quimioterapia en el tratamiento del cáncer de mama, podemos tener la esperanza de que más pronto que tarde las
dietas imitadoras del ayuno se aplicarán en combinación con
una serie de terapias para el tratamiento del cáncer de mama.

Los principales tipos de cáncer de mama son tres; a continuación los explicamos en detalle.[1]

1) **Positivo a los receptores para las hormonas (HR).** En
este tipo de tumor las células contienen el receptor del
estrógeno (una proteína activada por la hormona estrógeno) o el receptor de la progesterona, activado por la
progesterona, o ambos. El estrógeno es la hormona responsable de las características físicas femeninas (como el
crecimiento de los pechos y del vello en el pubis y las axilas), del ciclo menstrual y del mantenimiento de la gestación. La progesterona es la hormona liberada por los ovarios e interviene en las primeras fases de la gestación,
preparando la mucosa del útero para recibir el óvulo fe-
cundado. En los tumores positivos a los receptores para
las hormonas estas vías hormonales son muy activas y
contribuyen a la supervivencia y el crecimiento del tumor.

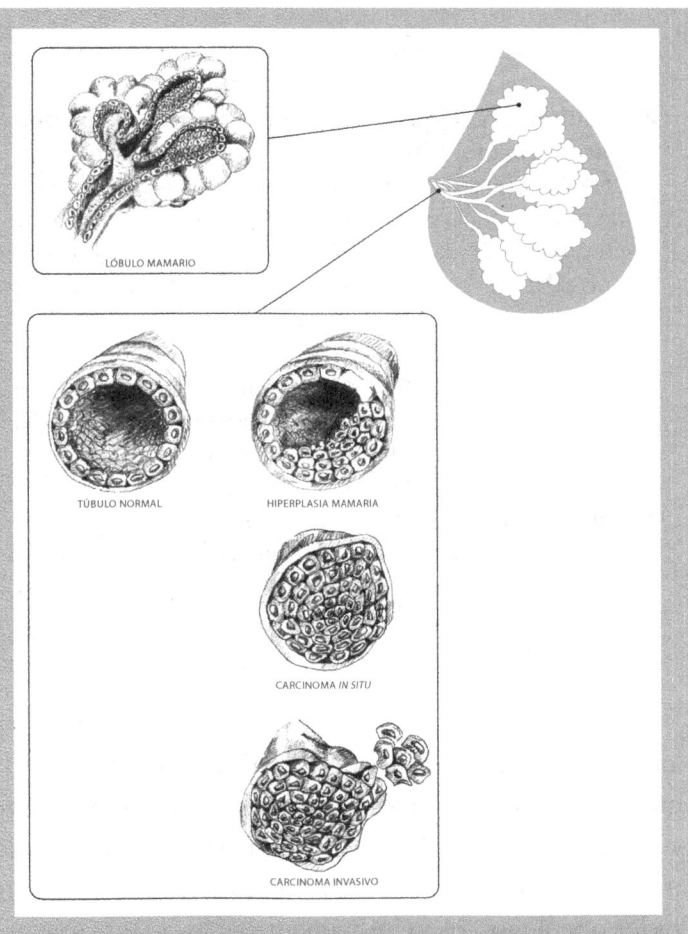

LÓBULO MAMARIO

TÚBULO NORMAL

HIPERPLASIA MAMARIA

CARCINOMA *IN SITU*

CARCINOMA INVASIVO

5.1 El tumor en la mama lobular nace de un crecimiento excesivo de células mutadas en el lóbulo (la zona de la glándula que produce leche). El carcinoma *in situ* indica que las células tumorales no han alcanzado los tejidos circundantes ni otras partes del cuerpo. El carcinoma invasivo indica que las células han crecido tanto que se salen del lóbulo (modificado de: Naveed Saeh, *OncLive*, 10 de marzo de 2020).

Estos tumores se curan con terapia hormonal, para bloquear la acción de las hormonas.

2) **Positivo al receptor del factor de crecimiento epidérmico humano 2 (HER2).** Las células tumorales positivas al HER2 contienen un receptor que se activa en presencia de otra molécula que fomenta el crecimiento, el factor de crecimiento epidérmico. Las pacientes aquejadas de este tipo de tumor de mama pueden ser: a) positivas al receptor para las hormonas (HR positivas, véase más arriba), cuando las células tumorales reciben señales de las hormonas (estrógenos o progesterona), o b) negativas al receptor para las hormonas, cuando no existe este receptor. Estos tumores se curan con fármacos que atacan al receptor del factor de crecimiento HER2.

3) **Tumor en la mama triple negativo.** Estos tumores, que son de los más agresivos, no contienen receptores de estrógenos o progesterona ni del HER2, y se tratan principalmente con cirugía y quimioterapia.

Como señalo en otro lugar de este libro, el error que, a mi entender, cometen muchas pacientes y muchos oncólogos es creer exclusivamente en el planteamiento terapéutico farmacológico estándar, defendido prácticamente por todos los oncólogos, o exclusivamente en los planteamientos alternativos y, entre ellos, en las distintas formas de restricción alimentaria que los oncólogos suelen rechazar o infravalorar. En mi calidad de colaborador de algunos de los oncólogos más prestigiosos de muchos hospitales universitarios de todo el mundo, puedo afirmar que la actitud de estos profesionales no está incentivada por la industria farmacéutica y que desean lo mejor para sus pacientes. Sus motivos son: 1) la mayoría no tienen competencias específicas en el campo nutricional ni en otros enfoques que pertenecen al campo de la medicina integrada; 2) suelen pensar que las restricciones alimentarias son ineficaces o peligrosas para los pacientes; 3) tienen que ser muy cautos antes de introducir cambios no incluidos en el llamado «estándar de curación», que en la mayoría de los casos debe ser aprobado por la FDA (Food and Drug Administration) en Estados Unidos y por las autoridades equivalentes en el resto del mundo, como la Agencia Europea del Medicamento. ¿Están equivocados? No, no lo están, pero probablemente no hacen todo lo que se podría para aumentar la eficacia de las terapias y reducir los efectos colaterales. Las autoridades que velan por el cumplimiento de estas reglas, como es natural, solo pretenden proteger a los pacientes, no empeorar los tratamientos, lo cual dificulta encontrar una solución, y los oncólogos objetan que el ayuno y la dieta que imita el ayuno no se han experimentado lo suficiente como para aceptarlos en la práctica clínica.

Entonces ¿qué pueden hacer los médicos y los pacientes para sortear este obstáculo y empezar a usar la alimentación en la terapia antitumoral? La mejor estrategia es respetar el estándar de tratamiento y usar la alimentación para respaldarlo sin sustituirlo, al menos mientras no se disponga de suficientes datos clínicos para incluir la alimentación en dicho estándar. No es una mera idea, sino algo que se basa en quince años de investigación, durante los cuales hemos comprobado que SOLO la combinación de fármacos dirigidos y dietas imitadoras del ayuno ha logrado la curación y supervivencia de los ratones, y que las terapias en el hombre sean más eficaces o menos tóxicas, un dato especialmente eficaz en el cáncer de mama.

Hace unos diez años participé en un taller en Alemania, y uno de los más ilustres oncólogos de este país me interrumpió cuando estaba leyendo mi ponencia, diciendo que ni siquiera había empezado a demostrar si el ayuno y la dieta que imita el ayuno aumentaban la eficacia de las terapias oncológicas. Mi respuesta fue: «Si a usted le mordiera una cobra y dispusiera de un antídoto que 1) tuviera una eficacia probada en ratones y 2) aún no se hubiera demostrado su eficacia en el hombre, pero se sabía que no era peligroso, ¿lo tomaría?». El famoso oncólogo no replicó, pero conocía la respuesta. Él mismo murió de cáncer varios años después y me pregunté si el ayuno o la dieta que imita el ayuno no le habría resultado de alguna ayuda.

He puesto el ejemplo de la mordedura de cobra porque todos saben que es mortal, y que en ese caso la muerte sería inevitable. Es en situaciones como esta donde los oncólogos deberían esforzarse por garantizarles a sus pacientes el respeto al tratamiento estándar pero también otra posibilidad, que podría funcionar o no, pero que sigue siendo una posibilidad. Muy distinto sería el caso de los pacientes en los estadios I y II, a los que la aplicación de cualquier terapia complementaria poco documentada, incluso alimentaria, podría interferir en las curas farmacológicas y restarles eficacia.

LA NUTRITECNOLOGÍA Y SU PAPEL CONTRA EL CÁNCER DE MAMA Y OTROS CÁNCERES

En 2008, cuando les hablaba a los oncólogos de alimentación y cáncer, siempre me daba cuenta de que no me tomaban en serio. Son muchos los que siguen pensando lo mismo, mientras que otros han cambiado de idea. A juicio de muchos médicos, la alimentación era y sigue siendo una intervención «paliativa», ineficaz frente a la enfermedad, pero con posibles efectos positivos en el bienestar y la motivación del paciente. En cierto sentido el ayuno y la dieta que imita el ayuno les sonaban a «fruta y verdura» o a «dieta saludable». De modo que empecé a usar términos como «nutritecnología», «resistencia diferencial al estrés» (DSR) y «sensibilidad diferencial al estrés» (DSS) para que quedara claro que no estaba hablando de cambios en la alimentación que pudieran provocar ligeras mejoras, sino de un tipo muy concreto de alimentación en la que el número de calorías, los ingredientes, la duración y la frecuencia de la dieta pueden calibrarse con precisión para obtener importantes efectos antitumorales.

La nutritecnología no tiene nada que ver con una «dieta saludable», se basa en reprogramaciones moleculares de amplio espectro con efectos que a menudo son opuestos en las células tumorales y en muchos tipos de células sanas, lo cual aumenta en gran medida la eficacia de distintas terapias, por lo menos en ratones. Como ya hemos visto, si esto sucede es, de entrada, porque el ayuno y la dieta que imita el ayuno son capaces de producir varios cambios a la vez, algunos de los cuales causan la muerte de las células tumorales, pero no la de las células sanas. Estos cambios tan considerables son muy importantes para las células de los tumores en la mama por dos motivos fundamentales:

1) cuando empiezan a formarse células cancerosas en la mama, desarrollan una dependencia de una combinación de nutrientes y factores de crecimiento, y unos tipos de células diferentes necesitan combinaciones diferentes de nutrientes;

2) en la mayoría de los casos las células cancerosas acabarán desarrollando una resistencia a los fármacos antitumorales.

Por ejemplo, una masa tumoral en la mama puede ser sensible a la doxorrubicina, ampliamente utilizada para tratar el cáncer de mama, y podría necesitar altos niveles de azúcares. A la larga, algunas células de la masa tumoral (que podían estar ya presentes o se han formado después) desarrollan una resistencia tanto a la doxorrubicina como a los niveles más bajos de glucosa que podría haber inducido en el paciente una «dieta saludable». Es una situación difícil, porque entonces: 1) la paciente se ha sometido ya a muchos ciclos de quimioterapia que han matado las células tumorales, pero también han dañado las células y los órganos sanos; 2) el tumor ya no responde al fármaco o a la intervención nutricional dirigida a bajar la glucosa, o a ambos. Un artículo sobre este tema publicado recientemente en la revista científica *Nature* destacaba el hecho de que las células tumorales cambian y evolucionan durante la terapia, de modo que al cabo de unos meses el tumor puede ser muy distinto.[2] Por poner un ejemplo que explique lo que digo, imaginemos un prado donde crecen malas hierbas aprovechando el agua y el abono usados para el cultivo del prado. Se recurre a un herbicida y al principio la cosa funciona, porque las malas hierbas desaparecen, y el prado sobrevive. Pero a la larga el prado enferma y muere a causa del pesticida, mientras que las malas hierbas, que se han vuelto resistentes al producto, lo invaden todo. Las malas hierbas, como las células tumorales que desarrollan una resistencia a la quimioterapia, generan una variedad que ya no muere cuando se aplica herbicida (para relacionar esta analogía con el capítulo sobre la prevención de los tumores, un herbicida muy usado se ha asociado a un aumento del 41 % de los linfomas no hodgkinianos, un tumor de la sangre, en personas muy expuestas a este producto).[3] Para explicar cómo sucede todo esto, en los próximos apartados describiré los experimentos que hemos llevado a cabo con ratones y nuestros resultados clínicos.

En 2008 publicamos un estudio que ilustraba la capacidad del ayuno de proteger las células sanas de los ratones y no las células tumorales. A raíz de esa publicación los oncólogos nos preguntaban cómo podíamos estar seguros de que el ayuno no protegía también las células tumorales. Si las hubiera protegido siquiera en una ínfima medida todos nuestros esfuerzos habrían sido en vano. Pero lo que nosotros esperábamos no era únicamente que el ayuno dejara las células tumorales desprotegidas, sino también más sensibles a la quimioterapia. Gracias al trabajo del doctorando Changham Lee en mi laboratorio de Los Ángeles y de la investigadora Lizzia Raffaghello en el hospital pediátrico Gaslini de Génova, al cabo de cuatro años demostramos que con el ayuno varios tipos de células tumorales, incluidas las de la mama, tanto en las personas como en los ratones, se volvían mucho más sensibles a la quimioterapia. En particular, los ciclos de ayuno eran tan eficaces contra el cáncer de mama como los ciclos de quimioterapia, tal como se muestra en el gráfico de la página siguiente (figura 5.2).

Por el contrario, en otro tipo de tumor en la mama cuyas células se obtuvieron hace muchos años de una paciente (MDA-MB-231), los resultados solo con ayuno eran muy distintos, pero similares con ayuno + quimio.

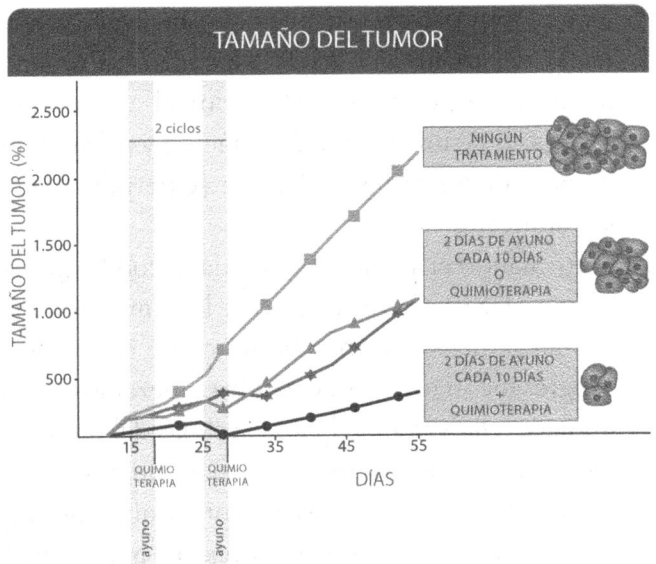

TAMAÑO DEL TUMOR

2 ciclos

NINGÚN TRATAMIENTO

2 DÍAS DE AYUNO CADA 10 DÍAS O QUIMIOTERAPIA

2 DÍAS DE AYUNO CADA 10 DÍAS + QUIMIOTERAPIA

TAMAÑO DEL TUMOR (%)

2.500 / 2.000 / 1.500 / 1.000 / 500

15   25   35   45   55

QUIMIO TERAPIA   QUIMIO TERAPIA   DÍAS

ayuno   ayuno

5.2 Progresión del tumor en ratones hembra con cáncer de mama. Tras dos ciclos de ayuno combinados con quimioterapia, el tamaño del tumor era menos de la mitad del de los ratones sometidos solo a quimioterapia, incluso a los veinte días del último tratamiento (modificado de: Lee *et al.*, *Science Translational Medicine*, 2002).

Se observó que:

1) la medición de los tumores en los ratones hembra alimentados normalmente (grupo de control) y sometidos a quimioterapia se suspendió en el undécimo día, porque todos los ratones murieron a causa de la toxicidad de la quimioterapia (figura 5.3);

2) los ciclos de ayuno habían frenado el crecimiento del tumor, pero cuando los ratones volvían a co-

mer, el tumor crecía de nuevo hasta alcanzar el tamaño del de los del grupo de control. Probablemente este crecimiento posterior al ayuno era el resultado de una sobrealimentación y un aumento de peso de los ratones a los que se permitía comer sin limitaciones;

3) pero cuando el ayuno se combinaba con la quimioterapia (DXR), el crecimiento de los tumores humanos en la mama se frenaba mucho y el tumor no progresaba (figura 5.3). Cuando empezamos con un número relativamente bajo de células del tumor triple negativo, que es muy agresivo, ninguno de los ratones sometidos exclusivamente a quimioterapia o a ciclos de ayuno sanó, mientras que más del 60 % de los ratones sometidos a ambos permanecieron sin tumores durante un periodo largo y probablemente sanaron.

El hecho de que la combinación de ayuno y quimioterapia cure a los ratones no significa que hará lo mismo con las personas. Esperamos que así sea al menos con un porcentaje de las pacientes que padecen cáncer de mama, pero para comprobarlo hay que realizar estudios clínicos de supervivencia a largo plazo. Los primeros estudios clínicos que combinan ayuno / dieta que imita el ayuno y quimioterapia son muy prometedores, como veremos más adelante.

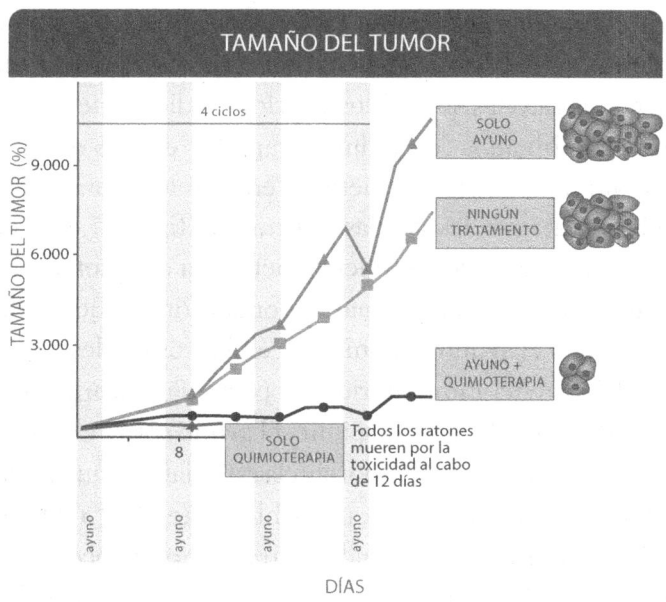

5.3 La quimioterapia reduce el crecimiento del tumor, pero puede volverse tóxica al cabo de cierto tiempo y matar a los ratones. El crecimiento del tumor es intenso cuando 1) no se aplica ningún tratamiento; 2) solo se aplica el ayuno. En cambio, cuando se combina el ayuno con la quimioterapia, la progresión del cáncer se frena considerablemente y el tumor no avanza (modificado de: Lee *et al.*, *Science Translational Medicine*, 2012).

EL AYUNO Y LA DIETA QUE IMITA EL AYUNO TIENEN EFECTOS PARECIDOS A LOS DE LA INMUNOTERAPIA

En otros estudios que hemos realizado, los ciclos de dieta que imita el ayuno eran muy eficaces cuando se combinaban con quimioterapia, pero solo en ratones que tenían un sistema inmunitario normal.

169

Stefano Di Biase, en mi laboratorio de la USC de Los Ángeles, analizó las masas de tumor en la mama y confirmó que en los ratones sometidos a ciclos de dieta que imita el ayuno combinados con quimioterapia las células del sistema inmunitario habían penetrado en las masas tumorales y estaban matando las células del tumor (figura 5.4). Pero esto no ocurría en los ratones sometidos a quimioterapia y con una alimentación normal; la conclusión era que la dieta que imita el ayuno exponía las células tumorales a la acción del sistema inmunitario y le permitía atacarlas. Este efecto del ayuno / dieta que imita el ayuno sobre el sistema inmunitario reviste una importancia especial, porque podría prolongarse mucho tiempo, probablemente años, a diferencia de la quimioterapia y muchas otras terapias oncológicas, que solo pueden funcionar durante unos días después de la aplicación.

Hoy por hoy la inmunoterapia y el uso de fármacos para incentivar el ataque del sistema inmunitario a las células tumorales son algunas de las terapias oncológicas más importantes; prueba de ello es el Premio Nobel otorgado a James P. Allison y a Tasuku Honjo, pioneros del uso de la inmunoterapia para combatir el cáncer. Pero la inmunoterapia por sí sola ha demostrado una eficacia limitada en el cáncer de mama, y eso hace que los resultados obtenidos con ratones en nuestro laboratorio sean muy prometedores, pues indican que la dieta que imita el ayuno permite al sistema inmunitario atacar las células del cáncer de mama que normalmente se libran del ataque.

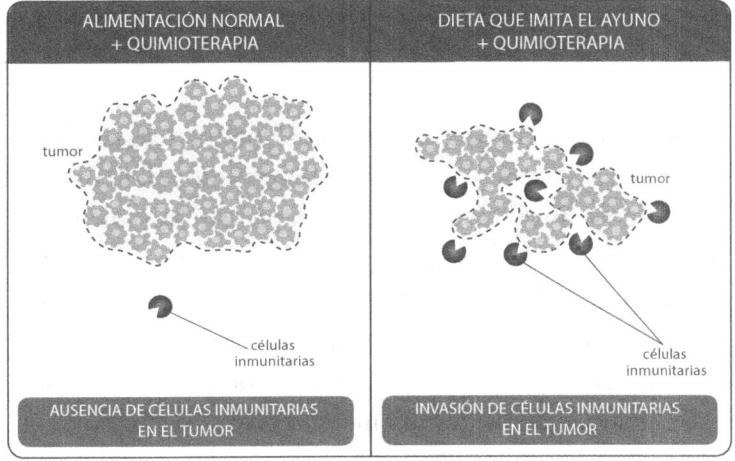

5.4 Reorganización del tumor y del sistema inmunitario durante una alimentación normal (izquierda) y una dieta que imita el ayuno + quimioterapia (derecha). La combinación de una dieta que imita el ayuno y quimioterapia aumenta los niveles de células del sistema inmunitario que reconocen las células tumorales y las eliminan, retrasando el avance del tumor (modificado de: Di Biase *et al.*, *PLoS Biology*, 2017).

Como la inmunoterapia es muy costosa y a menudo acarrea graves efectos colaterales, es importante saber si el ayuno y la dieta que imita el ayuno pueden mejorar sus efectos, reducir los efectos colaterales y ser igual de eficaces, al menos con algunos tumores, brindando así una alternativa barata a esta poderosa estrategia de tratamiento.

Si bien los estudios de laboratorio sientan las bases de las nuevas terapias oncológicas, solo los estudios clínicos pueden demostrar que estas nuevas terapias son no solo eficaces, sino también seguras y factibles. Como los medios destacan aquellos estudios que dan resultados positivos, casi nadie se da cuenta de que la gran mayoría de los estudios clínicos sobre nuevos fármacos son un fracaso, porque el medicamento resulta ineficaz o tóxico. Además, algunos fármacos, pese a haber sido aprobados (por ejemplo, por la FDA), no dan tan buenos resultados con los pacientes como en las pruebas clínicas. Por suerte ya se han llevado a cabo una serie de estudios clínicos que experimentan el uso del ayuno y la dieta que imita el ayuno combinado con los fármacos estándar. Estos trabajos indican que la combinación es segura y potencialmente eficaz.

Estudio número 1. Tumor en la mama HER2 negativo en los estadios II/III

El primer estudio clínico que combinó el ayuno con la quimioterapia en pacientes aquejadas de cáncer de mama era una modesta experimentación con 13 pacientes con carcinoma HER2 negativo en los estadios II/III, realizada en el centro médico de la Universidad de Leiden.[4] «HER2 negativo» indica que las células superficiales tienen niveles bajos o nulos de una proteína llamada HER2, que controla el crecimiento en las células sanas. Las células HER2 negativas pueden crecer más despacio y no son tan propensas a reaparecer o a propagarse en otras partes del cuerpo, comparadas con las células tumorales HER positivas. Estadio II significa que el tumor está en la mama, en los ganglios linfáticos próximos o en ambos, mientras que el estadio III corresponde a un tumor que se ha diseminado a los ganglios linfáticos cercanos, a la piel de la mama o a la pared torácica, pero no a los órganos alejados.

Las células sanguíneas sanas de las pacientes sometidas a un ayuno de dos días quedaron protegidas de los efectos tóxicos de la quimioterapia y los daños en su ADN fueron menores. Estos resultados fueron el primer indicio de que la dieta que imita el ayuno puede proteger a las pacientes de los efectos tóxicos de la quimioterapia (figura 5.5).

Células de la sangre de pacientes con cáncer de mama	7 días después de la quimioterapia
Alimentación normal	Aumento del daño en el ADN
Ayuno	Protección frente al daño del ADN

5.5 Las células de la sangre en las pacientes con cáncer de mama que ayunaron durante dos días estaban protegidas de la toxicidad de la quimioterapia y el daño en el ADN de estas células era menor, lo cual sugería que el ayuno / dieta que imita el ayuno puede proteger de los efectos colaterales de la quimioterapia (modificado de: De Groot *at al.*, *BMC Cancer*, 2015).

Estudio número 2. Tumores en la mama y en el ovario
En otro estudio realizado por el doctor Michalsen y sus colegas en el hospital universitario de la Charité de Berlín, 34 mujeres con tumores en la mama y en el ovario se sometieron a ayuno durante dos días y medio durante la quimioterapia (36 horas antes y 24 después del tratamiento). El estudio evidenció una mejora en varios parámetros de calidad de vida y una reducción de la sensación de fatiga en las mujeres que habían practicado una dieta que imita el ayuno de 60 horas durante el tratamiento quimioterápico.[5] Este estudio era coherente con el anterior, y confirmaba que el ayuno y la dieta que imita el ayuno pueden reducir los efectos colaterales de la quimioterapia y mejorar la calidad de vida de las pacientes.

Estudio número 3. Tumor en la mama HER2 negativo en los estadios II/III
La primera serie de estudios, incluido el que realizamos en la USC, tenía por objeto el efecto del ayuno solo con agua u otras modalidades parecidas y extremas de ayuno. Pero había problemas relacionados con el ayuno con agua, entre otros la preocupación por la seguridad de las pacientes, dado que normalmente no se permite esta clase de ayunos salvo en clínicas especializadas. En este caso, además, las pacientes tenían cáncer y se debían tomar más precauciones. A ello cabía añadir que el ayuno solo con agua es difícil de practicar y costaba mucho encontrar pacientes dispuestas a someterse a las pruebas clínicas. Se tardó años en reu-

nir un pequeño grupo. Por estos motivos, y también gracias a la ayuda económica del National Cancer Institute y el National Institute on Aging del US National Institute of Health, desarrollamos la dieta que imita el ayuno con el fin de igualar, cuando no superar, los efectos antitumorales del ayuno solo con agua, permitiendo que las pacientes se alimentaran regularmente, aunque ingiriendo muchas menos calorías de lo habitual.

Volviendo a la dieta que imita el ayuno y a las pruebas clínicas, se llevó a cabo otra muy importante en el hospital de la Universidad de Leiden. Fue el mayor estudio clínico centrado en la dieta que imita el ayuno y tumor de mama, con 131 pacientes que seguían la dieta que imita el ayuno o una dieta de control. Estas mujeres, con cáncer de mama HER2 negativo en los estadios II/III, no diabéticas y con un IMC (índice de masa corporal) superior a 18 (se excluyeron las mujeres por debajo del peso normal), se sometían a la dieta que imita el ayuno o seguían con su alimentación normal durante tres días antes y un día después de someterse a quimioterapia, y se sometían a 6-8 ciclos de quimioterapia antes de la operación quirúrgica para extirpar la masa tumoral. Antes, en nuestros estudios de laboratorio con ratones, habíamos demostrado que la dexametasona, un glucocorticoide que se suele administrar a pacientes oncológicos combinado con las quimioterapias para reducir sus efectos colaterales, eleva los niveles de glucosa en sangre, aumentando la sensibilidad y las muertes en los ratones sometidos a quimioterapia.[6] Por lo tanto, después de consultarlo con la oncóloga Judith Kroep y el endocrinólogo Hanno Pijl, se decidió excluir la administración de dexametasona al grupo sometido a dieta que imita el ayuno. Pese a la ausencia de este fármaco, en las pacientes sometidas a dieta que imita el ayuno no aumentaron los efectos colaterales, lo cual constituyó un primer indicio de que la dieta que imita el ayuno podría sustituir a la dexametasona, reduciendo así los efectos colaterales. A ello cabe añadir que la quimioterapia causaba menos daños en el ADN de las células del sistema inmunitario de las pacientes sometidas a dieta que imita el ayuno, como indicaba el estudio anterior.

Las células tumorales de las pacientes que seguían este tipo de dieta imitadora del ayuno combinada con quimioterapia también sufrieron cambios importantes. El número de pacientes con las que la quimioterapia resultó ineficaz fue casi tres veces menor en el grupo de la dieta que imita el ayuno, y más de cinco veces menor en las que combinaron esta dieta con las quimioterapias durante al menos la mitad de los ciclos (adherencia). Esta respuesta se comprobó con métodos radiográficos (resonancia magnética, ecografía) (figura 5.6).

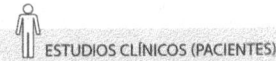

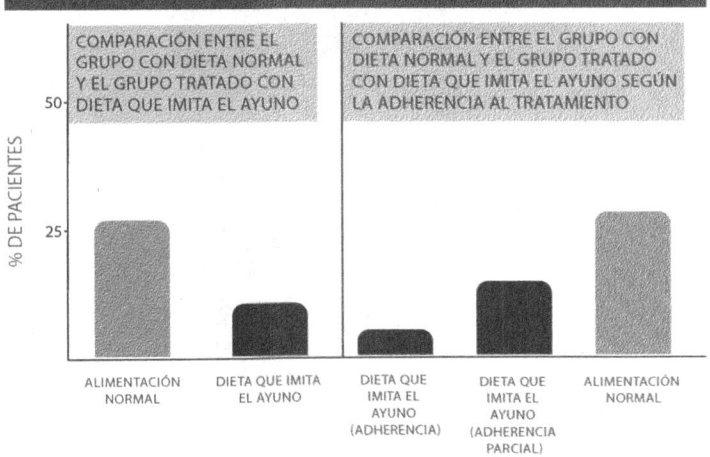

5.6 El porcentaje de pacientes para quienes la quimioterapia fue eficaz aumenta al hacerlo los ciclos de quimioterapia combinada con la dieta que imita el ayuno (modificado de: De Groot *et al.*, *Nature Communications*, 2020).

Estos datos obtenidos mediante examen radiológico son compatibles con los resultados patológicos, y por lo tanto con los obtenidos analizando las masas tumorales extirpadas quirúrgicamente; el 45 % de las masas extirpadas de pacientes que habían combinado la mayoría de los ciclos de quimioterapia con la dieta que imita el ayuno estaban entre un 90 y un 100 % libres de cáncer, mientras que solo un 20 % de las masas extirpadas de pacientes sometidas a quimioterapias que habían seguido alimentándose de un modo normal estaban entre un 90 y un 100 % libres de cáncer (figura 5.7).

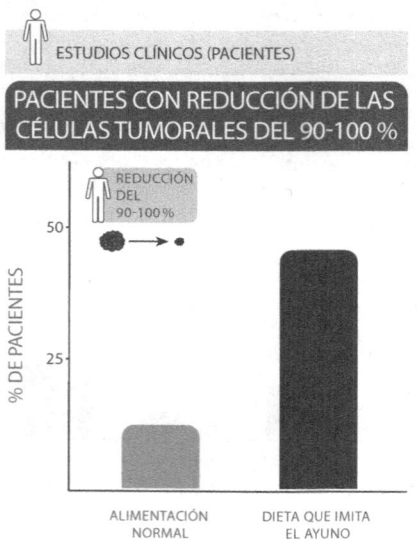

5.7 Las masas extirpadas de pacientes sometidas a quimioterapia estaban libres de cáncer en un 90-100 %: 1) en el 45 % de las pacientes sometidas a quimioterapia y a la dieta que imita el ayuno, 2) en el 20 % de las pacientes sometidas a quimioterapia mientras seguían una dieta normal (modificado de: Groot *et al.*, *Nature Communications*, 2020).

Cabe destacar que cuantos más ciclos de dieta que imita el ayuno se hacían, mejor era la respuesta de las pacientes, en especial (figura 5.8):

1) elevada respuesta de la enfermedad (90-100 % libres de cáncer) observada en solo el 8 % de las pacientes que no habían completado ningún ciclo de dieta que imita el ayuno;

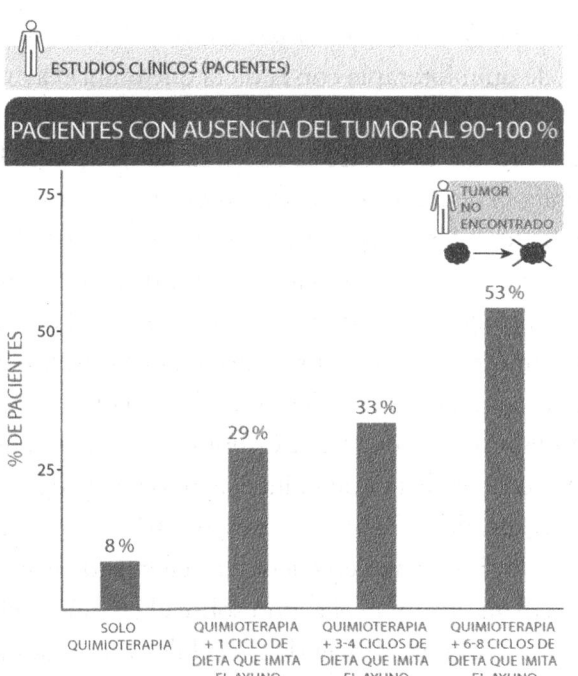

PACIENTES CON AUSENCIA DEL TUMOR AL 90-100 %

TUMOR NO ENCONTRADO

% DE PACIENTES

SOLO QUIMIOTERAPIA — 8 %
QUIMIOTERAPIA + 1 CICLO DE DIETA QUE IMITA EL AYUNO — 29 %
QUIMIOTERAPIA + 3-4 CICLOS DE DIETA QUE IMITA EL AYUNO — 33 %
QUIMIOTERAPIA + 6-8 CICLOS DE DIETA QUE IMITA EL AYUNO — 53 %

5.8 La ausencia de tumor al 90-100 % se observó: 1) solo en el 8 % de las pacientes que habían completado la quimioterapia sin ningún ciclo de dieta que imita el ayuno; 2) en el 29 % de las que habían completado la quimioterapia con un solo ciclo de dieta que imita el ayuno; 3) en el 33 % de las que habían completado la quimioterapia con 3-4 ciclos de dieta que imita el ayuno; 4) en el 53 % de las que combinaron todos los ciclos de quimioterapia con la dieta que imita el ayuno (modificado de: De Groot *et al.*, *Nature Communications*, 2020).

2) el 29 % de las que habían completado un solo ciclo;

3) el 33 % de las que habían completado la mitad de los ciclos;

4) el 53 % de las que habían combinado todos los ciclos de quimioterapia con la dieta que imita el ayuno.

Este estudio demostró también hasta qué punto la dieta que imita el ayuno es capaz de provocar cambios, como el incremento de los cuerpos cetónicos (cetogénesis) y la reducción de la glucosa, la insulina y el factor de crecimiento IGF-1, que en conjunto reducen la supervivencia y el crecimiento de los tumores, como confirmamos en dos estudios clínicos posteriores (véanse la siguiente sección y la figura 5.9).[7] En resumidas cuentas: el primer estudio de cierta amplitud sobre el uso de la dieta que imita el ayuno y la progresión del tumor, realizado con 131 pacientes, resultó muy prometedor, sobre todo si se tienen en cuenta los efectos de la combinación de dieta que imita el ayuno sobre el tamaño de la masa tumoral y la supervivencia de las células tumorales activas.

En dicho estudio el 80 % de las pacientes había completado al menos un ciclo de dieta que imita el ayuno, pero menos del 50 % había completado dos o más ciclos. Pienso que ello se debe en gran parte a estos dos factores: 1) los nutricionistas que seguían a las pacientes en los centros oncológicos holandeses carecían de formación sobre gestión del ayuno / dieta que imita el ayuno y quizá no fueran muy propensos a mantener las restricciones alimentarias, de acuerdo con la creencia, muy extendida en el mundo de la nutrición oncológica, de que los pacientes deberían comer más, no menos; 2) las pacientes habrían podido asociar un determinado alimento a los efectos colaterales de

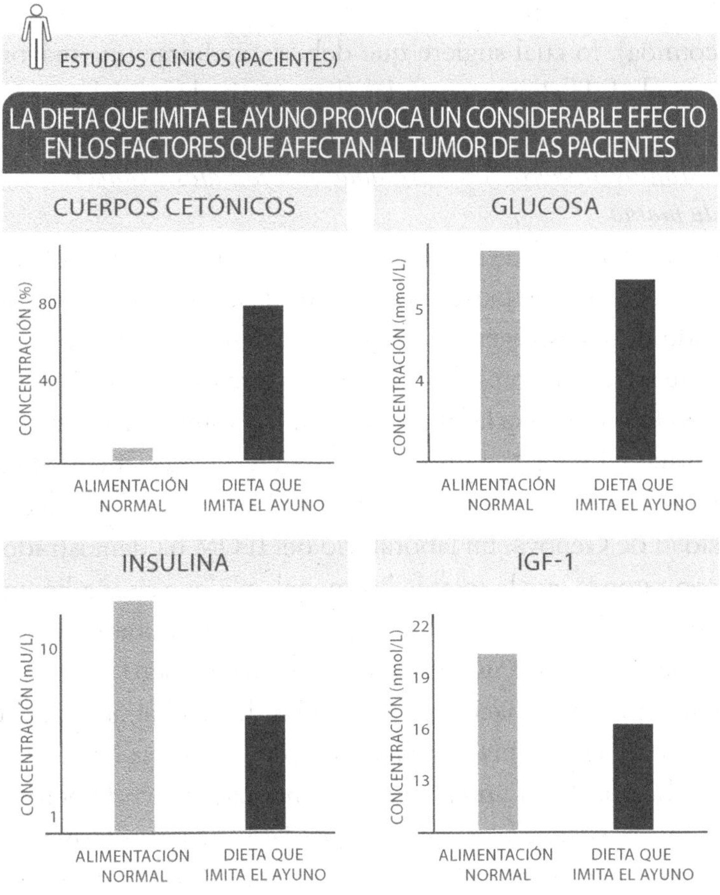

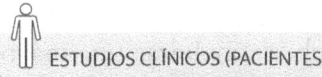

LA DIETA QUE IMITA EL AYUNO PROVOCA UN CONSIDERABLE EFECTO EN LOS FACTORES QUE AFECTAN AL TUMOR DE LAS PACIENTES

CUERPOS CETÓNICOS

CONCENTRACIÓN (%)

80

40

ALIMENTACIÓN NORMAL | DIETA QUE IMITA EL AYUNO

GLUCOSA

CONCENTRACIÓN (mmol/L)

5

4

ALIMENTACIÓN NORMAL | DIETA QUE IMITA EL AYUNO

INSULINA

CONCENTRACIÓN (mU/L)

10

1

ALIMENTACIÓN NORMAL | DIETA QUE IMITA EL AYUNO

IGF-1

CONCENTRACIÓN (nmol/L)

22

19

16

13

ALIMENTACIÓN NORMAL | DIETA QUE IMITA EL AYUNO

5.9 Durante la dieta que imita el ayuno los cuerpos cetónicos aumentan, mientras que la glucosa, la insulina y el factor de crecimiento similar a la insulina (IGF-1) disminuyen a niveles más bajos que con alimentación normal. Estos cambios pueden contribuir a limitar el crecimiento del tumor (modificado de: De Groot *et al.*, *Nature Communications*, 2020).

las quimioterapias, y se resistirían a ingerirlo (aversión a la comida), lo cual sugiere que debería incluirse una mayor variedad de alimentos en las dietas imitadoras del ayuno.

Estudios números 4 y 5. Terapias hormonales y cáncer de mama

Cerca del 75 % de los tumores en la mama crecen y sobreviven gracias, en parte, a los efectos de las hormonas, sobre todo de los estrógenos, así que para detener su progresión se recurre a la terapia hormonal con fármacos que bloquean sus efectos. Pero a la larga se crea una resistencia a la terapia hormonal y los tumores vuelven a crecer. Recientemente, junto con el laboratorio del profesor Nencioni de la Universidad de Génova, mi laboratorio del IFOM ha demostrado con ratones que la terapia hormonal, a la que se añadió un fármaco llamado palbociclib, podía detener durante varios meses el crecimiento del tumor en la mama, pero a la larga, igual que en las pacientes, las células desarrollaban una resistencia a la terapia y volvían a crecer. La terapia hormonal también inducía un crecimiento anómalo del endometrio, como les sucede a las mujeres tratadas con ciertos fármacos que forman parte de las terapias hormonales. Los ciclos de ayuno / dieta que imita el ayuno no solo impedían que el tumor desarrollase una resistencia a los fármacos de la terapia hormonal y el crecimiento anómalo del endometrio, sino que también lograban reducir el tamaño de los tumores cuando las células tumorales se habían vuelto resistentes a los fármacos (figura 5.10, primera y segunda parte).

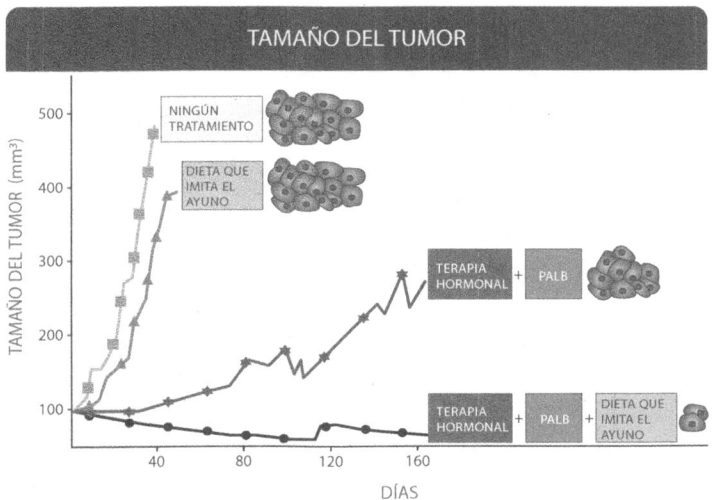

TAMAÑO DEL TUMOR

NINGÚN TRATAMIENTO

DIETA QUE IMITA EL AYUNO

TERAPIA HORMONAL + PALB

TERAPIA HORMONAL + PALB + DIETA QUE IMITA EL AYUNO

TAMAÑO DEL TUMOR (mm³)

500
400
300
200
100

40   80   120   160

DÍAS

5.10 Primera parte. La terapia hormonal más palbociclib (un fármaco desarrollado para el tratamiento del tumor de mama HR positivo y HER2 negativo) impide el crecimiento del cáncer de mama durante varios meses en los ratones, pero a la larga las células tumorales se vuelven resistentes a esta terapia y crecen. Cuando se añade a este tratamiento la dieta que imita el ayuno, la combinación impide que el cáncer se vuelva resistente a los fármacos y, por consiguiente, el crecimiento de las células tumorales.

La misma publicación también incluía los casos de 36 pacientes con cáncer de mama a las que se les había prescrito terapia hormonal, procedentes de dos estudios clínicos distintos, uno llevado a cabo en el Ospedale Policlinico San Martino de Génova (Nencioni *et al.*) y el otro en el Istituto Italiano dei Tumori de Milán (De Braud, Vernieri *et al.*). Aunque no eran estudios clínicos aleatorizados, los resultados con estas pacientes están proporcionando datos

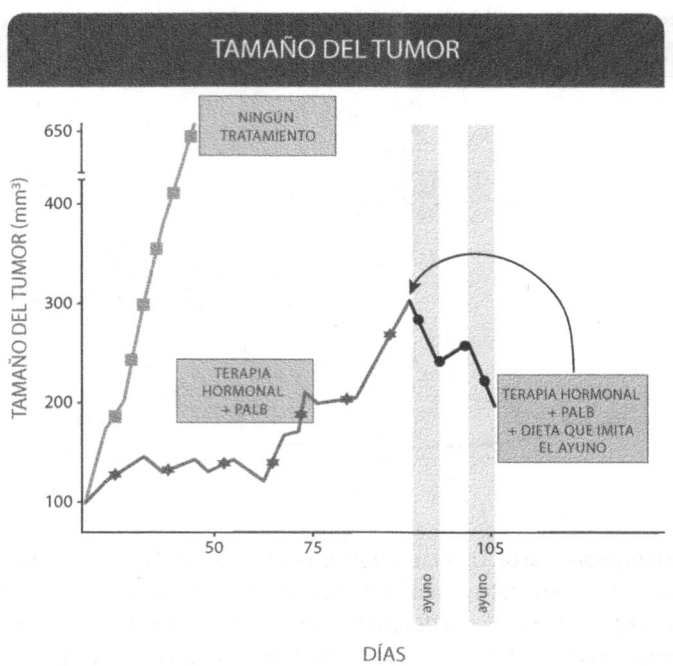

5.10 Segunda parte. Los ciclos de ayuno / dieta que imita el ayuno también fueron capaces de revertir el crecimiento del cáncer en los ratones después de que las células tumorales se volvieran resistentes a los fármacos (modificado de: Caffa *et al.*, *Nature*, 2020).

muy prometedores acerca de la seguridad y posible eficacia de la dieta que imita el ayuno combinada con terapia hormonal.

En el estudio NCT03595540, realizado en el Ospedale Policlinico San Martino de Génova, las pacientes se sometieron a una dieta que imita el ayuno de cinco días cada cuatro semanas y completaron un promedio de 7 ciclos, que en algunos casos llegaron a 14. Como hemos visto en los estudios anteriores, la dieta que imita el ayuno demostró ser segura, con efectos colaterales que se limitaban a dolor de cabeza (41 %) y fatiga (21 %). Las pacientes del estudio NCT03340935, realizado en el Istituto Nazionale Tumori de Milán, se sometieron a una dieta que imita el ayuno parecida a la anterior, de cinco días cada tres-cuatro semanas, con un promedio de 5,5 ciclos, sin que surgieran efectos adversos destacables.

Las pacientes del estudio de Génova, que también recibieron indicaciones alimentarias e instrucciones para practicar ejercicios musculares diarios en los intervalos entre ciclos (figura 5.11), mantuvieron estables su peso corporal y su fuerza de agarre; también mostraron un aumento en el tiempo de la funcionalidad de la masa muscular y una disminución de la grasa. En particular, se dieron instrucciones a las pacientes para que, entre los ciclos de dieta que imita el ayuno, siguieran una dieta mediterránea con un aporte relativamente alto de proteínas y almidones, lo cual, unido a la actividad física con pesas, explicaría el aumento de la funcionalidad y de la masa muscular.

Pero la finalidad de esta terapia no era aumentar la funcionalidad y la masa muscular, sino mantener estables estos dos factores mientras se atacaban las células tumorales o por lo menos se trataba de impedir su crecimiento y su capacidad de desarrollar resistencia a las terapias. Por este motivo soy de la opinión de que las pacientes deben mantenerse en estrecho contacto con un nutricionista o con un médico, además del oncólogo, y seguir las recomendacio-

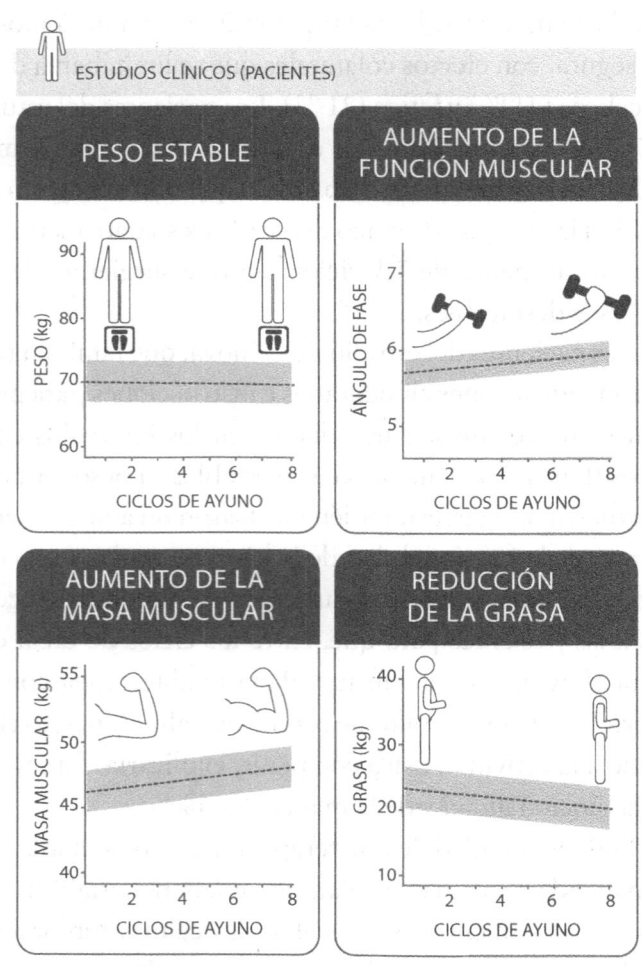

5.11 Las pacientes que siguieron las recomendaciones dietéticas y las indicaciones para el entrenamiento muscular diario durante los intervalos entre ciclos de dieta que imita el ayuno mantuvieron su peso corporal y una fuerza de agarre de la mano estables, a la vez que su masa muscular aumentó y disminuyó la grasa (modificado de: Caffa *et al.*, *Nature*, 2020).

nes diarias tanto sobre alimentación como sobre entrenamiento que se describen en el capítulo 4 de este libro, manteniendo bajo control 1) la funcionalidad muscular (ángulo de fase), 2) la masa muscular (DEXA), 3) la fuerza de agarre, 4) el peso/índice de masa corporal y 5) la circunferencia abdominal. El equipo médico debe asegurarse de que las pacientes consuman una dieta que mantenga bajos los niveles en sangre de los aminoácidos (con un consumo moderado de proteínas vegetales) y los azúcares (poco consumo de almidones y azúcares), sin que ello afecte al mantenimiento de un peso y una masa musculoesquelética normales.

Como afirmo en este y en mis libros anteriores, un consumo elevado de proteínas y aminoácidos aumenta los niveles de IGF-1 y de insulina, y los carbohidratos refinados y los azúcares elevan el nivel de glucosa en sangre. El IGF-1, la insulina y la glucosa pueden contribuir a que una gran variedad de tumores sobreviva y crezca. En el estudio llevado a cabo con ratones habíamos demostrado que el ayuno y la dieta que imita el ayuno aumentaban en gran medida la eficacia de la terapia hormonal combinada con palbociclib, porque bajaban los niveles de insulina, IGF-1 y leptina (figura 5.12).

Zorn y sus colegas llevaron a cabo un estudio clínico sobre ayuno y cáncer de mama y de ovario que ofrece resultados prometedores. A este respecto puede verse el capítulo siguiente sobre los tumores ginecológicos.[8]

Por último, al menos un estudio examinó dietas restrictivas y prácticas de ayuno en unas 2.700 pacientes que superaron el tumor. El análisis de los cuestionarios cumplimentados por estas pacientes reveló que, tras conocer el diagnóstico de cáncer, el 3,5 % añadió alguna forma de ayuno a las terapias estándar. Existía el convencimiento de que el ayuno podía mejorar el pronóstico.[9]

El principal motivo por el que las pacientes con cáncer de mama ayunan es la necesidad de reducir los efectos colaterales de la quimioterapia. Un aspecto interesante es que el ayuno, al parecer, disminuye la ansiedad de las pacientes, porque comporta un mayor control e implicación de la paciente en la cura. El estudio también sugiere que

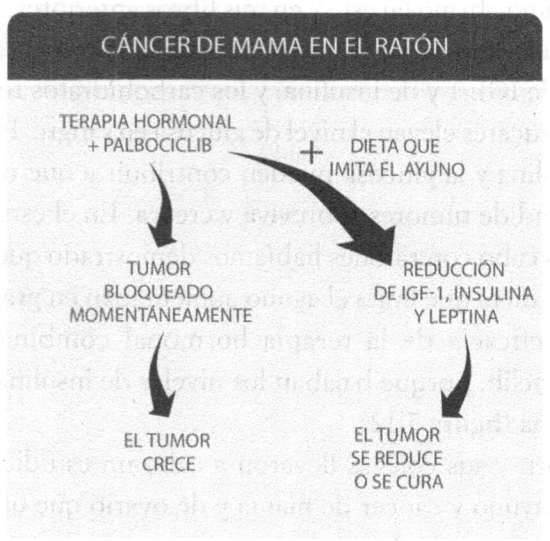

5.12 En los ratones, la disminución de la insulina, el IGF-1 y la leptina mediante ayuno / dieta que imita el ayuno aumenta la eficacia de la quimioterapia y la terapia hormonal contra el crecimiento del tumor (a la derecha) (modificado de: Caffa, *Nature*, 2020).

cuando el médico no apoya a una paciente que ha optado por esta estrategia alimentaria, muchas veces aquella acude a la medicina complementaria.[10]

Este aspecto destaca la importancia de implicar a las pacientes, pero también, para el oncólogo, la conveniencia de formar un equipo capaz de gestionar los tratamientos convencionales con nuevas terapias integradas y seguras que podrían aumentar la eficacia de las convencionales.

En resumen, los estudios con animales indican que el ayuno y la dieta que imita el ayuno pueden aumentar mucho la eficacia de la terapia hormonal contra el cáncer de mama y reducir sus efectos negativos sobre las células sanas. Los primeros estudios realizados con pacientes ponen de manifiesto que cuando se sigue correctamente, la dieta que imita el ayuno es segura y ofrece resultados prometedores en la lucha contra las células del cáncer de mama que responden a las terapias hormonales.

LAS VÍAS DE ESCAPE DEL HAMBRE: EL «EFECTO COMODÍN»

La dieta que imita el ayuno puede ser eficaz contra muchos tipos de cáncer, sobre todo si se combina con una gama de terapias estándar para cada tipo de tumor. Si pensamos en la investigación sobre el cáncer y en la especificidad de cada tratamiento, no deja de sorprender que el ayuno y la dieta que imita el ayuno tengan efectos tan amplios y coherentes. Por ejemplo, la inmunoterapia solo es eficaz contra una mínima parte de los tumores y solo sobre un porcentaje de pacientes aquejados de dichos tumores, mientras que la terapia hormonal solo funciona con tipos muy especiales de células tumorales de la mama y la próstata, que a la larga desarrollan resistencia a la terapia. Entonces ¿por qué el ayuno y la dieta que imita el ayuno tienen ese «efecto comodín» capaz de mejorar las prestaciones de muchos tipos de terapias antitumorales, desde la quimioterapia hasta la inhibición de la quinasa, pasando por la inmunoterapia y la terapia hormonal, cuando menos en experimentos con ratones?

Aunque, como acabamos de ver, la demostración de que el ayuno y la dieta que imita el ayuno mejoran las prestaciones de las terapias antitumorales también en humanos aún se halla en sus inicios, el argumento a favor de la posibilidad de traducir la investigación con ratones a muchas terapias aplicadas a humanos es que, a diferencia de la gran mayoría de los fármacos que por definición son específicos y en principio solo funcionan en un tipo especial de tumor y en un determinado estadio, el ayuno y la dieta que imita el ayuno aprovechan las propiedades fundamentales de las células sanas y las de las tumorales (véanse al respecto los capítulos anteriores). Las células sanas saben perfectamente lo que deben hacer cuando la comida escasea, porque desde hace miles de millones de años, si tenemos en cuenta a sus antepasados unicelulares, han estado expuestas a esa condición. Las células tumorales, en cambio, han evolucionado en presencia de un exceso de nutrientes, y cuando se encuentran en condiciones de ayuno, buscan desesperadamente vías de escape para sobrevivir, porque han sufrido tantas mutaciones y cambios en el ADN que ya no son capaces de gestionar correctamente la falta de alimento. Necesitan más azúcar, o más insulina, o más IGF-1, o más ferritina o leptina. Cada tumor es distinto, y algunos podrían depender de niveles altos de glucosa, mientras que otros no acusan su escasez, pero podrían ser muy sensibles a unos niveles insuficientes de insulina. Sin embargo, la terapia puede complicarse aún más, porque un tumor, al principio, puede ser sensible a niveles bajos de glucosa, para perder luego esta sensibilidad y volverse sensible a los bajos niveles de insulina o IGF-1. En nuestro estudio sobre la terapia hormonal en el cáncer de mama vimos que para que las células tumorales sobrevivieran y crecieran bastaba con uno de estos tres factores (insulina, leptina e IGF-1), y la dieta que imita el ayuno hace descender los niveles de los tres.

En el nuevo estudio llevado a cabo por Giulia Salvadori en mi laboratorio del IFOM observamos que este intento desesperado de las células tumorales por encontrar maneras de sobrevivir en respuesta al ayuno y a la dieta que imita el ayuno podía aprovecharse de dos formas: 1) evitando fármacos tóxicos, como la quimioterapia e incluso la inmunoterapia; 2) utilizando inhibidores, menos tóxicos e incluso inocuos, que bloquean las vías metabólicas específicas activadas por las células tumorales en su intento de sobrevivir a las condiciones de ayuno y de las dietas imitadoras del ayuno, que podríamos denominar «vías de escape de la muerte por hambre».

Cuando examinamos las células tumorales a escala molecular no logramos descubrir qué series de genes (vías metabólicas) son más importantes para su supervivencia, pero cuando ponemos en marcha el ayuno y la dieta que imita el ayuno las células tumorales activan desesperadamente unas vías de escape para no morir de hambre. En nuestro último estudio nos centramos en el tumor de mama en humanas y comprobamos que atacando con fármacos dirigidos las vías metabólicas activadas por las células tumorales sometidas a ayuno y a dieta que imita el ayuno, no solo se impedía el crecimiento del tumor, sino que revertía el crecimiento cuando este era rápido. En otras palabras, el ayuno y la dieta que imita el ayuno permiten «encender» las dianas para que los fármacos dirigidos las alcancen con más facilidad.

Imaginemos que la policía quiere capturar una banda de ladrones que roba en tiendas de alimentación en un pueblo de campesinos. Es imposible saber quiénes son los ladrones, porque se parecen a los demás habitantes y se comportan como ellos. Entonces la policía discurre un plan para descubrirlos: como casi todas las familias del pueblo son capaces de cultivar y conservar alimentos y solo los ladrones necesitan robarlos, se decreta un toque de queda que obliga a cerrar todas las tiendas de alimentación, aunque sí se permiten los desplazamientos. Ahora que los ladrones ya no pueden robar en las tiendas, cuando se quedan sin víveres, porque son incapaces de cultivar alimentos, no tienen más remedio que marcharse del pueblo para ir a la ciudad, donde pueden seguir robando. Como las carreteras que llevan a la ciudad son solo tres, la policía instala puestos de control en estas tres carreteras para detener a todos los que intenten salir del pueblo en busca de comida: casi con toda seguridad serán solo los ladrones, porque los campesinos del pueblo pueden quedarse en su casa consumiendo sus reservas de alimentos y mientras cultivan otros. Las células tumorales son los ladrones incapaces de almacenar o cultivar alimento, y las células sanas son los campesinos, que pueden sobrevivir mucho tiempo sin recurrir a fuentes de alimento exteriores; el cierre de las tiendas de alimentación decretado por la policía es el ayuno o la dieta que imita el ayuno; las tres carreteras por las que pasan los ladrones cuando van en busca de alimento son las vías de escape de la muerte por hambre que buscan las células tumorales cuando acusan inanición, y los puestos de control de la policía son los fármacos usados para bloquear estas vías de escape de las células tumorales (figura 5.13).

Aunque hasta ahora solo hemos adoptado este método para algunos tumores en los ratones, el uso del ayuno, la dieta que imita el ayuno y las vías de escape para no morir de hambre podrían aplicarse a una amplia gama de tumores con los que los fármacos no han resultado lo bastante eficaces.

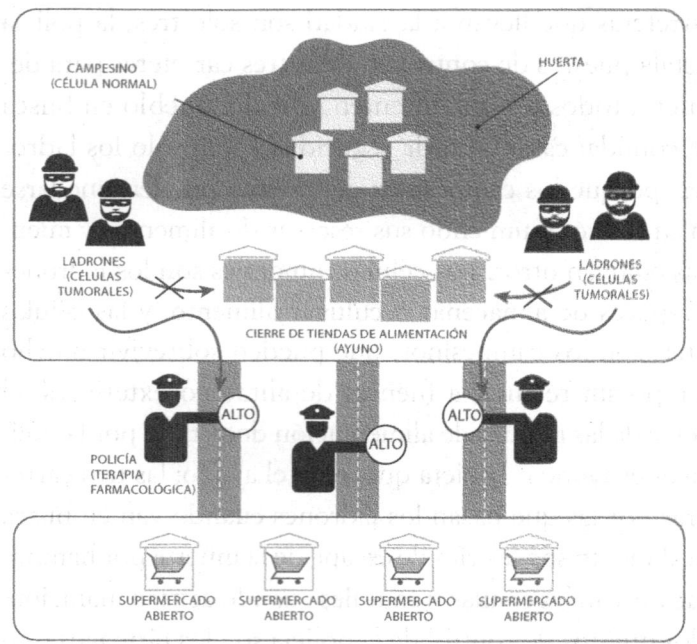

5.13 En este ejemplo se compara la situación del cáncer de mama humano con un pueblo. La condición de ayuno en el tumor sería el cierre de las tiendas de alimentación del pueblo. En tal caso, los campesinos (las células sanas) pueden sobrevivir durante mucho tiempo sin fuentes de alimento exteriores porque cultivan su huerta (proceso de autofagia). En cambio, los ladrones (las células tumorales) no tienen comida y buscan vías de escape para llegar a otra ciudad donde puedan conseguirla para sobrevivir, pero la policía los detiene (la terapia con varios fármacos).

En nuestro estudio más reciente con ratones y con pacientes hemos observado una posible influencia del nivel de azúcar en la sangre en el avance del tumor metastásico en la mama.

Estos resultados son coherentes con los de 1.261 pacientes de tumor no metastásico en la mama estudiadas en el Istituto Nazionale dei Tumori, que revelaron una menor propensión a desarrollar metástasis entre las pacientes con menos de 87 mg/dl de glucosa, comparadas con las que presentaban niveles más altos.[11] Como ya hemos visto en este capítulo, el equipo médico al que pertenece el oncólogo debería ayudar a las pacientes a mantener bajos los niveles de glucosa y proteínas (y por lo tanto de aminoácidos) sin provocar malnutrición ni pérdida de masa muscular y ósea. No es de extrañar, pues, que en un estudio con 2.413 pacientes aquejadas de cáncer de mama, las que habían ayunado durante un promedio de menos de 13 horas cada noche tenían más posibilidades —un 36 %— de que reapareciera el tumor que las que ayunaban durante 13 horas o más.[12] Lo cual nos permite afirmar que un ayuno nocturno de más de 13 horas, dietas imitadoras del ayuno periódicas o una dieta que permita a la paciente mantener un nivel saludable, pero bajo, de glucosa en sangre, así como un peso y un índice de masa corporal normales, probablemente resultarán eficaces contra el desarrollo de metástasis y favorecerán la supervivencia en general y la supervivencia sin cáncer en particular.

Aunque no sabemos cuál es el nivel ideal de glucosa, de acuerdo con nuestros datos podemos suponer que mantener un nivel de glucosa en ayunas de entre 70 y 80 mg/dl podría ser seguro y eficaz contra el cáncer. Quizá en un futuro se demuestre que unos niveles aún más bajos son más eficaces, pero como también debemos tener en cuenta el estado nutricional y la posible fragilidad de las pacientes, por ahora se recomienda el intervalo comprendido entre 70 y 80 mg/dl. Aún no lo sabemos, pero es posible que unos niveles muy bajos de glucosa produzcan efectos negativos sobre las poblaciones de células del sistema inmunitario que atacan las células tumorales. Sobre la alimentación diaria durante la terapia contra el cáncer, el lector puede remitirse a los capítulos anteriores que hablan de prevención, y especialmente al capítulo 3, siguiendo la estrategia alimentaria recomendada y procurando mantener la masa muscular en todo momento.

Esta es, en resumen, además de la dieta que imita el ayuno, la alimentación diaria entre ciclos de terapia recomendada durante el tratamiento contra el cáncer (consúltese con el oncólogo):

1) dieta de la longevidad (capítulo 3);
2) limitación de azúcares y carbohidratos refinados;
3) ingesta baja, pero suficiente, de proteínas (0,8 gramos diarios de proteínas de pescado o vegetales por

kilogramo de peso corporal), que debe aumentarse ligeramente si se reduce la masa muscular;

4) ayuno nocturno de 13 horas como mínimo;

5) actividad física y ejercicios para fortalecer los músculos.

OTRAS TERAPIAS NUTRICIONALES EN EL TRATAMIENTO DEL CÁNCER DE MAMA: DIETA CETOGÉNICA

La dieta cetogénica es un régimen alimentario con un aporte calórico normal, alto contenido de grasas y bajo contenido de carbohidratos. Se ha usado tradicionalmente para tratar la epilepsia refractaria en los niños, un tipo de epilepsia que no responde bien al tratamiento con fármacos.[13] En esta dieta la proporción clásica entre los macronutrientes es de cuatro partes de grasas y una parte de carbohidratos y proteínas.

Las dietas cetogénicas se están ensayando como estrategia complementaria en la gestión de los tumores, pero hasta ahora se han llevado a cabo pocas pruebas clínicas para tumores que no estén en el cerebro. A ello cabe añadir lo que indican los estudios clínicos: 1) es probable que la dieta cetogénica, cuando se usa sola en pacientes oncológicos, no tenga una actividad terapéutica sustancial; 2) los posibles beneficios de esta dieta hay que buscarlos en la combinación con otros enfoques como la quimioterapia, la radioterapia, los tratamientos antiangiogénicos (que reducen el crecimiento de vasos sanguíneos nuevos), los inhibidores del PI3K (fármacos que inhiben las enzimas que forman parte de las vías de señalización del crecimiento y el metabolismo celular) y las dietas imitadoras del ayuno.[14]

Para la dieta cetogénica y el cáncer de mama me centraré en su efecto en los pacientes con y sin metástasis.

1) En un estudio aleatorizado y controlado, a un grupo de 60 pacientes con tumores de mama localmente avanzados o metastásicos, que debían someterse a quimioterapia, se les pidió que siguieran una dieta cetogénica (grupo experimental) o se alimentaran normalmente (grupo de control) durante tres meses. Las mujeres que seguían la dieta cetogénica mostraron una disminución de la glucemia en ayunas, del peso corporal y del porcentaje de grasa, sin efectos colaterales graves.[15]

2) En otro estudio, de las 80 pacientes que estaban sometidas a quimioterapia se escogieron 40 al azar y fueron sometidas a una dieta cetogénica, mientras que las otras 40 siguieron una dieta normal, durante doce semanas. Los resultados indicaron una disminución de los marcadores inflamatorios, la insulina y el tamaño del tumor en las pacientes que siguieron la dieta cetogénica.[16]

Pese a los prometedores resultados de las dietas cetogénicas y a su capacidad de reducir la glucosa y el IGF-1, aún no existen resultados concluyentes sobre su utilidad. A ello hay que sumar la preocupación por su alto contenido en proteínas animales, ya que no son vegetarianas ni pescetarianas, y eso podría acelerar el crecimiento de varios tipos de tumor. Por consiguiente, en los casos de tumores muy avanzados e incurables y de acuerdo con los nuevos estudios clínicos, las pacientes deberían hablar con los oncólogos y los nutricionistas sobre la posibilidad de seguir una dieta cetogénica con base vegetal y un contenido menor de proteínas, pero sin perder por ello masa muscular ni caer en un estado de desnutrición. Tal estrategia podría alternarse con una dieta que imita el ayuno periódica y con la dieta de la longevidad (figura 5.14).[17] El ejemplo que se describe en la siguiente figura constituye una intervención muy agresiva que combina distintas estrategias.

Semana	1							2						
Día	1	2	3	4	5	6	7	8	9	10	11	12	13	14
						fármaco								
Dieta	dieta normal				dieta que imita el ayuno			dieta de la longevidad						

Semana	3								4							
Día	15	16	17	18	19	20	21	22	23	24	25	26	27	28	29	30
Dieta	dieta de la longevidad								dieta cetogénica							

5.14 Ejemplo de un tratamiento muy agresivo para un tumor que no responde a las terapias estándar. Combina las distintas estrategias que podrían tenerse en cuenta para una experimentación clínica o para un tratamiento aplicado por un equipo experto: paciente oncológica sometida cada cuatro semanas a terapia combinada con la dieta que imita el ayuno, dos semanas de dieta de la longevidad, una semana de dieta cetogénica y dos días de dieta normal, controlando el peso y la masa muscular.

INGREDIENTES QUE PUEDEN INFLUIR EN EL CRECIMIENTO DE LOS TUMORES

Además del ayuno y las estrategias alimentarias que se acaban de describir, conviene mencionar también algunos nutrientes específicos que pueden contribuir a la supervivencia o la muerte de las células tumorales.

Fibras

Numerosos estudios señalan que la ingesta de fibras (al menos 10 gramos diarios, equivalentes a unas tres rebanadas de pan integral) conlleva una disminución del 12 % del riesgo de muerte en general y de mortalidad específica por tumor en la mama.[18, 19, 20]

Grasas

El estudio WINS, Women's Intervention Nutrition Study, realizado con una muestra de 2.437 mujeres posmenopáusicas con cáncer de mama en los estadios I y II y sometidas a terapias estándar, analizó durante cinco años el efecto de la reducción de las grasas en la alimentación. Las mujeres que habían reducido las grasas de sus alimentos entre un 20 y un 30 % presentaban una supervivencia libre de recidivas (el tiempo transcurrido tras el tratamiento sin signos ni síntomas de cáncer), un 24 % más que las que seguían una alimentación normal. La supervivencia libre de recidivas era mayor en las pacientes con cáncer ER negativo (el tumor no responde al estrógeno) y/o con PR negativo (el tumor no responde a la progesterona) que en las que tenían receptores activados por la progesterona o el estrógeno. La reducción de las grasas en la dieta se tradujo en una alimentación más saludable que pudo influir en los resultados, contribuyendo a una pérdida de unos 2,5 kilogramos de peso corporal.[21]

Verdura, fruta, carne y lácteos
El estudio aleatorizado y controlado WHEL, Women's Healthy Eating and Living, analizó la siguiente conducta alimentaria: 1) 5 porciones diarias de verdura, 2) 2 vasos de extracto de verdura; 3) 3 porciones diarias de fruta; 4) 30 gramos diarios de fibra; 5) reducción de las grasas equivalente al 15-20 % de las calorías totales.

Un total de 3.080 pacientes pre y posmenopáusicas con cáncer de mama en las etapas iniciales siguieron esta conducta alimentaria durante unos siete años. Se les brindó asistencia telefónica y clases de cocina para incentivar su adhesión a la dieta. Pero no se observaron diferencias de recidiva del tumor entre ellas y las mujeres del grupo de control, confirmando que para obtener efectos antitumorales significativos hacen falta medidas más expeditivas.[22]

Tampoco se observó una relación entre ingesta de fruta y verdura o de cereales integrales y supervivencia al cáncer de mama en otro estudio más reciente, el Cancer Prevention Study-II Nutrition Cohort (CPS-II Nutrition Cohort), realizado con 4.452 mujeres supervivientes de un tumor de mama que fueron invitadas a seguir las recomendaciones para la prevención de los tumores de la American Cancer Society (ACS): mantener un peso corporal normal; hacer ejercicio físico; comer alimentos ricos en nutrientes, varios tipos de hortalizas, legumbres ricas en fibra, fruta y cereales integrales; evitar las carnes rojas y procesadas, las bebidas azucaradas, alimentos muy elaborados y productos derivados de cereales refinados. No obstante, cabe señalar que se observó un vínculo entre consumo de carne roja y procesada y mortalidad general (no solo la debida al cáncer de mama).[23]

Por otro lado, el estudio Life After Cancer Epidemiology (LACE), concluía que la ingesta de productos lácteos ricos en grasas provocaba un aumento de la mortalidad en general, y por cáncer de mama en particular, probablemente debida al aumento de los niveles de estrógenos producidos por las grasas de dichos productos.[24]

Ácidos grasos poliinsaturados (PUFA)
Otro estudio clínico de estadio II en mujeres con tumor metastásico sugiere que el ácido graso omega 3 docosahexaenoico (DHA) obtenido a partir de algas y de aceite de pescado podría influir en la transformación de las células tumorales de resistentes a sensibles a la quimioterapia y la radioterapia.[25, 26] El estudio también constata una mejora en el pronóstico de las pacientes cuando la quimioterapia se combina con DHA.[27] Es importante señalar que en las

pacientes que consumían gran cantidad de azúcares los efectos positivos de este ácido graso se anulaban.[28]

Actividad física y entrenamiento con pesas (véase también el capítulo 4)

La práctica de ejercicio aeróbico y de resistencia durante las terapias de las pacientes con cáncer de mama podría ser positiva para su supervivencia, y el yoga también podría ejercer una influencia positiva en aquellas pacientes que padecen linfedema (hinchazón causada por la extirpación de ganglios linfáticos o por los daños que estos han sufrido a consecuencia de las terapias).[29] Siempre que sea posible, se aconseja que el oncólogo o el médico calculen el ángulo de fase, que es un índice de la funcionalidad muscular. Las pacientes deberían combinar alimentación y ejercicio físico para mantener este ángulo por encima de 5.

Para mantener dicho valor u obtener uno superior, las pacientes pueden hacer los ejercicios preparados por la profesora Annalisa Arrighi. Los encontrarán en la web de la Fondazione Valter Longo (www. fondazionevalterlongo. org, sección «Restare giovani e sani / Esercizio e longevità»), y deben practicarse a diario, o al menos tres o cuatro veces por semana durante 30-40 minutos.

En conclusión: el ayuno y la dieta que imita el ayuno pueden ofrecer resultados importantes contra el tumor de mama, sobre todo si se combinan con las terapias convencionales. Además, para mantener bajos los niveles de azúcares y aminoácidos, dificultando así la supervivencia de las células tumorales y minimizar la pérdida de masa muscular y el debilitamiento del sistema inmunitario de la paciente, parece recomendable una dieta de la longevidad basada en una alimentación básicamente vegetariana combinada con pescado, bajo contenido en azúcares y almidones (pan, dulces, patatas, etc.), alto contenido en fibra y omega 3 y pocas (pero suficientes) proteínas.

HISTORIAS Y EXPERIENCIAS DE LOS PACIENTES

Erika, 50 años, paciente de la Fondazione Valter Longo Onlus de Milán
Erika descubre que tiene cáncer en el seno izquierdo a la edad de 47 años y, como les ocurre a casi todos los que reciben semejante noticia, no se puede creer que eso le esté pasando a ella. Después de un primer momento de desánimo, aceptando la inesperada, pero factible posibilidad de morir, y contando con el apoyo de sus allegados, empieza a pasar revista a las posibles soluciones.

Recibe tratamiento en el IEO de Milán con un plan terapéutico que prevé, después de la operación en el pecho, 6 meses de quimioterapia (4 ciclos de epirrubicina y ciclofosfamida más 12 ciclos de taxol) seguidos de quince días de tomoterapia y 5 años de terapia hormonal.

Después de leer el primer libro del profesor Longo (*La*

dieta de la longevidad), y no lograr que la incluyeran en el experimento que dicho doctor estaba realizando en el Ospedale Policlinico San Martino de Génova, decidió, de acuerdo con su oncólogo, practicar la dieta que imita el ayuno durante todo el periodo de la quimioterapia, acudiendo periódicamente a consulta en la Fondazione Longo con la doctora Romina Cervigni, que aún en la actualidad sigue su evolución.

Sus análisis de sangre siempre han sido buenos, y hoy por hoy son los de una persona sana, con todos los valores dentro de la norma. Erika sigue practicando regularmente ejercicio físico, así como la dieta que imita el ayuno cuando se acercan los controles semestrales, y cada vez que lo hace se siente fortalecida. Han pasado tres años y medio desde su operación.

«Si nos paramos a pensar y, sobre todo, a *sentir*, nos embarga una sensación conmovedora de gratitud. Antes que yo, otros han escrito que la curación empieza cuando el único fin de nuestra vida es en sí mismo vivir, saborear la alegría de estar vivos. He podido comprobar que es una gran verdad. La alegría nos lleva a estar profundamente agradecidos, y yo lo estoy, no solo por la posibilidad que se me ha dado de tener, por fin, una vida plena, sino también por todas las personas que he conocido en el camino y me han tendido su mano con generosidad. Gracias, Erika».

Nora Quinn
A Nora le diagnosticaron cáncer de mama en la primavera de 2009. Lo que al principio parecía un quiste resultó ser

un tumor maligno triple negativo en estadio I. Se sometió a dos operaciones quirúrgicas y a varias sesiones de radioterapia, y poco antes de empezar la quimioterapia leyó casualmente un artículo del suplemento de Negocios de *Los Angeles Times* en el que el profesor Longo describía un estudio con ratones afectados por cáncer de mama.

Un grupo de ratones hembra había sido sometido a quimioterapia, y al otro lo habían hecho ayunar antes de someterlo a quimioterapia. Nora cuenta: «La diferencia en porcentaje de supervivencia era impresionante. Si no recuerdo mal, solo dos de los ratones sometidos únicamente a quimio habían sobrevivido, mientras que del segundo grupo solo murieron dos. Todos los del primer grupo perdieron pelo, a diferencia de los del segundo grupo. Recuerdo que pensé: "Ya sé en cuál de los grupos quiero estar"».

Ningún médico le había hablado nunca de la influencia de la alimentación en el cáncer de mama; en todos los ambulatorios a los que acudía había un cuenco lleno de caramelos en el mostrador de recepción y la mayoría del personal tenía sobrepeso. Decidió someterse a un ayuno de siete días solo con agua.

«El 3 de julio de 2009 me sometí a la primera quimio. El 4 de Julio es una fiesta muy señalada en Estados Unidos, que se suele celebrar con convites en el jardín, desfiles y fuegos artificiales. Mientras me dirigía a la sala de quimio vi una mesa llena de dulces glaseados, galletas, brownies, muffins y caramelos, a disposición de los pacientes y del personal. Le pregunté a uno de los enfermeros por qué solo ofrecían dulces, y me contestó: "Oh, queremos que ingieran calorías, porque tienen cáncer". Pensé que era una locura. Me sometí a cuatro sesiones de quimio y siempre encontré aquella mesa repleta de dulces a disposición de los pacientes».

Un par de años después del diagnóstico Nora se incorporó a un estudio clínico de la USC en el que las personas seguían la dieta que imita el ayuno de 800 calorías diarias durante cinco días. La dieta de 800 calorías le pareció reconstituyente. Después de seguirla se sentía mejor y continuó sometiéndose a periodos de pocas calorías aun después de terminado el estudio, pero nunca se sintió tan bien como en aquel periodo, cuando comía lo que le daban en el marco de la investigación. «Me alegré mucho al saber que el profesor Longo ha puesto al alcance de todos su programa alimentario de cinco días, yo lo he seguido varias veces. Al principio es difícil, pero he descubierto que si me duermo pensando en lo que comeré mañana todo resulta más fácil. Al final de cada ciclo me siento con las pilas cargadas o como si experimentase un nuevo comienzo».

El cáncer de mama no volvió a aparecer. Hace unos años una mamografía reveló una lesión en la otra mama y le dijeron que debía hacerse de inmediato una ecografía. Le dijo al técnico que estaba fuera de la ciudad durante una semana y que lo llamaría a la vuelta. Se fue a casa, se sometió a un ayuno con agua de siete días, y después se hizo la ecografía. La lesión había desaparecido. «Me siento muy afortunada por haber descubierto el trabajo del profesor Longo».

Lucia, 64 años, paciente de la Fondazione Valter Longo Onlus y participante en el estudio clínico de Génova
Lucia participó en el estudio clínico del Ospedale Policlinico San Martino de Génova y luego fue paciente de la fundación en Milán. Es la protagonista del vídeo titulado *Non smettere di danzare* (No dejes de bailar) que hemos usado para recaudar fondos (y que pueden ver en el canal de Youtube de la Fondazione Valter Longo Onlus).

Cuando le diagnosticaron cáncer de mama, en 2010, estaba enfrascada en los preparativos de la boda de su hija. Eso la ayudó a mantener una actitud positiva a pesar de esa noticia que nadie querría recibir. Recuerda que, al volver del hospital tras el diagnóstico, mientras su marido conducía el coche y lloraba, le dijo entre risas y llanto: «¡Deja de llorar, que si no me muero de cáncer nos moriremos los dos a causa de un accidente!».

Las terapias acabaron bien, pero seis años después desarrolló una metástasis y, gracias a que su hija se puso a buscar soluciones para añadirlas a la terapia farmacológica, se enteró del estudio clínico de Génova.

La señora Lucia, cuando tenía 60 años, no solo completó los ciclos de dieta que imita el ayuno en concomitancia con la terapia, sino que modificó su alimentación diaria e introdujo el ejercicio físico, gracias, entre otras cosas, a los consejos de las doctoras Francesca Valdemarin, que seguía el estudio, y Romina Cervigni, que siguió la evolución de Lucia en la fundación de Milán.

Cuando tuvo que someterse de nuevo a quimioterapia se sorprendió al ver que los efectos colaterales eran menores de lo esperado, y logró pasarla mucho mejor que la primera vez. Ahora se mantiene estable y «normal dentro de mi anormalidad», como dice ella.

Cuando le preguntamos qué les diría a los pacientes que están en su misma situación, esta fue su respuesta: «No hay que esperar a tener problemas de salud para adoptar un estilo de vida y una alimentación correctos. Hay que comer bien desde niños, tal como aconseja el profesor Longo, y añadir ejercicio físico, poca cosa, pero todos los días, para prevenir varias enfermedades, no solo el cáncer. Por ejemplo, yo he logrado mantener la diabetes bajo control gracias a la alimentación, sin tomar medicinas, y eso me ayudó y me ayuda muchísimo. Lo único que siento es no haber empezado antes».

Christopher Gregg, profesor de Neurobiología
y Genética Humana

Christopher es un científico y paciente con cáncer de mama en estadio IV, es decir, ya diseminado en otras partes del cuerpo. Se puso en contacto con el profesor Longo por e-mail y en los últimos años han estado intercambiándose mensajes. Christopher siguió el consejo del profesor Longo de combinar el ayuno y las terapias.

Optó por una combinación de la dieta que imita el ayuno o 48 horas de ayuno con agua por cada ciclo de terapia y limitó las comidas a un intervalo corto de tiempo (de las 10 de la mañana a las 6 de la tarde). Cuando Christopher empezó a seguir esta práctica tenía metástasis en los huesos: espina dorsal, caderas y fémur. Al cabo de siete meses de quimioterapia combinada con ayuno, las pruebas y los análisis de marcadores del tumor indicaban que no había ninguna evidencia de tumores. Es un resultado realmente insólito. Ahora se encuentra en fase de remisión y sigue practicando la dieta que imita el ayuno cada tres meses, 48 horas de ayuno con agua cada mes o más y limitación del horario de las comidas cinco veces por semana.

Christopher termina dirigiéndose al profesor Longo: «Quiero darle las gracias. Mi familia y yo le estamos profundamente agradecidos por su trabajo científico, los correos personales y las orientaciones recibidas».

Cristina Villa

Cristina tenía 45 años en 2016 cuando, durante la ecografía que se hacía todos los años, el médico le dijo que en el pecho izquierdo había un nódulo de 3 milímetros con bordes irregulares y que debía someterse a una biopsia por aspiración con aguja. Se la hizo y le dijeron que había que operar. Como era su costumbre, quiso contar con una segunda opinión.

Acudió a algunos de los hospitales oncológicos más importantes de la Italia septentrional y central para 1) saber si tenía que operarse; 2) encontrar una «máquina misteriosa» de la que le había hablado un cirujano durante su «peregrinación» de hospital en hospital —gracias a la máquina no haría falta operar y ni siquiera quedaría cicatriz, porque la máquina era capaz de «aspirar» el nódulo—; 3) saber con exactitud qué hacer con su alimentación y con otras curas complementarias de soporte. Como era profesora de yoga, para ella la alimentación siempre había sido importante.

Se sentía perdida y buscaba ayuda. En lo que ahora se llama la «danza de los hospitales» unas veces escuchaba opiniones distintas (operarse sí o no, la famosa máquina existía o no), otras veces las mismas informaciones, y en ocasiones los médicos rehusaban discutir a fondo con ella sobre su salud, la operación y otros aspectos relacionados con su caso. La única asistencia realmente útil acerca de la alimentación se la dio el equipo de la Fondazione Valter Longo.

Recuerda especialmente la ocasión en que pidió cita, a través del sistema nacional de salud, para una famosa clínica oncológica: el médico apenas la miró a la cara, la consulta duró diez minutos escasos y nunca le dieron una respuesta. Cuando decidió pedir una cita privada en nuestra clínica su experiencia fue completamente distinta: le asignaron un médico personal con quien podía comunicarse por correo electrónico y por teléfono, la consulta fue minuciosa, el médico alentador y amable. Aquello le dio mucho que pensar, no le parecía nada correcto.

«Me sentía como en una película de dibujos animados —cuenta—, concretamente *Los doce trabajos de Astérix*, que solía leer cuando era niña. El protagonista, Astérix, un galo que lucha contra los romanos, tiene que correr de oficina en oficina, de despacho en despacho, en un edificio de la Administración pública descrito como "el lugar que te vuelve loco", para obtener un misterioso permiso A38, y nadie sabe decirle exactamente lo que debe hacer: es una descripción de la burocracia y su sinsentido... así me sentía yo cuando corría de médico en médico, de hospital en hospital, y no quiero que nadie tenga que pasar por eso, sobre todo si está enfermo y se siente abrumado por lo que le está pasando».

Al final la operaron en un importante hospital oncológico. Aún recuerda con estupor que después de la operación le llevaron un pudín de chocolate de fabricación industrial. «Sabía que no debía ingerir azúcares... no era lo adecuado si se tenía un tumor, de modo que ayuné hasta que me dieron el alta».

Por suerte, después de la operación resultó que el nódulo era benigno y no necesitaba quimioterapia ni radioterapia, pero una vez más la asistencia fue deficiente: solo una consulta de control al cabo de un mes, ninguna información sobre el modo de tratar la cicatriz, ni sobre la alimentación: solo un folleto, nada más.

¿Qué sucedió entonces? Decidió quedarse con la cicatriz en vez de quitársela. «Me recuerda que la vida es corta y que cuando estás enferma necesitas un equipo de especialistas que se ocupen de todos los aspectos de las curas. Que te ayuden cuando estás mal y te sientes perdida, en busca de respuestas —continúa—. Por eso acepté la propuesta del profesor Longo de trabajar con su fundación en calidad de coordinadora de los programas. El objetivo de la Fundación es ayudar a los pacientes y brindar asesoramiento científico y asistencia a todos, con independencia de su condición social y económica. Para mí es realmente importante formar parte de este proyecto, porque podemos ayudar a todo el mundo y, en particular, sin coste alguno a las personas enfermas que están en condiciones económicas críticas. No quiero que las personas se sientan como me sentí yo, y trabajar en la Fundación es la mínima aportación que puedo hacer».

RESUMEN DE LA TERAPIA DEL CÁNCER DE MAMA

- Terapia oncológica estándar (quimioterapia, inmunoterapia, inhibidores de la quinasa, etc.).
- Hablar con el oncólogo para combinarla con una dieta que imita el ayuno.
- Entre dos tratamientos, mantener la dieta de la longevidad (véase el capítulo sobre la prevención).
- Ayunar 13-14 horas diarias (por ejemplo, comer de las 8 de la mañana a las 6 de la tarde) durante la terapia, asegurándose de mantener la masa muscular normal.
- Si no es suficiente, hablar con el oncólogo y el dietista sobre la posibilidad de añadir una dieta con bajo contenido proteico basada en vegetales y pescado,

asegurándose de que no influya negativamente en la masa muscular ni en la función inmunitaria.

- Mantener un peso corporal dentro de la norma.
- Estar físicamente activos y practicar ejercicio físico, consultando al oncólogo.
- Tratar de mantener el ángulo de fase (un índice de la funcionalidad muscular) por encima de 5 grados mediante el entrenamiento de la fuerza muscular, practicando, por ejemplo, los ejercicios descritos en la web de la Fondazione Valter Longo (www.fondazionevalterlongo.org, sección «Restare giovani e sani / Esercizio e longevità»), a diario o por lo menos tres o cuatro veces por semana durante 30-40 minutos.

Atención: los datos descritos en este libro se han obtenido en animales o en estudios clínicos que aún no son concluyentes. Por lo tanto, se aconseja emprender ciclos de dieta que imita el ayuno SOLO tras una evaluación y con supervisión del médico especialista, preferiblemente oncólogo. Así también podrá prevenirse la malnutrición, un factor pronóstico negativo en las enfermedades agudas y crónicas.

La investigación sobre el cáncer da pasos de gigante, pero las terapias dirigidas a pacientes que lo padecen avanzan mucho más despacio. Por eso creo que es necesario un nuevo planteamiento de las terapias oncológicas, con un oncólogo al frente de un equipo formado por médicos especializados en medicina integrada, biólogos moleculares, nutricionistas y, siempre que sea posible, psicólogos, para brindar a los pacientes terapias personalizadas, sobre todo a los que no responden a las terapias estándar. Estos «equipos oncológicos», además de curar el cáncer o bloquear su progresión, deberían prevenir los efectos colaterales y los daños a las células, los sistemas y los órganos sanos. La Longevity and Healthspan Clinic Create Cures Foundation en Estados Unidos (www.createcures.org) y la Fondazione Valter Longo en Italia (www.fondazionevalterlongo.org) están especializadas en asistencia a pacientes y oncólogos a fin de completar el tratamiento estándar con medidas innovadoras e integradas que se apoyen en sólidas bases científicas, centradas en la nutrición y la biología molecular del tumor, pero también en la capacidad natural del cuerpo humano para combatir el cáncer y otras enfermedades. La misión de las fundaciones es ofrecer la posibilidad de vivir sanos y durante muchos años. Por eso prestan asistencia gratuita a quienes padecen cáncer y otras enfermedades en fase avanzada pero no pueden permitirse estas terapias integradas.

Notas

1. National Cancer Institute, «Advanced in Breast Cancer Research», última actualización 9 de abril de 2021. https://www.cancer.gov/types/breast/research

2. D. C. Minussi, M. D. Nicholson *et al.,* «Breast Tumours Maintain A Reservoir of Subclonal Diversity During Expansion», *Nature*, 2021, DOI: 10.1038/s41586-021-03357-x. Epub 24 de marzo de 2021, PMID: 33762732, PMCID: PMC8049101.

3. «Weedkiller raises risk of non-Hodgkin lymphoma by 41 %». https://www.theguardian.com/business/2019/feb/14/weed-killing-products-increase-cancer-risk-of-cancer

4. S. De Groot, M. P. Vreeswijk, M. J. Welters, G. Gravesteijn, J. J. Boei, A. Jochems, D. Houtsma, H. Putter, J. J. van der Hoeven, J. W. Nortier, H. Pijl, J. R. Kroep, «The Effects of Short-term Fasting on Tolerance to (neo) Adjuvant Chemotherapy in HER2-Negative Breast Cancer Patients: a Randomized Pilot Study», *BMC Cancer*, 2015, DOI: 10.1186/s12885-015-1663-5, PMID: 26438237, PMCID: PMC4595051.

5. S. P. Bauersfeld, C. S. Kessler, M. Wischnewsky, A. Jaensch, N. Steckhan, R. Stange, B. Kunz, B. Brückner, J. Sehouli, A. Michalsen, «The Effects of Short-Term Fasting on Quality of Life and Tolerance to Chemotherapy in Patients with Breast and Ovarian Cancer: A Randomized Cross-Over Pilot Study», *BMC Cancer*, 2018, DOI: 10.1186/s12885-018-4353-2, PMID: 29699509, PMCID: PMC5921787.

6. S. Di Biase, H. S. Shim, K. H. Kim, M. Vinciguerra, F. Rappa, M. Wei, S. Brandhorst, F. Cappello, H. Mirzaei, C. Lee, V. D. Longo, «Fasting Regulates EGR1 and Protects From Glucose and Dexametha-

sone-Dependent Sensitization to Chemotherapy», *PLoS Biology*, 2017, DOI: 10.1371/journal.pbio.2001951. Fe de erratas en *PLoS Biology*, 1 de mayo de 2017, 15 (5), p. e1002603, PMID: 28358805, PMCID: PMC5373519.

7. S. De Groot, M. P. Vreeswijk, M. J. Welters, G. Gravesteijn, J. J. Boei, A. Jochems, D. Houtsma, H. Putter, J. J. van der Hoeven, J. W. Nortier, H. Pijl, J. R. Kroep, «The Effects of Short-term Fasting on Tolerance to (neo) Adjuvant Chemotherapy in HER2-Negative Breast Cancer Patients: a Randomized Pilot Study», *BMC Cancer*, 2015, DOI: 10.1186/s12885-015-1663-5, PMID: 26438237, PMCID: PMC4595051.

8. S. Zorn, J. Ehret, R. Schäuble, B. Rautenberg, G. Ihorst, H. Bertz, P. Urbain, A. Raynor, «Impact of Modified Short-Term Fasting and Its Combination with a Fasting Supportive Diet During Chemotherapy on the Incidence and Severity of Chemotherapy-Induced Toxicities in Cancer Patients. A Controlled Cross-Over Pilot Study», *BMC Cancer*, 2020, DOI: 10.1186/s12885-020-07041-7, PMID: 32571329, PMCID: PMC7310229.

9. P. Fassier, B. Srour, B. Raynard, L. Zelek, P. Cohen, P. Bachmann, M. Touillaud, N. Druesne-Pecollo, L. Bellenchombre, F. Cousson-Gélie, V. Cottet, F. Féliu, S. Mas, M. Deschasaux, P. Galan, S. Hercberg, P. Latino-Martel, M. Touvier, «Fasting and weight-loss restrictive diet practices among 2,700 cancer survivors: results from the NutriNet-Santé cohort», *International Journal of Cancer*, 2018, DOI: 10.1002/ijc.31646, Epub 27 de septiembre de 2018, PMID: 29971783.

10. S. Mas, A. Le Bonniec, F. Cousson-Gélie, «Why do women fast during breast cancer chemotherapy? A qualitative study of the patient experience», *British Journal of Health Psychology*, 2019, DOI: 10.1111/bjhp.12358, Epub 1 de marzo de 2019, PMID: 30825263).

11. P. Contiero, F. Berrino, G. Tagliabue, A. Mastroianni, M. G. Di Mauro, S. Fabiano, M. Annulli, P. Muti, «Fasting Blood Glucose and Longterm Prognosis of Non-metastatic Breast Cancer: a Cohort Study», *Breast Cancer Research and Treatment*, 2013, DOI: 10.1007/s10549-0132519-9, Epub 9 de abril de 2013, PMID: 23568483, PMCID: PMC3664213.

12. C. R. Marinac, S. H. Nelson, C. I. Breen, S. J. Hartman, L. Natarajan, J. P. Pierce, S. W. Flatt, D. D. Sears, R. E. Patterson, «Prolonged Nightly Fasting and Breast Cancer Prognosis», *JAMA Oncology*, 2016, DOI: 10.1001/jamaoncol.2016.0164, PMID: 27032109, PMCID: PMC4982776.

13. A. T. Berg, B. G. Vickrey, F. M. Testa *et al.*, «How Long Does it Take for Epilepsy to Become Intractable? A Prospective Investigation», *Annals of Neurology*, 2006.

14. A. Nencioni, I. Caffa I, S. Cortellino, V. D. Longo, «Fasting and Cancer: Molecular Mechanisms and Clinical Application», *Nature Reviews Cancer*, 2018. DOI: 10.1038/s41568-018-0061-0. PMID: 30327499; PMCID: PMC6938162.

15. A. Khodabakhshi, M. E. Akbari, H. R. Mirzaei, T. N. Seyfried, M. Kalamian, S. H. Davoodi, «Effects of Ketogenic Metabolic Therapy on Patients With Breast Cancer: A Randomized Controlled Clinical Trial», *Clinical Nutrition*, 2021, DOI: 10.1016/j.clnu.2020.06.028, Epub 3 de julio de 2020, PMID: 32703721.

16. *Ibid.*

17. A. Nencioni, I. Caffa, S. Cortellino, V. D. Longo, art. cit.

18. F. N. Belle, E. Kampman, A. McTiernan, L. Bernstein, K. Baumgartner, R. Baumgartner, A. Ambs, R. Ballard-Barbash, M. L. Neuhouser, «Dietary Fiber, Carbohydrates, Glycemic Index, and Glycemic Load in Relation to Breast Cancer Prognosis in the HEAL Cohort», *Cancer Epidemiology, Biomarkers & Prevention*. Biomark. Prev., 2011.

19. A. J. McEligot, J. Largent, A. Ziogas, D. Peel, H. Anton-Culver, «Dietary Fat, Fiber, Vegetable, and Micronutrients Are Associated With Overall Survival in Post-Menopausal Women Diagnosed With Breast Cancer», *Nutrients*, 2006.

20. M. L. Kwan, E. Weltzien, L. H. Kushi, A. Castillo, M. L. Slattery, B. J. Caan, «Dietary Patterns and Breast Cancer Recurrence and Survival Among Women With Early-Stage Breast Cancer», *Journal of Clinical Oncology*, 2009.

21. R. T. Chlebowski, G. Blackburn, C. A. Thomson, D. W. Nixon, A. Shapiro, M. K. Hoy, M. T. Goodman, A. E. Giuliano, N. Karanja, P. McAndrew *et al.*, «Dietary Fat Reduction and Breast Cancer Outcome: Interim Efficacy Results From The Women's Intervention Nutrition Study (WINS)», *Journal of the National Cancer Institute*, 2006.

22. J. P. Pierce, L. Natarajan, B. L. Caan, B. A. Parker, E. R. Greenberg, S.W. Flatt, C. L. Rock, S. Kealey, W. K. Al-Delaimy, W. A. Bardwell *et al.*, «Influence of a Diet Very High in Vegetables, Fruit, and Fiber and Low In Fat on Prognosis Following Treatment for Breast Cancer: The Women's Healthy Eating And Living (WHEL) Randomized Trial», *JAMA Oncology*, 2007.

23. M. L. McCullough, S. M. Gapstur, R. Shah, P. T. Campbell, Y. Wang, C. Doyle, M. M. Gaudet, «Preand Postdiagnostic Diet in Relation to Mortality Among Breast Cancer Survivors in The CPS-II Nutrition Cohort», *Cancer Causes Control*, 2016.

24. C. H. Kroenke, M. L. Kwan, C. Sweeney, A. Castillo, B. J. Caan, «HighAnd Low-Fat Dairy Intake, Recurrence, and Mortality After Breast Cancer Diagnosis», *Journal of the National Cancer Institute*, 2013.

25. P. Bougnoux, N. Hajjaji, M. N. Ferrasson, B. Giraudeau, C. Couet, O. Le Floch, «Improving outcome of chemotherapy of metastatic breast cancer by docosahexaenoic acid: a phase II trial», *British Journal of Cancer*, 2009, DOI: 10.1038/sj.bjc.6605441, Epub 17 de noviembre de 2009, PMID: 19920822, PMCID: PMC2779856.

26. P. De Cicco, M. V. Catani, V. Gasperi, M. Sibilano, M. Quaglietta, I. Savini, «Nutrition and Breast Cancer: A Literature Review on Prevention, Treatment and Recurrence», *Nutrients*, 2019, DOI: 10.3390/nu11071514, PMID: 31277273, PMCID: PMC6682953.

27. P. Bougnoux, N. Hajjaji, M. N. Ferrasson *et al.*, art. cit.

28. T. S. Orchard *et al.*, «Clearing the Fog: A Review of the Effects of Dietary Omega 3 Fatty Acids and Added Sugars on Chemotherapy-Induced Cognitive Deficits», *Breast Cancer Research and Treatment*, 2017, DOI: 10.1007/s10549-016-4073-8, PMID: 27933449, PMCID: PMC5526680.

29. D. Lemanne, V. Maizes, «Advising Women Undergoing Treatment for Breast Cancer: A Narrative Review», *The Journal of Alternative and Complementary Medicine*, 2018, DOI: 10.1089/acm.2018.0150, PMID: 30247957.

6

Ayuno, alimentación y tumores ginecológicos

Quiero dar las gracias, por su aportación y revisión de este capítulo, a Giuseppe Curigliano, director de la División de Desarrollo de Nuevos Fármacos para Terapias Innovadoras y profesor de Oncología Médica en la Universidad de Milán; a Alessandro Laviano, profesor de Medicina Interna en el Departamento de Medicina de Traslación y Precisión de la Universidad La Sapienza de Roma; a Andreas Michalsen, profesor de Medicina Integrada en el Instituto de Medicina Social, Epidemiología y Economía Sanitaria del Centro Médico Universitario Charité de Berlín y director del Departamento de Medicina Interna e Integrada del Hospital Immanuel de Berlín, y a Hanno Pijl, endocrinólogo internista del Departamento de Medicina Interna de Leiden y profesor de Diabetología en la Universidad de Leiden.

LOS TUMORES GINECOLÓGICOS: QUÉ SON Y CÓMO SE CURAN

Todos los años, solo en Estados Unidos se diagnostica un tumor ginecológico a 94.000 mujeres. Por «tumor ginecológico» se entienden todos los cánceres malignos que afectan a los órganos reproductores y genitales femeninos. Los cinco tipos principales de estos tumores se desarrollan en los ovarios, el cuello uterino, el útero, la vagina y la vulva.[1]

1) El cáncer de ovario se origina en la superficie de los ovarios. En 2018 se registraron unos 300.000 nuevos casos en todo el mundo.[2]

2) Los tumores en el cuello uterino también son muy frecuentes, con más de 500.000 nuevos casos en 2018.[3]

3) El tumor en el endometrio (la mucosa que reviste el interior del útero) es el más frecuente en los países desarrollados, con una incidencia ascendente que va de 320.000 nuevos casos en 2012 a más de 380.000 en 2018.[4]

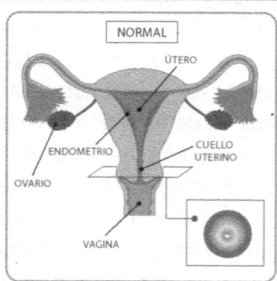

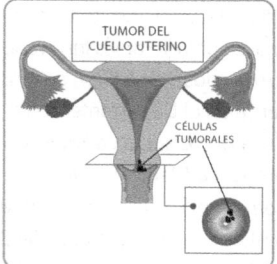

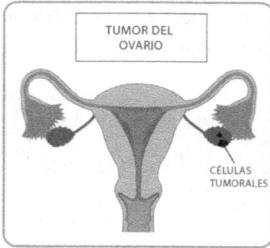

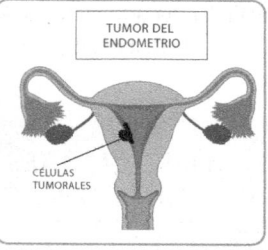

6.1 Los tumores del ovario, el cuello uterino y el endometrio son los tumores ginecológicos más comunes. El cáncer de ovario se origina en la superficie de los ovarios. El cáncer de endometrio empieza en la capa de células que forman el revestimiento (endometrio) del útero. El cáncer cervical surge en las células de la cérvix o cuello uterino, la parte inferior del útero que se conecta con la vagina.

El tumor en el ovario y su tratamiento

El tumor en el ovario afecta a las mujeres de cualquier edad, pero se presenta con más frecuencia entre los 50 y los 65 años. Aunque tiene una incidencia relativamente baja, puede ser muy agresivo, probablemente porque a menudo, en las etapas iniciales, no va acompañado de síntomas reconocibles, lo cual dificulta el diagnóstico precoz.

Una de las principales causas del tumor en el ovario es la nuliparidad (el hecho de no haber tenido hijos), el primer embarazo después de los 35 años de edad, la terapia hormonal sustitutiva, la menarquía (primera menstruación) precoz y la menopausia tardía. En cambio, los factores protectores son el primer embarazo con menos de 25 años, un alto número de embarazos, el uso de anticonceptivos orales y la lactancia.

Los tumores en los ovarios pueden clasificarse en varios tipos según las células donde se originan: el 90 % de los tumores malignos se originan en las células epiteliales del revestimiento de la superficie exterior del ovario. La intervención quirúrgica es fundamental en el tratamiento del cáncer de ovario y se realiza teniendo en cuenta el tipo y el tamaño del tumor. Por ejemplo, si se trata de un tumor en fase avanzada, la operación quirúrgica se realiza para extirpar todo el tumor macroscópicamente visible. Cuando se logra este resultado el pronóstico mejora y la quimioterapia es más eficaz.

Después de la operación, las curas convencionales son ciclos de quimioterapia o de terapia dirigida. Se trata de un tipo de terapia oncológica que emplea fármacos para identificar y atacar las células tumorales dañando lo menos posible las sanas.[5, 6, 7]

El cáncer de cuello uterino y su tratamiento

El principal factor de riesgo de cáncer de cuello uterino es el virus del papiloma humano (VPH), una infección corriente y asintomática transmitida por vía sexual, que suele desaparecer espontáneamente. Cerca del 75 % de las mujeres lo contraen al menos una vez en la vida. A veces puede provocar un crecimiento anormal de los tejidos, por ejemplo, en forma de verruga, y otras mutaciones celulares. En algunos casos estos fenómenos benignos, si no se curan, pueden transformarse en tumores. Desde el momento en que una mujer contrae la infección hasta el desarrollo del tumor pueden transcurrir hasta veinte o treinta años, de modo que los cánceres diagnosticados en mujeres de 45 o 50 años pueden ser el resultado de infecciones contraídas cuando eran jóvenes. Otros factores de riesgo que pueden intervenir en la aparición del cáncer de cuello uterino, aunque mucho menos frecuentes que el virus del papiloma humano, son el humo de tabaco y otras enfermedades de transmisión sexual (infecciones por clamidia, herpes, etc.). La buena noticia es que cada vez resulta más fácil prevenir este tipo de cáncer:

1) porque la vacuna puede prevenir la infección por virus del papiloma;
2) porque existen exámenes de cribado, como el test VPH y el test PAP, para reconocer precozmente las infecciones causadas por el virus del papiloma humano.

Las terapias, que varían según el grado de agresividad del tumor y la edad de la paciente, son la intervención quirúrgica, la quimioterapia, la radioterapia, y en el caso de tumores metastásicos, la inmunoterapia.

El tumor en el endometrio y su tratamiento

Dado que el ciclo menstrual comporta una renovación mensual del endometrio (el estrato interior del útero), las menstruaciones protegen del cáncer. No es de extrañar, entonces, que este tipo de tumor se diagnostique sobre todo en mujeres menopáusicas. Otros factores de riesgo son la diabetes de tipo 2 y la obesidad. Dado que los síntomas se manifiestan desde el estadio inicial (por ejemplo, en las menopáusicas, en forma de sangrados anormales), el diagnóstico suele hacerse cuando el tumor aún se localiza dentro del útero. Por eso el decurso y el pronóstico suelen ser favorables, y la terapia tiene muchas posibilidades de éxito, con una curación definitiva.

En caso de cáncer de endometrio, la terapia conservativa se basa en el uso de terapia hormonal a base de progestínicos (hormonas esteroideas), para provocar la muerte de las células tumorales y restablecer la normalidad en el endometrio.[8]

AYUNO Y DIETA QUE IMITA EL AYUNO EN LA TERAPIA DE LOS CÁNCERES GINECOLÓGICOS

Investigación de laboratorio

En el estudio que realizamos con ratones hembra, y que tenía por objeto el crecimiento de las células tumorales del ovario, fuimos capaces de demostrar que, si bien los ciclos de ayuno eran incapaces de frenar la progresión del tumor por sí solos, la quimioterapia o la combinación de ciclos de ayuno y ciclos de quimioterapia resultan muy eficaces para lograr este fin.[9]

Pero sin ciclos de ayuno la quimioterapia empezaba a matar a los ratones, mientras que la combinación de ayuno y quimioterapia era capaz de bloquear tanto el tumor como la toxicidad de la quimioterapia (figura 6.2).

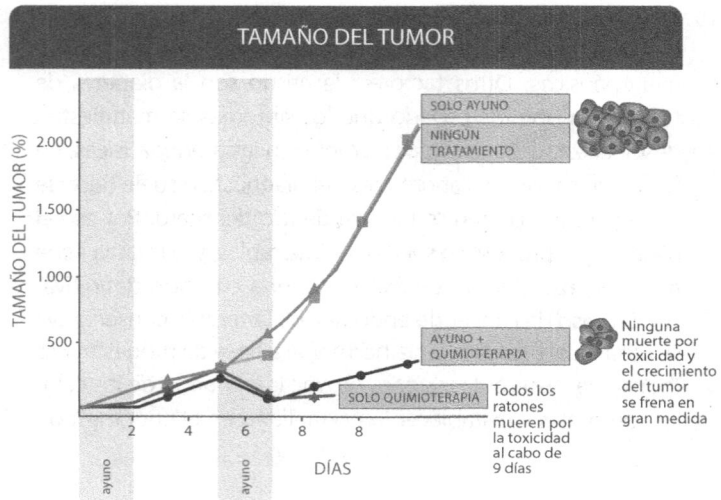

6.2 En los ratones hembra los ciclos de ayuno por sí solos no frenaron el crecimiento del tumor con respecto a ningún tratamiento, mientras que la quimioterapia o la combinación de ciclos de ayuno y quimioterapia resultaron eficaces para prevenir el crecimiento de las células de tumor ovárico humano (modificado de: Lee *et al.*, *Science Transnational Medicine*, 2012).

De acuerdo con los estudios que hemos llevado a cabo con muchos otros tipos de cáncer, tanto en ratones como en pacientes, podemos aventurar que cierto número de terapias dirigidas a curar el cáncer de ovario, combinadas con la dieta que imita el ayuno, pueden ser más eficaces contra el tumor que las terapias estándar por sí solas. Por consiguiente, creemos que el ayuno y la dieta que imita el ayuno no solo tienen el potencial de reducir la toxicidad de las terapias estándar, sino que también pueden aumentar su eficacia. De todos modos, se requerirán exhaustivos estudios clínicos aleatorizados sobre tumores ginecológicos y ayuno / dieta que imita el ayuno para poder afirmar que esta intervención dietética mejora los efectos de las terapias antitumorales en los sujetos humanos, tal como lo han demostrado con los ratones.

Otro estudio con ratones que tenía por objeto los efectos de la dieta que imita el ayuno en la reducción de los efectos ginecológicos colaterales preveía una terapia hormonal a base de tamoxifeno para bloquear la acción de los estrógenos en las pacientes con cáncer de mama. Al igual que en las pacientes, en los ratones el uso del tamoxifeno también causaba un crecimiento excesivo del endometrio. Demostramos que la dieta que imita el ayuno no solo reduce el crecimiento del endometrio y el peso del útero en los ratones tratados con tamoxifeno, sino que surte el mismo efecto en ratones que no están sometidos a terapia, aumentando la probabilidad de reducir el crecimiento del endometrio (figura 6.3), que para las mujeres supone un factor de riesgo de contraer cáncer de útero. Por eso es importante estudiar los efectos del ayuno y de las terapias oncológicas en las mujeres aquejadas de tumores ginecológicos, partiendo de los resultados de los estudios clínicos.[10]

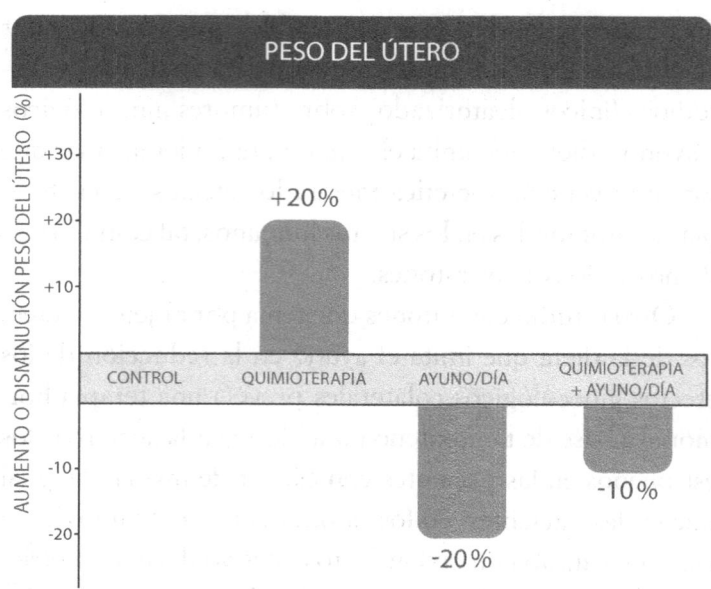

PESO DEL ÚTERO

AUMENTO O DISMINUCIÓN PESO DEL ÚTERO (%)

+30
+20
+10
-10
-20

+20%

CONTROL   QUIMIOTERAPIA   AYUNO/DÍA   QUIMIOTERAPIA + AYUNO/DÍA

-10%

-20%

6.3 La quimioterapia con terapia hormonal a base de tamoxifeno, además de bloquear la acción de los estrógenos en las pacientes con cáncer de mama, provoca un crecimiento excesivo del endometrio (la mucosa que reviste el interior del útero), lo cual constituye un factor de riesgo para el cáncer de útero. El ayuno / la dieta que imita el ayuno no solo redujo el crecimiento endometrial y el peso del útero en los ratones tratados con tamoxifeno, sino que ha surtido el mismo efecto en ratones no tratados, lo cual sugiere unos posibles efectos sobre el crecimiento del endometrio en las mujeres que no tienen cáncer, pero sí un crecimiento anormal del endometrio (modificado de: Caffa *et al.*, *Nature*, 2020).

Aunque el uso del ayuno y la dieta que imita el ayuno en el tratamiento de las pacientes con cánceres ginecológicos aún está en pañales, presentamos aquí varios casos clínicos y diversos estudios clínicos sobre este asunto.

Casos clínicos procedentes de clínicas ginecológicas
Antes incluso de publicar nuestro primer artículo sobre los efectos del ayuno en el tratamiento de ratones enfermos de cáncer (2008) junto con Fernando Safdie, médico que trabajaba en mi laboratorio de la Universidad del Sur de California en Los Ángeles, empezamos a reunir datos procedentes de oncólogos cuyos pacientes practicaban el ayuno en combinación con las terapias oncológicas, que generalmente eran de quimioterapia. De los 10 pacientes que incluimos en el primer informe clínico sobre ayuno y cáncer, 2 eran mujeres con tumores ginecológicos, en el útero y el ovario respectivamente.[11]

Paciente 1: mujer de 74 años, cáncer de útero en estadio IV

1) Durante el primer ciclo de quimioterapia la paciente se alimentaba normalmente y acusaba fatiga, sensación de debilidad, pérdida del cabello, dolor de cabeza y molestias gastrointestinales.
2) Durante los ciclos 2-6, la paciente, sometida a ayuno

combinado con las quimioterapias, experimentó una reducción de los efectos colaterales (figura 6.4).

3) La paciente ayunó:
   a) durante 36 horas antes de abordar una quimioterapia a base de carboplatino + Paclitaxel durante el segundo ciclo de quimioterapia;
   b) durante 60 horas antes del mismo tipo de quimioterapia durante los ciclos 3 y 4;
   c) durante 60 horas antes y 24 horas después del mismo tipo de quimioterapia durante los ciclos 5 y 6.

Los resultados después de la terapia ayuno + terapia estándar fueron:

1) reducción del 87 % del CA125 (antígeno del cáncer 125), uno de los principales marcadores tumorales asociados al avance de los tumores ginecológicos;
2) reducción del tamaño de los ganglios linfáticos observado por TAC.

Dado que la quimioterapia por sí sola habría podido dar estos resultados, no podemos decir en qué medida contribuyó el ayuno.

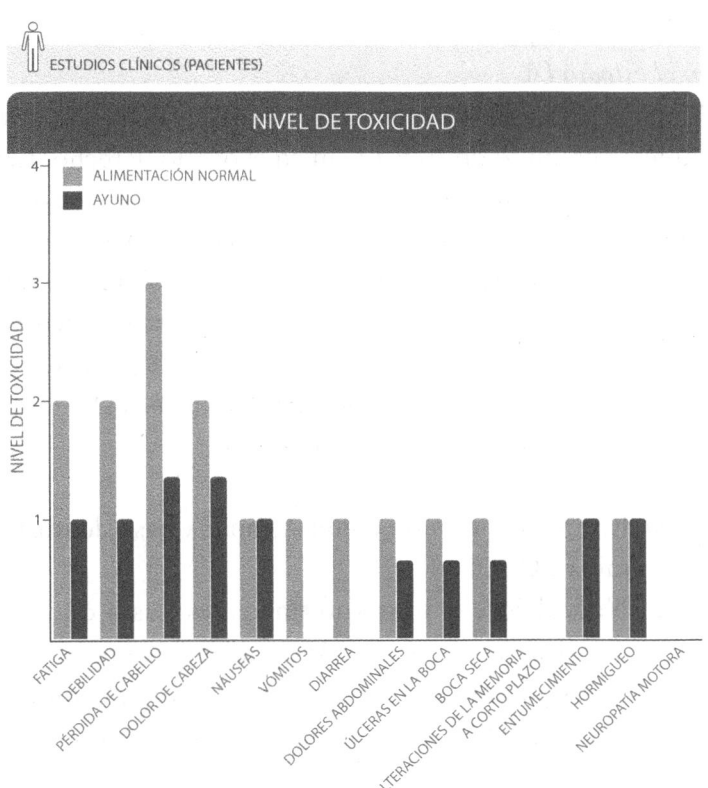

NIVEL DE TOXICIDAD

ALIMENTACIÓN NORMAL
AYUNO

NIVEL DE TOXICIDAD

FATIGA · DEBILIDAD · PÉRDIDA DE CABELLO · DOLOR DE CABEZA · NÁUSEAS · VÓMITOS · DIARREA · DOLORES ABDOMINALES · ÚLCERAS EN LA BOCA · BOCA SECA · ALTERACIONES DE LA MEMORIA A CORTO PLAZO · ENTUMECIMIENTO · HORMIGUEO · NEUROPATÍA MOTORA

6.4 Los efectos colaterales de la quimioterapia que dice sentir una paciente de 74 años con cáncer de útero en el estadio IV (el tumor ha alcanzado la vejiga o el intestino, o ha creado metástasis en otros órganos) parece que fueron más intensos durante el primer ciclo de quimioterapia cuando no ayunó (barras grises de la izquierda) que durante los ciclos posteriores, cuando la paciente ayunó en combinación con la quimioterapia (barras oscuras de la derecha). En algunos casos parece que no hubo efectos colaterales (por ejemplo, vómitos, diarrea y trastornos de la memoria a corto plazo). Los niveles de toxicidad van de 0 a 4, es decir, de ninguna a una toxicidad muy elevada (modificado de: Safdie *et al.*, *Aging*, 2009).

*Paciente 2: mujer de 44 años, tumor en el ovario
en el estadio IA*

A esta paciente de 44 años y raza caucásica le habían descubierto un bulto de 10 × 12 cm en el ovario derecho. Era un carcinosarcoma en el estadio IA y no había rastro de tumor en los ganglios linfáticos. El carcinosarcoma es un tumor maligno, una mezcolanza de carcinoma (tumor de los tejidos epiteliales, como la piel, y de los tejidos que revisten los órganos internos) y sarcoma (tumor de los tejidos conjuntivos, como los huesos, la grasa y los cartílagos).

Veamos la historia de la paciente.

1) Recibió 6 ciclos de quimioterapia a base de ifosfamida y CDDP.

2) No volvió a acusar enfermedades hasta que, un año después, una resonancia magnética reveló varios nódulos en los pulmones. Entonces empezó una quimioterapia con taxol, carboplatino y bevacizumab.

3) A pesar de todo, un TAC mostró una progresión del tumor.

4) Se cambió el tratamiento, usando quimioterapia con gemcitabina y taxanos en combinación con G-CSF (Neulasta, una medicina que estimula la producción de glóbulos blancos y reduce el riesgo de infecciones).

5) Tras la primera dosis de gemcitabina (900 mg/m^2), la paciente acusó un estado prolongado de neutro-

penia y de trombocitopenia, que obligaron a retrasar el siguiente tratamiento.

La neutropenia se da cuando el organismo produce un número anormalmente bajo de un tipo de glóbulos blancos llamados neutrófilos, cuyo descenso aumenta el riesgo de infección; la trombocitopenia es una afección que reduce el número de plaquetas (trombocitos), importantes para la coagulación de la sangre y la interrupción del sangrado.

6) Durante el segundo ciclo a la paciente se le administró una dosis reducida de gemcitabina (720 mg/m^2), pero volvió a desarrollar síntomas prolongados de neutropenia y trombocitopenia, con el consiguiente aplazamiento de la terapia siguiente.

7) Durante el tercer al sexto ciclo de terapias la paciente se sometió a ayuno en las 62 horas anteriores y en las 24 posteriores a la quimioterapia.

Los resultados después de la terapia ayuno + terapia estándar fueron:

1) una vuelta más rápida a la normalidad en los valores hemáticos de la paciente, lo cual le permitió completar las quimioterapias con las dosis previstas (720 mg/m^2 de gemcitabina el primer día y 720 mg/m^2 más 80 mg/m^2 de taxanos al octavo día);

2) durante el quinto ciclo la paciente ayunó con la misma posología y recibió una dosis completa de gemcitabina (900 mg/m^2) y de taxanos;

3) los valores hemáticos de la paciente (neutrófilos, linfocitos, plaquetas, etc.) mejoraron notablemente durante los ciclos en que la quimioterapia se combinaba con el ayuno (figura 6.5).

En particular, parece que las mejoras causadas por el ayuno se suman a las causadas por la Neulasta, aunque para confirmar estos resultados se necesitaría un estudio clínico aleatorizado con una muestra más amplia.

Estudio clínico número 1: seguridad y viabilidad del ayuno de 24 a 72 horas combinado con la quimioterapia

En este estudio clínico realizado por mi equipo en colaboración con los oncólogos Tanya Dorff y David Quinn en el Norris Cancer Center de la Universidad del Sur de California, 20 pacientes, en su mayoría con cáncer ginecológico o de mama, ayunaron 24, 48 o 72 horas mientras se sometían a quimioterapia, que en la mayoría de los casos incluía gemcitabina y cisplatino. El estudio se ocupaba de la toxicidad de la terapia, no de sus efectos sobre el tumor.[12]

Aunque era un estudio de pequeño formato cuyo fin principal era decidir si un ayuno de uno a tres días de duración podía combinarse con las curas quimioterápicas,

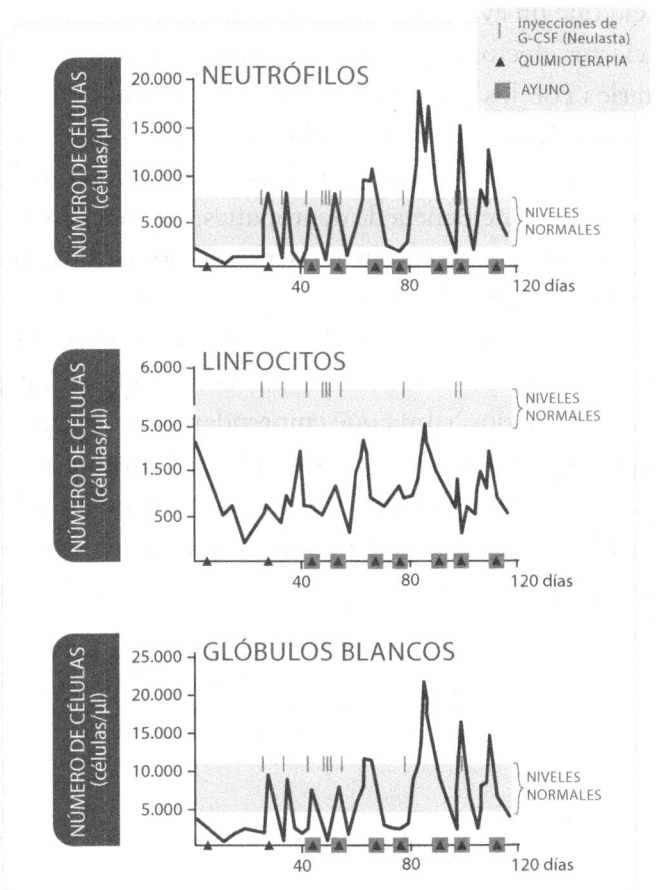

6.5 La paciente de 44 años con un carcinosarcoma maligno en el ovario experimentó una mejora de las células de la sangre, es decir, del número de neutrófilos (un tipo de glóbulos blancos que protegen, por ejemplo, de las infecciones bacterianas), linfocitos (otro tipo de glóbulos blancos del sistema inmunitario) y de todos los glóbulos blancos durante los ciclos en que la quimioterapia se combinó con el ayuno, lo que permitió completarla (modificado de: Safdie *et al.*, *Aging*, 2009).

reveló que un ayuno de 72 horas también podría proteger de ciertos efectos colaterales de la quimioterapia. Al compararlos con los pacientes que habían ayunado 24 horas, los que lo habían hecho durante 72 acusaban menos náuseas, menos vómito, menos reducción de células sanguíneas y menos incidencia de neuropatías, que pueden manifestarse en forma de entumecimiento y dolor por lo general en manos y pies. Conviene aclarar que el número de pacientes en muchos casos es demasiado pequeño para considerar estadísticamente significativos estos efectos, y que para confirmarlos habría que emprender un estudio aleatorizado con una muestra más amplia. El mismo estudio mostró una reducción de los daños al ADN de las células inmunitarias sanas en los pacientes que habían ayunado durante 48 o 72 horas, en comparación con aquellos que habían ayunado durante 24 horas (figura 6.6).

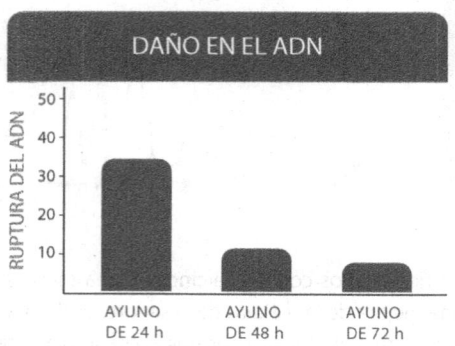

6.6 Los pacientes que habían ayunado 48 o 72 horas, comparados con los que habían ayunado 24 horas, mostraban una reducción más acusada del daño al ADN de las células inmunitarias normales (modificado de: Dorff *et al.*, *BMC Cancer*, 2016).

Estudio clínico número 2: efectos de una dieta que imita el ayuno en los efectos colaterales causados por la quimioterapia

En este estudio clínico, efectuado en el hospital de la Charité de Berlín por el grupo de Andreas Michalsen y un equipo de oncólogos, el efecto de una dieta que imita el ayuno de tres días se probó en mujeres que padecían cáncer de mama o de ovario sometidas a quimioterapia. Era lo que se conoce como «estudio aleatorizado cruzado», en el que las pacientes se sometían a quimioterapia con su alimentación normal o con una dieta que imita el ayuno vegana con un contenido muy bajo en calorías, proporcionada por el hospital. Después de tres ciclos de quimioterapia les pidieron que intercambiaran los protocolos alimentarios: las pacientes que habían seguido la dieta que imita el ayuno volvieron a alimentarse normalmente, y las que se habían alimentado normalmente empezaron la dieta que imita el ayuno.

El estudio, en el que 34 pacientes completaron ciclos de quimioterapia con o sin ciclos de dieta que imita el ayuno, indica que la calidad de vida de las pacientes que seguían la dieta que imita el ayuno mientras se sometían a quimioterapia no empeoraba, a diferencia de la de las pacientes que se alimentaban normalmente, que sí lo hacía.

Estudios clínicos número 3 y 4: el ayuno y sus efectos sobre la gestión de la quimioterapia en los tumores ginecológicos

En el primer estudio intervinieron 11 pacientes con cáncer de ovario, 8 con cáncer de útero y uno con cáncer de cuello de útero. El 90 % se sometió a quimioterapia a base de taxanos y platino. En todos los grupos de pacientes el 10-20 % de los tumores se hallaba en el estadio I (la masa tumoral no había salido del órgano donde se había originado), el 0-10 % en el estadio II, el 60-70 % en el III y el 10-20 % en el IV (en estos tres estadios el tumor se propaga fuera del órgano donde se ha originado).

A las pacientes les pidieron que ayunaran 24 horas antes y después de cada ciclo de quimioterapia. Las mujeres con tumores ginecológicos recibieron al menos 6 ciclos, combinados con ayuno o con su alimentación normal.[13] Los resultados fueron:

1) el ayuno a corto plazo combinado con la quimioterapia resultó seguro en las pacientes, sin efectos tóxicos ni pérdidas de peso significativos;

2) las pacientes que se sometían a ayuno no necesitaron reducir tanto las dosis de quimioterápicos ni retrasar las curas programadas (figura 6.8);

3) la calidad de vida de las pacientes que combinaban ayuno y quimioterapia mejoró a lo largo de las terapias (figura 6.7).

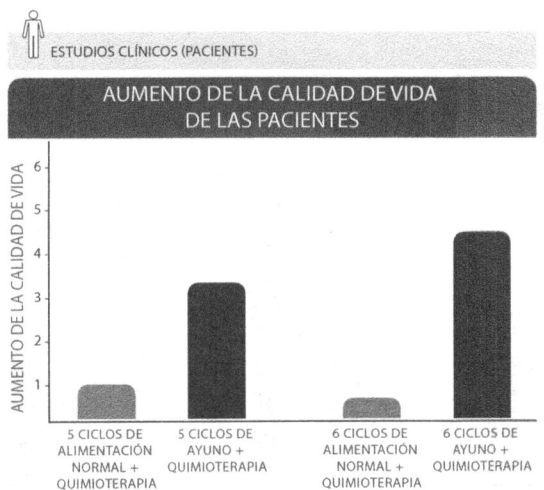

6.7 La calidad de vida de las pacientes que seguían el ayuno en combinación con la quimioterapia mejoró a lo largo del tratamiento (barras oscuras) (modificado de: Riedinger *et al.*, *Gynecological Oncology*, 2020).

En particular, aunque este estudio se efectuó con 20 pacientes de las que solo 10 combinaban el ayuno con la quimioterapia, cabe destacar que el tumor no progresó en ninguna de las pacientes pertenecientes a este grupo, mientras que sí lo hizo en el 20 % de las que siguieron alimentándose normalmente (figura 6.9).

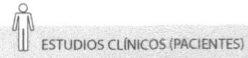

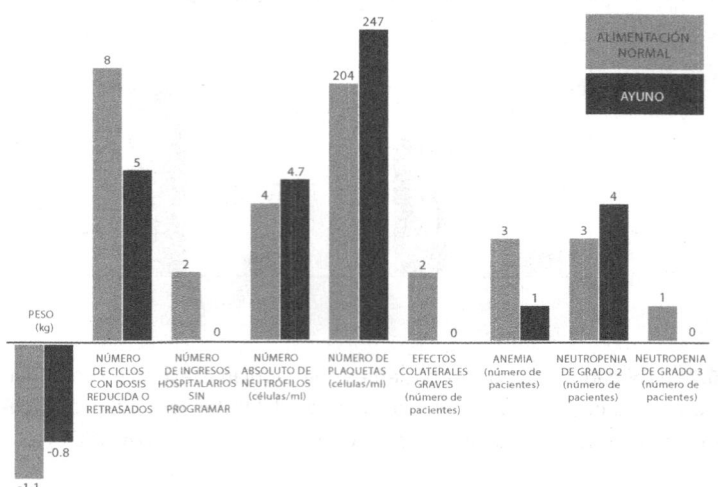

EFECTOS DEL AYUNO DURANTE LA QUIMIOTERAPIA

6.8 Las pacientes que ayunaban en combinación con la quimioterapia mostraron 1) menor reducción de peso; 2) un número inferior de ciclos de quimioterapia retrasados o reducidos; 3) ningún ingreso hospitalario imprevisto; 4) un número mayor de células de la sangre (neutrófilos, que son glóbulos blancos importantes para el sistema inmunitario, y recuento de las plaquetas, las células de la sangre que ayudan a la coagulación); 5) ningún efecto colateral grave; 6) menos anemia de grados 2 y 3; 7) menos neutropenia de grado 3 (modificado de: Riedinger *et al.*, *Gynecological Oncology*, 2020).

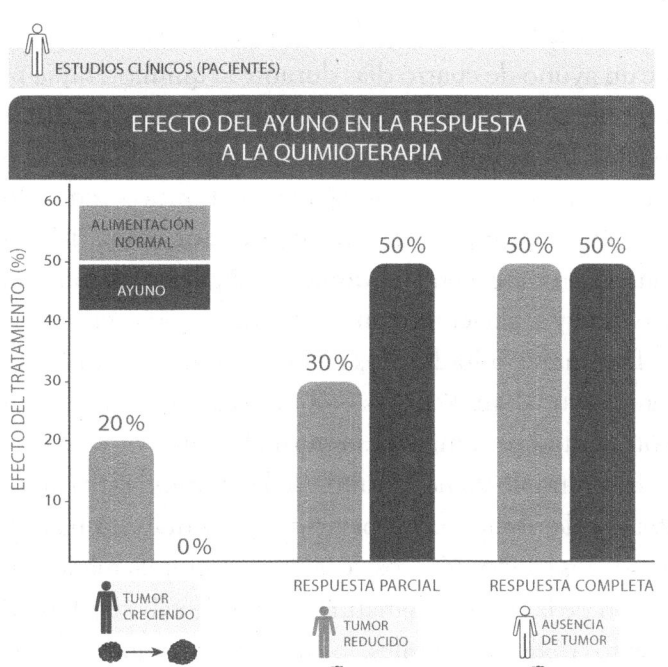

EFECTO DEL AYUNO EN LA RESPUESTA
A LA QUIMIOTERAPIA

EFECTO DEL TRATAMIENTO (%)

ALIMENTACIÓN
NORMAL

AYUNO

20%

0%

30%

50%

50% 50%

TUMOR
CRECIENDO

RESPUESTA PARCIAL

TUMOR
REDUCIDO

RESPUESTA COMPLETA

AUSENCIA
DE TUMOR

6.9 De las 10 pacientes que ayunaron durante la quimioterapia: 1) ninguna mostró una progresión de la enfermedad; 2) en el 50 % el tamaño del tumor se redujo; 3) en el 50 % se produjo una regresión completa del tumor. En cambio, entre las otras 10 pacientes que recibieron quimioterapia con una dieta normal: 1) el 20 % no respondió a la terapia y el tumor progresó; 2) el 30 % experimentó una reducción del tamaño del tumor; 4) en el 50 % hubo una regresión completa del tumor (modificado de: Riedinger *et al.*, *Gynecological Oncology*, 2020).

Un artículo reciente publicado en *BMC Cancer* concluía que un ayuno de cuatro días durante la quimioterapia puede aumentar su tolerabilidad por las pacientes y reducir su toxicidad. Veamos los resultados de un estudio piloto realizado con 30 pacientes aquejadas de tumores ginecológicos y mamarios: 22 pacientes con tumor mamario, 2 pacientes con cáncer en el endometrio, 2 pacientes con cáncer de ovario y 4 pacientes con cáncer de cuello uterino.[14]

Durante la mitad de los ciclos de quimioterapia las pacientes ayunaban 96 horas (400-600 cal. diarias) y durante la otra mitad se alimentaban normalmente.

El ayuno de 96 horas antes de la quimioterapia aumentaba su tolerabilidad. Las pacientes presentaban una reducción de los efectos tóxicos de la quimioterapia: menos inflamación de la boca (estomatitis), dolor de cabeza, debilidad y efectos tóxicos generales, lo cual confirma que este protocolo es seguro, se tolera bien y tiene un efecto protector.

En las pacientes que practicaban el ayuno se advertía una reducción del peso corporal medio y, desde un punto de vista clínico, una reducción de la insulina y del IGF-1 durante el ayuno, sin que se advirtieran cambios significativos en los parámetros de la composición celular de la sangre, como leucocitos (glóbulos blancos con función de defensa del organismo), trombocitos (o plaquetas, producidas por la médula ósea, que detienen la pérdida de sangre), neutrófilos (un tipo de glóbulos blancos) y eritrocitos (glóbulos rojos que transportan el oxígeno y parte del anhídrido carbónico a los tejidos).

Además, la mitad de las pacientes se sometieron a una dieta cetogénica normocalórica de seis días antes de cada periodo de ayuno para comprobar si podía ser útil para reducir el malestar del ayuno y facilitar su seguimiento. Dado que el ayuno y la dieta cetogénica inducen cambios parecidos en el metabolismo, entre ellos la producción de cuerpos cetónicos (derivados de los lípidos y producidos en el hígado, a los que recurren los músculos y los tejidos periféricos como fuente de energía) que son susceptibles de eliminar la sensación de hambre, los investigadores supusieron que la dieta cetogénica podría resultar útil para quienes estaban a punto de someterse a ayuno, aunque no redujo el malestar producido por este ni aumentó el seguimiento de las pacientes. A ellas, en cambio, les resultó más difícil practicar la dieta cetogénica antes de ayunar que limitarse a ayunar. A ello cabe sumar el hecho de que la dieta cetogénica, comparada con el ayuno, no tenía efectos beneficiosos sobre la toxicidad inducida por la quimioterapia ni sobre otros parámetros tomados en consideración por este estudio.[15]

En resumen: al menos cuatro estudios clínicos exploratorios y dos casos clínicos de pacientes con distintos tipos de cánceres ginecológicos tuvieron por objeto pacientes tratadas con quimioterapia asociada al ayuno o a dietas imitadoras del ayuno. Aunque son estudios con un número limitado de casos, todos apuntan a que el ayuno y las dietas imitadoras del ayuno son seguros cuando se combinan con diversos tipos de quimioterápicos. Además, empieza a demostrarse que el ayuno puede reducir efectos colaterales, desde manifestaciones como náuseas y vómitos hasta parámetros anormales de las células sanguíneas y daños en el ADN de las células sanas, que obligan a los oncólogos a reducir las dosis de quimioterápicos, retrasar su administración y, en algunos casos, hospitalizar a las pacientes. A ello hay que sumar la mejora de la calidad de vida de las pacientes que se sometieron a una dieta que imita el ayuno durante las quimioterapias.

Mi grupo y gran parte de los centros de investigación más cualificados del mundo que están estudiando el ayuno en las curas oncológicas han abandonado el ayuno solo con agua y promueven las dietas imitadoras del ayuno, más seguras, porque permiten a los pacientes comer todos los días y son más fáciles de seguir. El uso de estas dietas imitadoras del ayuno también será esencial para que la Food and Drug Administración de Estados Unidos y los organismos correspondientes de Europa y el resto del mundo se planteen su aprobación.

Estos resultados, unidos a otros estudios clínicos aleatorizados más amplios llevados a cabo con pacientes aquejados de cáncer de mama que hemos visto en el capítulo anterior, indican que el ayuno y la dieta que imita el ayuno poseen un importante potencial para aumentar la eficacia de las terapias en el combate contra los tumores ginecológicos, porque reducen los efectos colaterales, fomentan la supresión de las células tumorales, o ambas cosas.

Aunque el uso de dietas imitadoras del ayuno durante dos a cinco días al mes parece la estrategia más prometedora en combinación con los fármacos convencionales, es importante examinar y discutir otras terapias basadas en la alimentación que se emplean como refuerzo de los fármacos administrados en casos de tumores ginecológicos, y en particular la dieta cetogénica.

LA ALIMENTACIÓN DIARIA QUE INCLUYE LA DIETA CETOGÉNICA EN LA TERAPIA DE LOS TUMORES GINECOLÓGICOS

Un estudio sistemático publicado en 2015 en *Gynecologic Oncology* por investigadores ingleses y holandeses analizó un total de ocho estudios efectuados con 255 pacientes que superaron el cáncer de endometrio y 122 el de ovario. De acuerdo con los datos obtenidos, habría que fomentar tanto el ejercicio físico como una estrategia alimentaria para reducir el peso corporal, si hiciera falta, y mejorar la forma física.[16]

Otro importante ámbito de investigación se ocupa de las dietas cetogénicas, que incluyen pocos o muy pocos carbohidratos y muchas grasas. Aunque al adoptar este tipo de dieta no se obtienen las mismas mejoras que con ayuno y dietas imitadoras del ayuno en cuanto a valores de la glucosa y de otros factores, se puede adoptar en periodos más largos, y en ciertos casos puede resultar eficaz contra algunos tumores. De todos modos, al aportar mucha grasa y a menudo también muchas proteínas y aminoácidos, la dieta cetogénica lo mismo puede frenar el crecimiento del tumor que ayudarlo a crecer más deprisa. Por eso los pacientes y los oncólogos deberían ser muy cuidadosos antes de combinarla con las curas estándar. En general no somos favorables a la adopción de la dieta cetogénica si no se dan estas condiciones:

1) que se haya revelado eficaz en los estudios con ratones sobre un cáncer concreto;
2) que sea sobre todo de origen vegetal, con un contenido bajo en proteínas, y que contenga ingredientes de la dieta de la longevidad (véanse al respecto los capítulos anteriores y mi primer libro);
3) que se combine con la dieta que imita el ayuno;
4) que se siga durante periodos limitados, alternándola con la dieta de la longevidad (por ejemplo, 2 semanas de dieta cetogénica, cinco días de dieta que imita el ayuno, diez días de dieta de la longevidad).

La dieta de la longevidad consiste en una alimentación básicamente vegetal, a la que se añaden pescado, niveles bajos de azúcares y almidones (pan, dulces, patatas, etc.), niveles altos de fibra y omega 3 y pocas proteínas, aunque suficientes. Es ideal para mantener bajos los niveles de azúcares y aminoácidos en sangre, lo cual dificulta la supervivencia de las células tumorales, al tiempo que minimiza la pérdida de masa muscular y el debilitamiento del sistema inmunitario de los pacientes.

En el primer estudio aleatorizado publicado en 2018, a unas mujeres con cáncer de ovario se les asignó al azar una dieta cetogénica de 12 semanas caracterizada por una fuerte reducción de la ingesta de carbohidratos (solo el 5 % del aporte calórico) o una dieta ideada por la American Cancer Society (ACS) con un aporte elevado de fibra y bajo en grasas. Las mujeres que seguían la dieta cetogénica mostraron niveles más bajos de grasa total y visceral y de insulina que las que seguían la dieta ACS, lo cual llevó a los autores a la conclusión de que la dieta cetogénica podría crear un ambiente inhóspito para la proliferación de tumores. Como las células tumorales suelen necesitar glucosa e insulina para crecer, algunos tipos de dieta cetogénica podrían ser útiles en este sentido. A ello cabe añadir que la grasa visceral produce moléculas proinflamatorias que pueden favorecer la proliferación de células tumorales, así que su reducción puede ser otro factor que contribuya a frenar el crecimiento de los tumores.[17]

En un artículo posterior, el mismo grupo de investigación evaluó los efectos de las dos dietas desde el punto de vista de las condiciones físicas y mentales, la sensación de hambre o saciedad, o el deseo de comida en las mujeres con tumor en el ovario o el endometrio, que debían cumplimentar unos cuestionarios. Los datos indicaban que la dieta cetogénica no había tenido una influencia negativa en su calidad de vida. Al contrario, podía mejorar la condición física y la sensación de energía, y disminuir el deseo de ciertos alimentos, aunque las pacientes que la seguían ingerían una cantidad mucho menor que las otras. Esto puede sugerir que algunos de los efectos podrían atribuirse a la reducción de calorías en la alimentación.[18]

Como la dieta cetogénica es una estrategia alimentaria continua, para obtener un efecto anticanceroso sería conveniente contar con un médico especializado en medicina integrada y/o un nutricionista, a fin de que el paciente pueda combinar correctamente la dieta cetogénica (que debería ser, en la medida de lo posible, vegetal), la dieta que imita el ayuno y la dieta de la longevidad sin pérdida de masa muscular.

En conclusión, las intervenciones en la alimentación y el ayuno son unos eficaces complementos de las terapias, y su papel deberá examinarse con mayor profundidad en futuras investigaciones.

RESUMEN DE LA TERAPIA DE LOS TUMORES GINECOLÓGICOS

- Terapia oncológica estándar (quimioterapia, inmunoterapia, inhibidores de la quinasa, etc.).
- Hablar con el oncólogo para combinarla con una dieta que imita el ayuno.
- Entre dos tratamientos, mantener la dieta de la longevidad (véase al respecto el capítulo de la prevención).

- Ayunar 13-14 horas diarias (por ejemplo, comer de las 8 de la mañana a las 6 de la tarde) durante la terapia, asegurándose de mantener una masa muscular normal.
- Mantener un peso corporal dentro de la norma.
- Estar físicamente activos y practicar ejercicio, consultando al oncólogo.
- Tratar de mantener el ángulo de fase (un índice de la funcionalidad muscular) por encima de 5 grados mediante el entrenamiento de la fuerza muscular, practicando, por ejemplo, los ejercicios que se proponen en la web de la Fondazione Valter Longo (www.fon dazionevalterlongo.org, sección «Restare giovani e sani / Esercizio e longevità»), todos los días o al menos tres o cuatro veces por semana, durante 30-40 minutos.

Atención: los datos descritos en este libro se han obtenido en animales o en estudios clínicos que aún no son concluyentes. Por lo tanto, se aconseja emprender ciclos de dieta que imita el ayuno SOLO tras una evaluación y con supervisión del médico especialista, preferiblemente oncólogo. Así también podrá prevenirse la malnutrición, un factor pronóstico negativo en las enfermedades agudas y crónicas.

La investigación sobre el cáncer da pasos de gigante, pero las terapias dirigidas a pacientes que lo padecen avanzan mucho más despacio. Por eso creo que es necesario un nuevo planteamiento de las terapias oncológicas, con un oncólogo al frente de un equipo formado por médicos especializados en medicina integrada, biólogos moleculares, nutricionistas y, siempre que sea posible, psicólogos, para brindar a los pacientes terapias personalizadas, sobre todo a los que no responden a las terapias estándar. Estos «equipos oncológicos», además de curar el cáncer o bloquear su progresión, deberían prevenir los efectos colaterales y los daños a las células, los sistemas y los órganos sanos. La Longevity and Healthspan Clinic Create Cures Foundation en Estados Unidos (www.createcures.org) y la Fondazione Valter Longo en Italia (www.fondazionevalterlongo.org) están especializadas en asistencia a pacientes y oncólogos a fin de completar el tratamiento estándar con medidas innovadoras e integradas que se apoyen en sólidas bases científicas centradas en la nutrición y la biología molecular del tumor, pero también en la capacidad natural del cuerpo humano para combatir el cáncer y otras enfermedades. La misión de las fundaciones es ofrecer la posibilidad de vivir sanos y muchos años. Por eso prestan asistencia gratuita a quienes padecen cáncer y otras enfermedades en fase avanzada pero no pueden permitirse estas terapias integradas.

Notas

1. Centers for Disease and Control Prevention, «Gynecological Cancer Incidence, United States. 2021-2016», última revisión, 13 de septiembre de 2019. https://www.cdc.gov/cancer/uscs/about/data-briefs/no11-gynecologic-cancer-incidence-UnitedStates-2012-2016. htm#:~:text=The %20most %20common %20gynecologic %20 cancer,women %20 (9.60 %20per %20100 %2C000)

2. Word Cancer research Fund/American Institute for Cancer Research, «Ovarian Cancer Statistics» 2018. Consultado el 28 de abril de 2021. https://www.wcrf.org/dietandcancer/cancer-trends/ovarian-cancer-statistics

3. Word Cancer research Fund/American Institute for Cancer Research, «Cervical Cancer Statistics» 2018. Consultado el 28 de abril de 2021. https://www.wcrf.org/dietandcancer/cancer-trends/cervical-cancer-statistics

4. Word Cancer research Fund/American Institute for Cancer Research, «Endometrial Cancer» 2015. Consultado el 28 de abril de 2021. https://www.wcrf.org/dietandcancer/endometrial-cancer

5. K. Moore, N. Colombo, G. Scambia, B. G. Kim, A. Oaknin, M. Friedlander, A. Lisyanskaya, A. Floquet, A. Leary, G. S. Sonke, C. Gourley, S. Banerjee, A. Oza, A. González-Martín, C. Aghajanian, W. Bradley, C. Mathews, J. Liu, E. S. Lowe, R. Bloomfield, P. DiSilvestro, «Maintenance Olaparib in Patients with Newly Diagnosed Advanced Ovarian Cancer», *The New England Journal of Medicine*, 2018, DOI: 10.1056/NEJMoa1810858, Epub 21 de octubre de 2018, PMID: 30345884.

6. A. González-Martín, B. Pothuri, I. Vergote, R. DePont Christensen, W. Graybill, M. R. Mirza, C. McCormick, D. Lorusso, P. Hoskins, G. Freyer, J. Baumann, K. Jardon, A. Redondo, R. G. Moore, C. Vulsteke, R. E. O'Cearbhaill, B. Lund, F. Backes, P. Barretina-Ginesta, A. F. Haggerty, M. J. Rubio-Pérez, M. S. Shahin, G. Mangili, W. H. Bradley, I. Bruchim, K. Sun, I. A. Malinowska, Y. Li, D. Gupta, B. J. Monkpara, PRIMA/ENGOT-OV26/GOG-3012 Investigators, Niraparib, en «Patients with Newly Diagnosed Advanced Ovarian Cancer", *The New England Journal of Medicine*, 2019, DOI: 10.1056/NEJMoa1910962, Epub 28 de septiembre de 2019, PMID: 31562799.

7. I. Ray-Coquard, P. Pautier, S. Pignata, D. Pérol, A. González-Martín, R. Berger, K. Fujiwara, I Vergote, N. Colombo, J. Mäenpää, F. Selle, J. Sehouli, D. Lorusso, E. M. Guerra Alía, A. Reinthaller, S. Nagao, C. Lefeuvre-Plesse, U. Canzler, G. Scambia, A. Lortholary, F. Marmé, P. Combe, N. de Gregorio, M. Rodrigues, P. Buderath, C. Dubot, A. Burges, B. You, E. Pujade-Lauraine, P. Harter por el PAOLA-1 Investigators, «Olaparib plus Bevacizumab as First-Line Maintenance in Ovarian Cancer», *The New England Journal of Medicine*, 2019, DOI: 10.1056/NEJMoa1911361, PMID: 31851799.

8. N. Concin, X. Matias-Guiu, I. Vergote, D. Cibula, M. R. Mirza, S. Marnitz, J. Ledermann, T. Bosse, C. Chargari, A. Fagotti, C. Fotopoulou, A. G. Martin, S. Lax, D. Lorusso, C. Marth, P. Morice, R. A. Nout, D. O'Donnell, D. Querleu, M. R. Raspollini, J. Sehouli, A. Sturdza, A. Taylor, A. Westermann, P. Wimberger, N. Colombo, F. Planchamp, C. L. Creutzberg, «ESGO/ESTRO/ESP guidelines for the management of patients with endometrial carcinoma», *Radiotherapy & Oncology*, 2021, DOI: 10.1016/j.radonc.2020.11.018, PMID: 33712263.

9. C. Lee, L. Raffaghello, S. Brandhorst, F. M. Safdie, G. Bianchi, A. Martin-Montalvo, V. Pistoia, M. Wei, S. Hwang, A. Merlino, L. Emionite, R. de Cabo, V. D. Longo, «Fasting Cycles Retard Growth of Tumors and Sensitize a Range of Cancer Cell types to Chemotherapy», *Science Translation Medicine*, 2012, DOI: 10.1126/scitranslmed.3003293, Epub 8 de febrero de 2012, PMID: 22323820, PMCID: PMC3608686.

10. I. Caffa, V. Spagnolo, C. Vernieri, F. Valdemarin, P. Becherini, M. Wei., S. Brandhorst, C. Zucal, E. Driehuis., L. Ferrando, F. Piacente, A. Tagliafico, M. Cilli, L. Mastracci, V. G. Vellone, S. Piaz-

za, A. L. Cremonini, R, Gradaschi, C. Mantero, M. Passalacqua, A. Ballestrero, G. Zoppoli, M. Cea, A. Arrighi, P. Odetti, F. Monacelli, G. Salvadori, S. Cortellino, H. Clevers, F. De Braud, S. G. Sukkar, A. Provenzani, V. D. Longo, A. Nencioni, «Fasting-mimicking Diet and Hormone Therapy Induce Breast Cancer Regression», *Nature*, 2020, DOI: 10.1038/s41586-020-2502-7, Epub 15 de julio de 2020. Fe de erratas en *Nature*, diciembre de 2020, 588 (7839), p. E33, PMID: 32669709.

11. F. M. Safdie, T. Dorff, D. Quinn, L. Fontana, M. Wei, C. Lee, P. Cohen, V. D. Longo, «Fasting and Cancer Treatment in Humans: A case Series Report», *Aging*, 2009, DOI: 10.18632/aging.100114, PMID: 20157582, PMCID: PMC2815756

12. T. B. Dorff, S. Groshen, A. Garcia, M. Shah, D. Tsao-Wei, H. Pham, C. W. Cheng, S. Brandhorst, P. Cohen., M. Wei, V. Longo, D. I. Quinn, «Safety and Feasibility of Fasting in Combination with Platinum-based Chemotherapy», *BMC Cancer*, 2016, DOI: 10.1186/s12885-0162370-6, PMID: 27282289, PMCID: PMC4901417.

13. C. J. Riedinger, K. J. Kimball, L. C. Kilgore, C. W. Bell, R. E. Heidel, J. D. Boone, «Water Only Fasting and its Effect on Chemotherapy Administration in Gynecologic Malignancies», *Gynecologic Oncollogy*, diciembre de 2020, 159 (3), pp. 799-803, DOI: 10.1016/j.ygyno.2020.09.008, Epub 18 de septiembre de 2020, PMID: 32958269.

14. S. Zorn, J. Ehret, R. Schäuble, B. Rautenberg, G. Ihorst, H. Bertz, P. Urbain, A. Raynor, «Impact of Modified Short-term Fasting and its Combination With a Fasting Supportive Diet During Chemotherapy on the Incidence and Severity of Chemotherapy-induced Toxicities in Cancer Patients: A Controlled Cross-over Pilot Study», *BMC Cancer*, 22 de junio de 2020 , 20 (1), p. 578. DOI: 10.1186/s12885-020-07041-7, PMID: 32571329, PMCID: PMC7310229.

15. *Ibid.*

16. A. Smits, A. Lopes, N. Das, R. Bekkers, L. Massuger, K. Galaal, «The Effect of Lifestyle Interventions on the Quality of Life of Gynecological Cancer Survivors: A Systematic Review and Meta-analysis», *Gynecologic Oncollogy*, 2015, DOI: 10.1016/j.ygyno.2015.10.002, Epub 9 de octubre de 2015, PMID: 26441008.

17. C. W. Cohen, K. R. Fontaine, R. C. Arend, B. A. Gower, «A Ketogenic Diet Is Acceptable in Women with Ovarian and Endometrial Cancer and Has No Adverse Effects on Blood Lipids:

A Randomized, Controlled Trial», *Nutrition and Cancer,* 2020, DOI: 10.1080/01635581.2019.1645864, Epub 27 de julio de 2019, PMID: 31352797.

18. *Ibid.,* pp. 584-594.

7

Ayuno, alimentación y cáncer de próstata

Agradezco a Frank Sullivan, jefe médico de Radiación Oncológica
de la clínica Galway, fundador y director del Prostate Cancer Institute (PCI)
y profesor de Medicina en la National University of Ireland de Galway,
Irlanda, su aportación a este capítulo, así como su revisión;
gracias también a David Quinn, director médico del Norris Cancer,
jefe del Departamento de Oncología Médica Genitourinaria y profesor
de Medicina del Departamento de Medicina del Cáncer
y las Enfermedades de la Sangre en la Keck School of Medicine
de la Universidad del Sur de California, Los Ángeles; a Tanya Dorff,
oncóloga y profesora en el Departamento de Oncología Médica
de la clínica City of Hope, Duarte, California; a Alessandro Laviano,
profesor de Medicina Interna en el Departamento de Medicina Interna
de Traslación y Precisión de la Universidad La Sapienza de Roma,
y a Hanno Pijl, endocrinólogo-internista del Departamento de Medicina
Interna del Centro Médico Universitario di Leiden y profesor
de Diabetología de la Universidad de Leiden.

EL CÁNCER DE PRÓSTATA: QUÉ ES Y CÓMO SE CURA

El tumor en la próstata es el segundo más frecuente en los hombres y el cuarto de todos los cánceres, con 1,3 millones de casos registrados en 2018.[1] En los últimos veinticinco años el número de nuevos casos ha aumentado, en parte por estos motivos: 1) incremento de la edad de la población; 2) introducción de la prueba de PSA (antígeno prostático específico), que permite realizar un diagnóstico en los pacientes asintomáticos y un diagnóstico precoz en pacientes a quienes solo se les habría diagnosticado el tumor en las últimas etapas de la enfermedad.

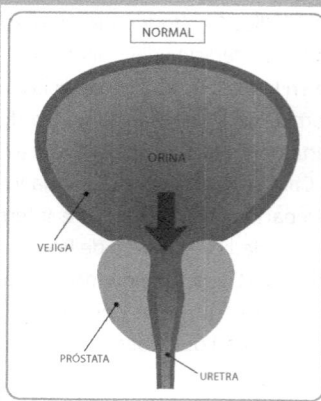 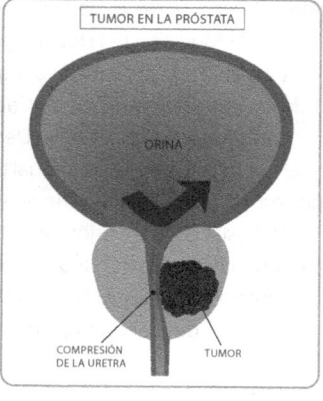

7.1 La glándula prostática se localiza justo debajo de la vejiga en los hombres y rodea la parte superior del canal (uretra) que drena la orina de la vejiga. En condiciones normales la próstata tiene el tamaño de una nuez, pero en presencia de cáncer su porción central se hincha y el crecimiento excesivo de este tejido comprime la uretra, dificultando el paso de la orina.

Como en el caso de otros cánceres, la incidencia del tumor en la próstata depende tanto de factores de riesgo genéticos (parientes en primer grado con este u otros tipos de cáncer), como de causas ambientales (la contaminación, entre otras) o de la alimentación y de la actividad física. Estos son algunos factores de riesgo para este tipo de cáncer:

1) edad (pocas veces se produce antes de los 45 años);
2) padre o hermanos con cáncer de próstata;
3) etnia (es más común entre los afroamericanos y afrocaribeños);
4) algunas mutaciones de la línea germinal (como defectos en la reparación del ADN y en la capacidad de reparación celular);
5) factores hormonales, como la terapia hormonal y el IGFi;
6) alimentación / peso corporal.

Si examinamos la alimentación, el riesgo aumenta cuando se ingiere gran cantidad de grasas, carne roja y calcio.

En la mayoría de los casos el tumor en la próstata tiene un crecimiento bastante lento, por lo que es frecuente que los pacientes mueran por otras causas antes de que el tumor ponga en peligro su supervivencia. Por este motivo, la alimentación tiene especial importancia tanto para su prevención como para su curación. Como se ha dicho en los capítulos anteriores, la mejor estrategia no consiste en centrar la atención en la prevención de un cáncer o de cualquier otro trastorno en concreto, sino en adoptar un estilo de vida pensado para vivir muchos años con buena salud, como la dieta de la longevidad, a no ser que existan factores de riesgo justamente para el cáncer de próstata.

Hoy en día el método más usado para diagnosticar el tumor en la próstata es el uso de un biomarcador (PSA) en un paciente que puede ser asintomático o sentir molestias en el tracto urinario bajo (en la frecuencia, la urgencia y la incomodidad producida por la micción, es decir, la expulsión de la orina). Si el PSA alcanza niveles altos es preciso hacer más pruebas, como la resonancia magnética de la próstata y la biopsia (extracción de tejido). Una vez establecido el diagnóstico de tumor prostático mediante biopsia podrían ser necesarias otras pruebas para comprobar la fase de la enfermedad con vistas a la terapia. Esta depende de varios factores; lo mejor es que la decida un equipo clínico multidisciplinario. Sea cual sea la terapia escogida, los resultados dependerán en gran medida de estos factores:

1) edad, estado de salud y presencia o ausencia de otras dolencias;
2) estado clínico, es decir, la extensión y localización precisa del tumor en el cuerpo;
3) grado del tumor, determinado mediante biopsia o intervención quirúrgica. El sistema más usado para determinarlo es la escala de Gleason;[2]
4) esperanza de vida, dado que en algunos casos los tratamientos conllevan graves efectos colaterales que en algunos pacientes podrían resultar peores que el propio cáncer de próstata.

Las opciones del tratamiento del tumor en la próstata pueden ser curativas para las etapas iniciales o localizadas, o de contención para las etapas siguientes, en casos de pacientes con metástasis o en caso de recidiva.

Las opciones terapéuticas para pacientes con tumor en su etapa inicial o localizado son muchas, están experimentadas y resultan eficaces. Comprenden tanto el recurso a la cirugía (prostatectomía radical) como la radioterapia, externa o con implante (braquiterapia), o ambas. A menudo la radioterapia se combina con fármacos que bloquean la producción de testosterona. Pero en los estadios posteriores, con la propagación de la enfermedad, incluyendo a los pacientes con metástasis («secundarios»), se opta por una terapia sistémica con fármacos, que puede incluir tanto la terapia de privación de andrógenos (ADT) como quimioterapia (con docetaxel, cabazitaxel, etc.) y por una terapia de soporte.

Es importante que los pacientes y sus familias participen en las discusiones y decisiones acerca de las terapias, pues estas pueden tener efectos colaterales o influir de un modo significativo en la calidad de vida del paciente. Pero este es un asunto que excede los límites del presente capítulo.

En algunos casos el tumor se disemina a partir de la glándula prostática a otros órganos, que pueden ser un ganglio linfático distante, los huesos, los pulmones o el hígado. Como las células del cáncer de próstata se alimentan de testosterona, se recurre a la terapia hormonal, que disminuye la producción de testosterona en los testículos. Al principio es una terapia muy eficaz con casi todos los pacientes, pero inevitablemente las células tumorales desarrollan una resistencia, y aprenden a producir sus propios andrógenos. En este estadio los tratamientos empleados son la inmunoterapia (por ejemplo, sipuleucel-T), una terapia avanzada dirigida a los andrógenos (fármacos orales como abiraterona o enzalutamida) o terapia con radiofármacos (como radio 223), para bloquear la producción y la función de la testosterona.

Un control regular, como la medición de los niveles de PSA en sangre, es importante para todos los varones de más de 50 años, o menores de esta edad si por historia familiar o etnia corren un riesgo mayor de enfermar de cáncer de próstata.[3]

En nuestros muchos años de investigación médica tan pronto hemos defendido las terapias alternativas —de las cuales destacaríamos el ayuno o las dietas imitadoras del ayuno, que hemos sometido a discusión con otros médicos—, como hemos abogado por terapias convencionales —las terapias hormonales y la quimioterapia, entre otras—, y hemos discutido de ello con pacientes que deseaban optar por terapias alternativas. Los médicos, sobre todo en las sociedades occidentales, han aprendido a adoptar las terapias convencionales «científicamente probadas», mientras que los pacientes a menudo tienen tanta fe en las terapias alternativas que permiten que sus decisiones se apoyen más en la confianza que les inspiran dichas terapias que en la ciencia y en los datos de la investigación clínica. Los pacientes de este tipo acostumbran a fiarse más de lo que se dice por ahí y de algunos casos particulares que de estudios científicamente acreditados, concebidos para dar respuesta a cuestiones clínicas muy concretas. La asistencia sanitaria es compleja, cambia con rapidez y en muchos casos, cuando no en la mayoría, ni la «fe» de los pacientes en las curas alternativas ni las terapias estándar de los médicos bastan para afrontar una enfermedad crónica y compleja en fase avanzada, como un tumor metastásico.

Lo mismo puede decirse del tumor en la próstata avanzado o metastásico. Por eso aquí también destacaré la importancia de asociar el «comodín» del ayuno o de la dieta que imita el ayuno a las terapias convencionales como la terapia hormonal, la quimioterapia y la radioterapia, para curar del modo más eficaz el cáncer de próstata y mejorar el estado y la calidad de vida de los pacientes.

En los próximos apartados me ocuparé de las investigaciones y de las pruebas reunidas sobre estrategias alimentarias y cáncer de próstata, empezando, como siempre, por los estudios con ratones.

ESTUDIOS DE LABORATORIO

En 2007 el laboratorio de Vernon Steele del National Cancer Institute de Bethesda usó una combinación de toxinas y testosterona para inducir cáncer de próstata en ratones. Estos fueron sometidos a una alimentación normal y a una restricción calórica del 15 y del 30 % respectivamente (la alimentación era la misma, pero les daban menos cantidad). El 74 % de los ratones que comían normalmente desarrollaron cáncer de próstata, frente a 1) el 64 % de los que fueron sometidos a una restricción calórica del 15 % y 2) el 72 % de los que fueron privados de un 30 % de calorías, lo cual suponía una reducción importante de la ingesta de comida. Este y otros resultados llevaron a los autores a la conclusión de que consumir menos calorías no previene el tumor en la próstata.[4]

Otro estudio con ratones llevado a cabo por Bonorden y colaboradores confirmó que la restricción calórica prolongada no retrasaba la aparición del tumor en la próstata ni la supervivencia de los ratones, mientras que una alternancia de semanas de restricción calórica y semanas en que los ratones se alimentaban normalmente causaba un ligero retraso en el crecimiento del tumor en la próstata y un pequeño aumento en la supervivencia de los animales.[5] Otro estudio posterior con ratones sometidos a restricción calórica continua o a uno o dos días de ayuno por semana tampoco registró efectos sobre el tumor en la próstata.[6] Llegados a este punto, muchos de los lectores se preguntarán si estoy afirmando que la restricción calórica y el ayuno no funcionan contra el cáncer de próstata: mi respuesta es «sí y no». Los resultados que acabo de presentar no son nada sorprendentes y confirman la importancia de profundizar en la comprensión del tumor y de la relación entre nutrientes, genes, células tumorales y fármacos antitumorales, para prevenir o tratar con éxito el tumor, así como la importancia de combinar métodos alternativos y métodos convencionales cuando por sí solos no funcionan.

En la figura 5.10 del capítulo 5 se advierte que los ciclos de dieta que imita el ayuno, por sí solos, han tenido un efecto desdeñable en la progresión del cáncer de mama en ratones, pero este efecto se ha reforzado mucho cuando la dieta que imita el ayuno se combinaba con terapia hormonal. La masa tumoral se reduce y en muchos casos desaparece solo cuando la dieta que imita el ayuno se compagina con terapia hormonal y palbociclib, que suelen usarse juntos en el tratamiento de las pacientes con tumor en la mama. Aunque nuestros estudios sobre cáncer de próstata con modelos animales aún no se han publicado, cabe señalar que el tumor en la mama es similar al de la próstata, pues ambos se originan en las células epiteliales, y en la mayoría de los casos están muy influidos por las hormonas sexuales.[7] Como hemos visto antes, la mayoría de los tumores en la mama responden a la hormona estrógeno, mientras que la mayoría de las células del tumor en la próstata crecen en respuesta a las hormonas sexuales masculinas, sobre todo a la testosterona.

En resumen, los estudios con animales sobre la influencia del ayuno por sí solo en el cáncer de próstata no tuvieron ningún efecto digno de señalar, lo cual indica que esta estrategia tiene que combinarse con terapias convencionales dirigidas, como las que hemos visto actuar con éxito en el tratamiento del cáncer de mama, tanto en ratones como, de acuerdo con estudios preliminares, en mujeres. Esperamos publicar pronto los resultados de nuestros estudios preliminares en los que, para tratar el cáncer de próstata, hemos aplicado el mismo método que en las investigaciones sobre muchos otros tipos de tumor.

En muchos aspectos, el tumor en la próstata es ideal para estudiar las potencialidades terapéuticas del ayuno en todas sus formas, combinado con las terapias estándar que ya se vienen usando. Es un tumor muy frecuente, de modo que hay un gran número de pacientes que necesitan terapias más eficaces. Al igual que el de mama, está muy influido por el factor hormonal, y por este motivo, como ya hemos visto, los fármacos que bloquean las hormonas casi siempre se incluyen en las llamadas terapias de privación androgénica del paciente (ADT).

Las disfunciones del metabolismo, como la obesidad, tienen una relación directa con la eficacia de la terapia hormonal aplicada para combatir el cáncer de próstata, de modo que las estrategias basadas en el ayuno, como la dieta que imita el ayuno, son especialmente adecuadas en este tipo de pacientes. Teniendo en cuenta la frecuencia de los efectos metabólicos y el posible beneficio que ello podría comportar, el doctor Sullivan, oncólogo, llevó a cabo un estudio piloto sometiendo a 34 pacientes con tumor en la próstata y problemas metabólicos (síndrome metabólico) a 3 ciclos de dieta que imita el ayuno. La mayoría recibían terapia de privación androgénica. Los resultados indicaron que los pacientes toleraban bien los ciclos de dieta que imita el ayuno y en su mayoría experimentaron mejoras significativas en los factores de riesgo metabólicos como peso, índice de masa corporal, circunferencia abdominal y presión arterial. Este estudio sienta las bases para otros estudios clínicos aleatorizados más amplios sobre los efectos de las dietas imitadoras del ayuno en los pacientes con cáncer de próstata sometidos a terapias estándar.

Hemos observado los mismos efectos beneficiosos que revela este estudio piloto en casos de pacientes con tumor metastásico en la próstata que recibían terapias convencionales combinadas con ayuno. Veamos algunos de ellos.

Tras la publicación de nuestro artículo sobre ayuno y tumores en 2008, un médico enfermo de cáncer de próstata que vivía en una ciudad próxima a Los Ángeles acudió a mi consulta. Le preocupaban los efectos colaterales de los quimioterápicos que estaba tomando y quería valerse del ayuno para reducirlos. Aún no conocía los estudios que habíamos llevado a cabo y que demostrarían la capacidad del ayuno para aumentar la eficacia de la quimioterapia en la lucha contra muchos tipos de tumores en ratones y en el cáncer de mama humano. Cuando hablamos de ello decidió empezar a ayunar mientras se sometía a quimioterapia. Es uno de los pacientes con cáncer de próstata que incluimos en nuestro primer estudio clínico sobre el uso del ayuno por parte de enfermos de cáncer.

Caso número 1. Tumor metastásico en la próstata
El paciente era un hombre de 74 años, caucásico, al que habían diagnosticado en el año 2000 un adenocarcinoma

de estadio II en la próstata. En esta fase el tumor había quedado confinado en la próstata, que le fue extirpada mediante cirugía, pero probablemente quedaron algunas células tumorales dentro, y dos años y medio después los niveles de PSA habían subido a 1,4 ng/ml. Sometieron al paciente a varios tratamientos farmacológicos que bloquean la producción o la función de la testosterona, pero hubo que suspenderlos en abril de 2004 porque aparecieron graves efectos colaterales. Las terapias posteriores, incluyendo la quimioterapia, no resultaron eficaces para controlar la dolencia. En 2007 el nivel de PSA llegó a los 9 ng/ml y se detectaron metástasis en los huesos. Pese a la administración semanal de quimioterapia, los niveles de PSA siguieron subiendo y alcanzaron los 40,6 ng/ml. Los ciclos de quimioterapia provocaban efectos colaterales como cansancio, debilidad, sabor metálico en la boca, mareos, pérdida de memoria y daños en los nervios de los pies, que le molestaban cuando caminaba (figura 7.2).

Tras la suspensión de la quimioterapia el PSA creció rápidamente, indicando que el cáncer estaba avanzando. Se reanudaron las quimioterapias, esta vez en combinación con un estimulador (G-CSF), que induce el crecimiento de los glóbulos blancos (protectores de las infecciones) en los pacientes con niveles bajos de estas células. También en este caso el paciente acusó fuertes efectos colaterales, y en junio de 2008 volvió a suspenderse la quimioterapia, a pesar de la bajada de los niveles de PSA. Se sometió al paciente a una prueba clínica para el estadio III con abiraterona, un

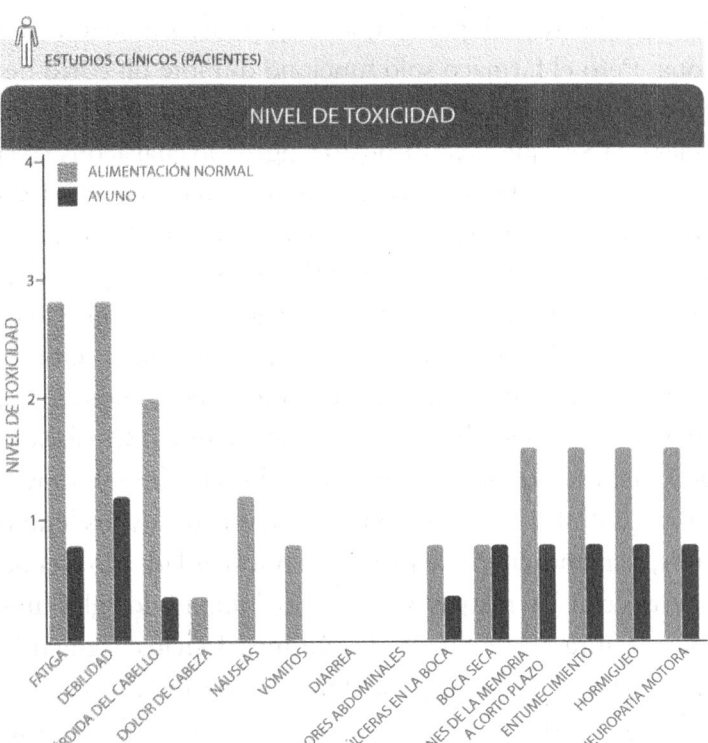

NIVEL DE TOXICIDAD

ALIMENTACIÓN NORMAL
AYUNO

NIVEL DE TOXICIDAD

FATIGA · DEBILIDAD · PÉRDIDA DEL CABELLO · DOLOR DE CABEZA · NÁUSEAS · VÓMITOS · DIARREA · DOLORES ABDOMINALES · ÚLCERAS EN LA BOCA · BOCA SECA · ALTERACIONES DE LA MEMORIA A CORTO PLAZO · ENTUMECIMIENTO · HORMIGUEO · NEUROPATÍA MOTORA

7.2 Los efectos colaterales de la quimioterapia en un hombre de 74 años con diagnóstico de adenocarcinoma en la próstata en el estadio II fueron más acusados durante los primeros ciclos de quimioterapia sin ayuno (barras grises a la izquierda) que durante los ciclos posteriores, con ayuno en combinación con quimioterapia (barras oscuras a la derecha). Cuando se combinó la quimioterapia con la dieta que imita el ayuno, algunos efectos colaterales no se produjeron (por ejemplo, dolor de cabeza, diarrea y dolores abdominales). Los niveles de toxicidad van de 0 a 4, es decir, de ninguna toxicidad a una toxicidad muy alta (modificado de: Safdie *et al.*, *Aging*, 2009).

fármaco hormonal que bloquea la producción de testosterona. Pero el fármaco solo funcionó durante un corto periodo y el tumor volvió a crecer, tal como indicaban los niveles de PSA, que alcanzaron 20,9 ng/dl, lo cual aconsejó la reanudación de las quimioterapias asociadas a G-CSF. Esta vez el paciente optó por seguir un ayuno de 60 horas antes y 24 horas después de la administración de la quimioterapia. En cuanto compaginaron el tratamiento con el ayuno, el nivel de PSA descendió y el paciente acusó efectos colaterales bastante más leves que en los ciclos anteriores, cuando se alimentaba normalmente (figura 7.2). Al cabo de 7 ciclos de quimioterapia asociados al ayuno, los niveles de glóbulos blancos, como los neutrófilos y los leucocitos, se mantuvieron dentro de la normalidad, y lo mismo ocurrió con las plaquetas, la hemoglobina y los glóbulos rojos (figura 7.3). Durante los últimos 3 ciclos, siguiendo un programa no convencional que incluía el ayuno, al paciente se le administró testosterona (en crema al 1 %) durante cinco días antes de someterse a la quimioterapia: el resultado fue un aumento considerable de la testosterona y del nivel de PSA, que alcanzó los 34,2 ng/ml. Pese a todo, tras los 3 ciclos de quimioterapia combinada con ayuno el PSA descendió a 6,43 ng/ml (figura 7.4).

Estas observaciones clínicas suenan alentadoras si se relacionan con los resultados de los estudios con ratones y con los estudios clínicos sobre otros tipos de cáncer. Sugieren que el ayuno / la dieta que imita el ayuno pueden mejorar la tolerabilidad y, por lo tanto, la eficacia de la terapia

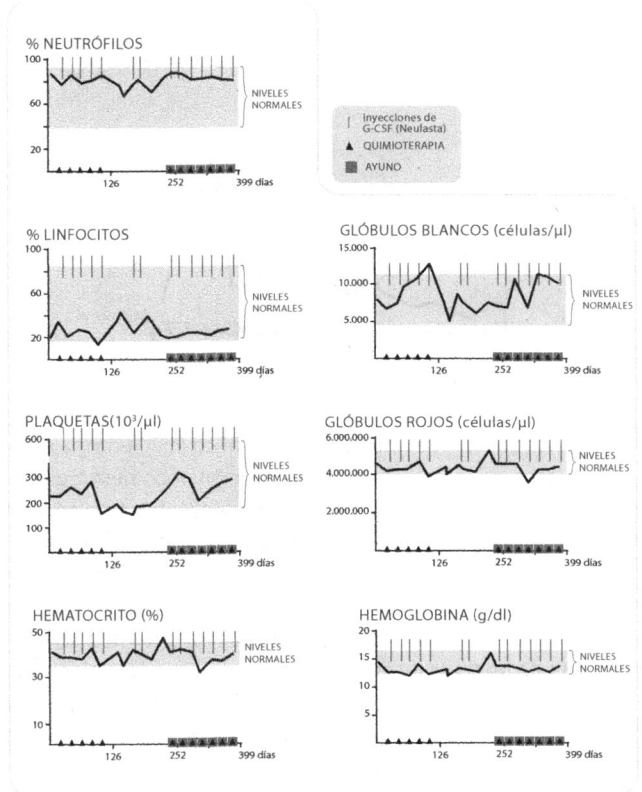

7.3 Incluso después de 7 ciclos de quimioterapia combinados con ayuno el paciente fue capaz de mantener los niveles normales de 1) glóbulos blancos, entre ellos neutrófilos y linfocitos (importantes para el sistema inmunitario), así como 2) plaquetas (células de la sangre que ayudan a su coagulación), 3) glóbulos rojos (células de la sangre que transportan el oxígeno), 4) hemoglobina (una proteína de los glóbulos rojos que transporta el oxígeno a los órganos y tejidos del cuerpo) y 5) hematocrito (el volumen porcentual de los glóbulos rojos en sangre). Es importante mantener estos niveles para que cada célula de la sangre pueda desempeñar sus funciones y para evitar transfusiones de sangre (modificado de: Safdie *et al.*, *Aging*, 2009).

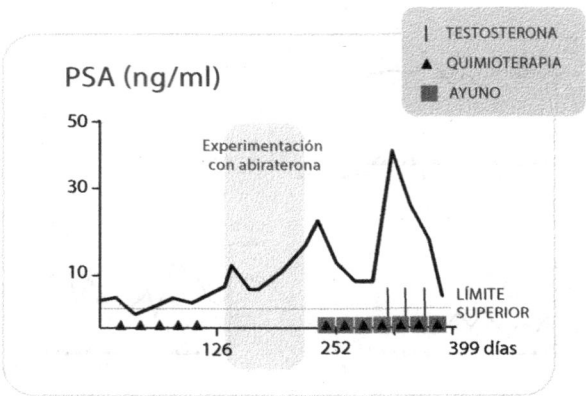

7.4 Los niveles de antígeno prostático específico (PSA, enzima producida por la próstata, que en niveles altos se relaciona con riesgo o presencia de cáncer) de un paciente de 74 años con adenocarcinoma en la próstata de estadio II (el cáncer no ha salido de la próstata) aumentaron establemente incluso después de la terapia antitumoral (abiraterona). Los niveles de PSA solo bajaron combinando ayuno con quimioterapia. Durante los 3 últimos ciclos de quimioterapia, además del ayuno, el paciente se aplicó una pomada de testosterona para reducir los efectos colaterales graves; la pomada causó un importante aumento de los niveles de testosterona y PSA. No obstante, 3 ciclos más de quimioterapia combinada con ayuno redujeron el PSA a 6,43 ng/ml (modificado de: Safdie *et al.*, *Aging*, 2009).

hormonal o de la quimioterapia en el tratamiento del cáncer de próstata. Es probable que, como ya observamos en el caso del uso de palbociclib para el cáncer de mama en combinación con terapia hormonal, el uso de un fármaco suplementario combinado con un fármaco que bloquea la testosterona y con la dieta que imita el ayuno pueda inducir una regresión del tumor.

Caso número 2: tumor metastásico en la próstata

Este es el caso de un hombre de 66 años, caucásico, al que le habían diagnosticado un cáncer de próstata en julio de 1998. Al principio el tumor se encontraba en el estadio inicial y fue tratado exclusivamente con una terapia hormonal para bloquear la actividad de la testosterona. En diciembre de 2000 el tumor había crecido, y el paciente se sometió a una segunda fase de terapia hormonal y a radioterapia en la próstata y la pelvis. En abril de 2008 una ecografía reveló una masa tumoral de 3 × 5 cm en la pelvis, para la que se prescribieron 8 ciclos de quimioterapia asociados a un factor de crecimiento para estimular el crecimiento de los glóbulos blancos sanos. Durante este periodo el paciente ayunó 60-66 horas antes y 8-24 horas después de la quimioterapia. Los efectos colaterales se limitaron a unos mareos ligerísimos y un descenso de la tensión. Aunque eran efectos débiles, estos resultados, como en muchos otros pacientes, nos indujeron a suspender el ayuno solo con agua y utilizar únicamente la dieta que imita el ayuno, la cual, como hemos demostrado ahora, presenta una mayor tolerabilidad y muy pocos efectos colaterales. Los efectos colaterales en el paciente que había combinado quimioterapia con ayuno fueron mínimos (figura 7.5).

El paciente mantuvo niveles normales de glóbulos blancos, aunque desarrolló una anemia (figura 7.6). Los niveles de PSA bajaron notablemente mientras duró la terapia que combinaba ayuno y quimioterapia, y el paciente pudo reanudar la terapia hormonal de referencia (figura 7.7).

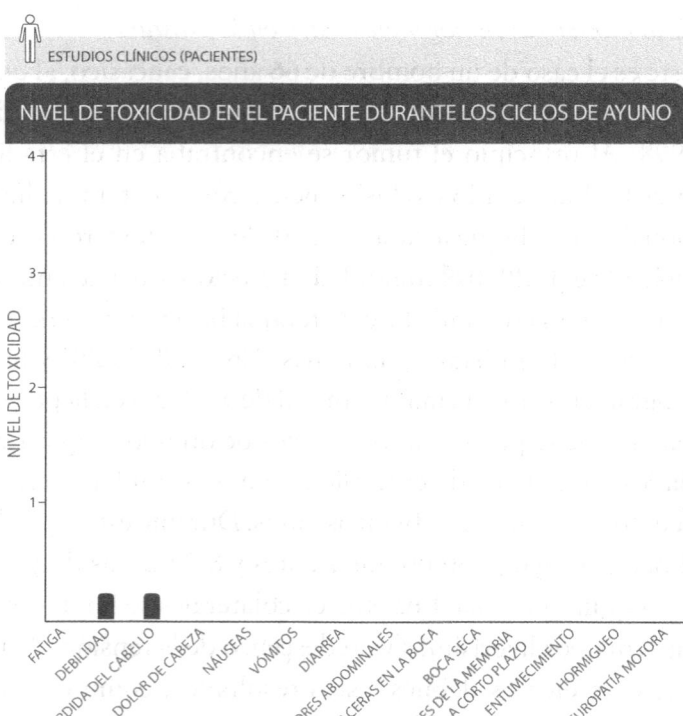

NIVEL DE TOXICIDAD EN EL PACIENTE DURANTE LOS CICLOS DE AYUNO

7.5 Los efectos colaterales de la quimioterapia en un hombre de 66 años con diagnóstico de cáncer de próstata fueron mínimos durante la quimioterapia en combinación con ayuno. La mayoría de los efectos colaterales fueron inexistentes. Los niveles de toxicidad varían de 0 a 4, es decir, de ninguna toxicidad a una toxicidad muy alta (modificado de: Safdie *et al.*, *Aging*, 2009).

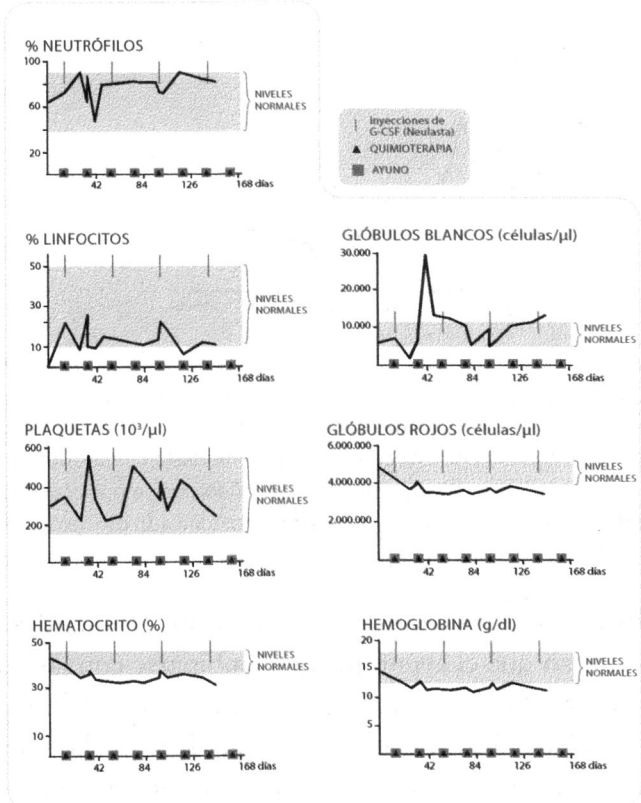

7.6 El paciente fue capaz de mantener niveles normales de 1) glóbulos blancos, entre ellos neutrófilos y linfocitos (importantes para el sistema inmunitario), así como 2) plaquetas (células de la sangre que ayudan a su coagulación), 3) glóbulos rojos (células de la sangre que transportan el oxígeno), 4) hematocrito (el volumen porcentual de los glóbulos rojos en sangre), y 5) hemoglobina (una proteína de los glóbulos rojos que transporta el oxígeno a los órganos y tejidos del cuerpo) . Es importante mantener estos niveles para que cada célula de la sangre pueda desempeñar sus funciones y evitar transfusiones de sangre (modificado de: Safdie *et al.*, *Aging*, 2009).

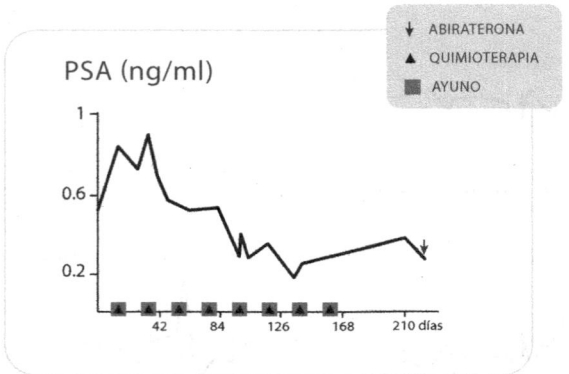

7.7 Los niveles de antígeno prostático específico (PSA, enzima producida por la próstata, que en elevadas concentraciones es indicativo de riesgo o presencia de cáncer) disminuyeron establemente hasta la interrupción del ayuno combinado con la quimioterapia, de modo que se pudiera tratar al paciente con terapia hormonal (abiraterona) (modificado de: Safdie *et al.*, *Aging*, 2009).

Estos dos casos clínicos, unidos a otros estudios descritos, indican que el ayuno puede combinarse con las terapias contra el cáncer de próstata, aunque harán falta estudios clínicos aleatorizados para establecer si las dietas imitadoras del ayuno pueden reducir los efectos colaterales y aumentar la eficacia de las terapias estándar en el tratamiento del cáncer de próstata.

Otras terapias nutricionales en el tratamiento del cáncer de próstata: restricción calórica de las proteínas y los carbohidratos

La obesidad es un claro factor de riesgo a la hora de contraer cáncer, incluido el de próstata, y está relacionada con los estadios avanzados de esta enfermedad. En el hombre, al igual que en los estudios con animales, una restricción calórica hasta 500-800 calorías diarias no retrasó el crecimiento de los tumores prostáticos en hombres con sobrepeso y con obesidad a la espera de ser sometidos a prostatectomía radical.[8]

Cuando se estudiaron posibles dietas con restricción de proteínas, los datos indicaron repercusiones positivas en diversos trastornos importantes relacionados con el envejecimiento; en concreto, una mejora de la respuesta insulínica y leptínica en pacientes con cáncer de próstata, así como cierta tendencia a reducir de los niveles de PSA, pero estos resultados tienen que confirmarse en estudios posteriores.[9]

La disminución de los carbohidratos también parece influir positivamente en la reducción del PSA a lo largo del tiempo. Un estudio aleatorizado controlado que incluía 6 meses de restricción de los carbohidratos examinó a un grupo de pacientes con sobrepeso y cáncer de próstata para establecer si tenía un impacto en la recidiva del tumor. De un total de 57 hombres, a 31 se les suministró una dieta con bajo contenido en carbohidratos (menos de 20 gramos diarios) y a 26 una dieta normal. Ambos grupos ingerían una cantidad similar de proteínas y grasas. La dieta con bajo contenido en carbohidratos dio como resultado una reducción del peso (unos 12 kilos en 6 meses, frente a 0,5 kilos del grupo de control), del HDL (el llamado «colesterol bueno»), de los triglicéridos y del HbAlc (hemoglobina glicada, un indicador de la cantidad de azúcar en sangre). Además, el número de meses que el PSA tardó en duplicarse fue considerablemente mayor en los pacientes que seguían la dieta con bajo contenido de carbohidratos, que en el grupo de control (28 meses, frente a 13), primer indicio de que la restricción de los carbohidratos puede retrasar el crecimiento del tumor.[10]

Como la dieta de la longevidad es ideal para mantener bajos los niveles de azúcares y aminoácidos en sangre, podría contribuir a dificultar la supervivencia de las células del tumor en la próstata, minimizando al mismo tiempo la pérdida muscular y el debilitamiento del sistema inmunitario del paciente.[11] En resumen: el ayuno y la dieta que imita el ayuno son prometedores para la terapia contra el tumor en la próstata, sobre todo si se combinan con las terapias estándar. Aquí solo hemos presentado algunos casos clínicos que ilustran las ventajas y la viabilidad de esta opción en el tratamiento de los pacientes con cáncer de próstata que sufren molestias metabólicas a causa de las terapias hormonales.

- La terapia oncológica convencional suele implicar terapia hormonal, pero también puede recurrir a otras modalidades (quimioterapia, radioterapia, cirugía, etc.).
- Hablar con el oncólogo para combinarla con una dieta que imita el ayuno.
- Entre dos tratamientos, mantener la dieta de la longevidad (véase el capítulo sobre la prevención).
- Durante la terapia, ayunar 13-14 horas diarias (por ejemplo, comer entre las 8 de la mañana y las 6 de la tarde), asegurándose de no perder masa muscular.
- Mantener un peso corporal dentro de la norma.
- Estar físicamente activos y practicar ejercicio, consultando al oncólogo.
- Tratar de mantener el ángulo de fase (un índice de la funcionalidad muscular) por encima de 5 grados mediante el entrenamiento de la fuerza muscular, siguiendo, por ejemplo, los ejercicios que se proponen en la web de la Fondazione Valter Longo (www.fon dazionevalterlongo.org, sección «Restare giovani e sani / Esercizio e longevità»), todos los días o al menos tres o cuatro veces por semana, durante 30-40 minutos.

Atención: los datos descritos en este libro se han obtenido en animales o en estudios clínicos que aún no son concluyentes. Por lo tanto, se aconseja emprender ciclos de dieta que imita el ayuno SOLO tras una evaluación y con supervisión del médico especialista, preferiblemente oncólogo. Así también podrá prevenirse la malnutrición, un factor pronóstico negativo en las enfermedades agudas y crónicas.

La investigación sobre el cáncer da pasos de gigante, pero las terapias dirigidas a pacientes que lo padecen avanzan mucho más despacio. Por eso creo que es necesario un nuevo planteamiento de las terapias oncológicas, con un oncólogo al frente de un equipo formado por médicos especializados en medicina integrada, biólogos moleculares, nutricionistas y, siempre que sea posible, psicólogos, para brindar a los pacientes terapias personalizadas, sobre todo a los que no responden a las terapias estándar. Estos «equipos oncológicos», además de curar el cáncer o bloquear su progresión, deberían prevenir los efectos colaterales y los daños a las células, los sistemas y los órganos sanos. La Longevity and Healthspan Clinic Create Cures Foundation en Estados Unidos (www.createcures.org) y la Fondazione Valter Longo en Italia (www.fondazionevalterlongo. org) están especializadas en asistencia a pacientes y oncólogos a fin de completar el tratamiento estándar con medidas innovadoras e integradas que se apoyen en sólidas bases científicas centradas en la nutrición y la biología molecular del tumor, pero también en la capacidad natural del cuerpo humano para combatir el cáncer y otras enfermedades. La misión de las fundaciones es ofrecer la posibilidad de vivir sanos y muchos años. Por eso prestan asistencia gratuita a quienes padecen cáncer y otras enfermedades en fase avanzada pero no pueden permitirse estas terapias integradas.

Notas

1. Word Cancer research Fund/American Institute for Cancer Research. «Prostate Cancer Statistics», 2018, consultado el 29 de abril de 2021. https://www.wcrf.org/dietandcancer/cancer-trends/prostate-cancer-statistics

2. L. Egevad, B. Delahunt, J. R. Srigley, H. Samaratunga, «International Society of Urological Pathology (ISUP) Grading of Prostate Cancer An ISUP Consensus on Contemporary Grading», *APMIS*, junio de 2016, 124 (6), pp. 433-435, DOI: 10.1111/apm.12533, PMID: 27150257.

3. National Cancer Institute, «Prostate-Specific Antigen (PSA) Test», actualizado el 24 de febrero de 2021. https://www.cancer.gov/types/prostate/psa-fact-sheet

4. D. L. McCormick, W. D. Johnson, T. M. Haryu, M. C. Bosland, R. A. Lubet, V. E. Steele, «Null Effect of Dietary Restriction on Prostate Carcinogenesis in the Wistar-Unilever Rat», *Nutrition and Cancer*, 2007, DOI: 10.1080/01635580701277494, PMID: 17571953.

5. M. J. Bonorden, O. P. Rogozina, C. M. Kluczny, M. E. Grossmann, P. L. Grambsch, J. P. Grande, S. Perkins, A. Lokshin, M. P. Cleary, «Intermittent Calorie Restriction Delays Prostate Tumor Detection and Increases Survival Time in TRAMP Mice», *Nutrition and Cancer*, 2009, DOI: 10.1080/01635580802419798, PMID: 19235043.

6. W. C. Buschemeyer III, J. C. Klink, J. C. Mavropoulos, S. H. Poulton, W. Demark-Wahnefried, S. D. Hursting, P. Cohen, D. Hwang, T. L. Johnson, S. J. Freedland, «Effect of Intermittent Fasting with or Without Caloric Restriction on Prostate Cancer Growth and Survival in SCID Mice», *Prostate*, 2010, DOI: 10.1002/pros.21136, PMID: 20166128.

7. D. S. Coffey, «Similarities of Prostate and Breast Cancer: Evolution, Diet, and Estrogens», *Urology*, abril de 2001, 57 (4 Supl. 1), pp. 31-38, DOI: 10.1016/s0090-4295(00)00938-9, PMID: 11295592.

8. S. M. Henning, C. Galet, K. Gollapudi, *et al.*, «Phase II Prospective Randomized Trial of Weight Loss Prior to Radical Prostatectomy», *Prostate Cancer and Prostatic Diseases*, 2018. https://doi.org/10.1038/s41391-017-0001-1

9. E. Eitan, V. Tosti, C. N. Suire, E. Cava, S. Berkowitz, B. Bertozzi, S. M. Raefsky, N. Veronese, R. Spangler, F. Spelta, M. Mustapic, D. Kapogiannis, M. P. Mattson, L. Fontana, «In a Randomized Trial in Prostate Cancer Patients, Dietary Protein Restriction Modifies Markers of Leptin and Insulin Signaling in Plasma Extracellular Vesicles», *Aging Cell*, 2017, DOI: 10.1111/acel.12657, Epub 17 de septiembre de 2017, PMID: 28921841, PMCID: PMC5676054.

10. S. J. Freedland, J. Allen, A. Jarman, T. Oyekunle, A. J. Armstrong, J. W. Moul, H. M. Sandler, E. Posadas, D. Levin, E. Wiggins, L. E. Howard, Y. Wu, P. H. Lin, «A Randomized Controlled Trial of a 6-Month Low-Carbohydrate Intervention on Disease Progression in Men with Recurrent Prostate Cancer: Carbohydrate and Prostate Study 2 (CAPS2)», *Clinical Cancer Research*, 2020, DOI: 10.1158/1078-0432, CCR-19-3873, Epub 27 de febrero de 2020, PMID: 32108029.

11. S. Moradi, A. Issah, H. Mohammadi, K. Mirzaei, «Associations between dietary inflammatory index and incidence of breast and prostate cancer: a systematic review and meta-analysis», *Nutrition*, 2018, DOI: 10.1016/j.nut.2018.04.018, Epub 25 de mayo de 2018, PMID: 30086486.

8

Ayuno, alimentación y cáncer colorrectal

Quiero dar las gracias, por su aportación y revisión de este capítulo,
a Heinz-Josef Lenz, profesor de Medicina y Medicina Preventiva;
a J. Terrence Lanni, director asociado de Ciencia Clínica, codirector
del Centro para el Desarrollo de Fármacos para el Cáncer, corresponsable
del Programa de Ciencia Traslacional en el USC Norris Comprehensive
Cancer Center y la Keck School of Medicine de la Universidad del Sur
de California, Los Ángeles; a Filippo De Braud, profesor de Oncología
Médica, director de la Escuela de Especialización en Oncología Médica
de la Universidad de Milán y director del Departamento de Oncología
Médica y Hematología en el Istituto Nazionale dei Tumori, Milán;
a Ana Luisa De Castro Baccarin, oncóloga y fundadora del Istituto Ana
Baccarin Oncologia e Qualidade de Vida, Sao Paulo, y a Lizzia Raffaghello,
investigadora bióloga en el Istituto Giannina Gaslini, Génova.

EL CÁNCER COLORRECTAL: QUÉ ES Y CÓMO SE CURA

El colorrectal es el tercer cáncer más frecuente y uno de los más letales del mundo, con 1,8 millones de casos detectados en 2018. Se desarrolla en el colon o en el recto, que son parte del intestino grueso y constituyen la porción terminal del sistema digestivo. El colon es un tubo de cerca de un metro y medio de longitud. En la mayoría de los casos los tumores en el colon-recto, en su estadio inicial, aparecen en forma de pólipos dentro del colon o el recto. Muchas veces son pólipos benignos (adenomas), pero también pueden convertirse en tumores.

Las estrategias de tratamiento incluyen quimioterapia (fluoropirimidina, oxaliplatino, irinotecán, trifluridina/tipiracil) y fármacos biológicos (anti-VEGF: bevacizumab, aflibercept, ramucirumab y regorafenib), que han mejorado netamente la supervivencia.

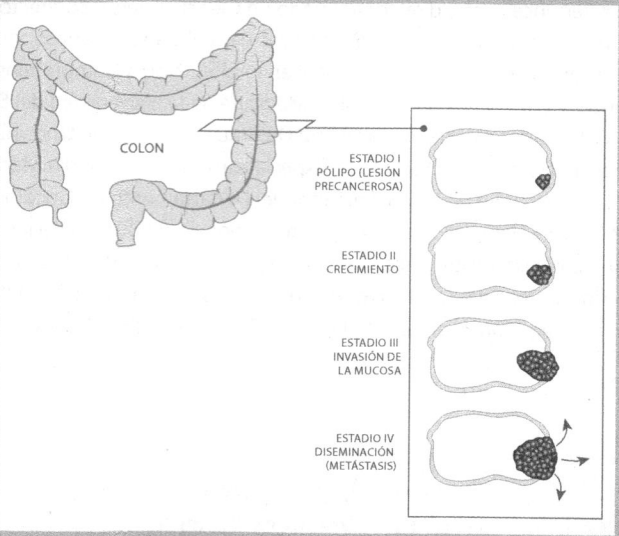

8.1 El cáncer colorrectal se debe a la transformación maligna de unos pólipos, que se consideran formas precancerosas aunque sean benignos. En los distintos estadios del tumor el pólipo crece (estadios II y III) y se propaga a los ganglios linfáticos para pasar después a otros órganos, creando metástasis sobre todo en el hígado y los pulmones (estadio IV).

Tanto los pólipos como los tumores en las etapas iniciales pueden extirparse quirúrgicamente, mientras que en los estadios II o superiores se tratan, bien quirúrgicamente, bien mediante terapias que incluyen quimioterapia, en algunos casos en concomitancia con radioterapia. En los cánceres colorrectales en estadio IV, cuando el tumor se ha diseminado a órganos alejados como los pulmones, los oncólogos suelen recomendar otros fármacos, como cetuximab y panitumumab, para bloquear dianas específicas muy activas en el tumor, como el factor de crecimiento del endotelio vascular (VEGF, implicado en la formación de los vasos sanguíneos que alimentan el tumor) u otros factores de crecimiento (por ejemplo, EGFR, receptor para el factor de crecimiento epidérmico implicado en el crecimiento de varios tumores).

En 1931 Otto Warburg, químico y médico berlinés, ganó el Premio Nobel de Medicina por el descubrimiento, entre otras cosas, de lo que se llamaría «efecto Warburg», que describía la capacidad de las células tumorales de depender menos de la energía producida por la mitocondria, el motor de combustión celular, y obtener energía directamente del azúcar por otras vías. No mucho después se descubrió que las células tumorales usan rápidamente los azúcares no solo para producir la energía necesaria para la actividad celular, sino también para producir componentes fundamentales de la propia célula, como el ADN y otras moléculas necesarias para un crecimiento rápido del tumor.

Hace poco un residente de la Universidad del Sur de

California me decía que no estaba seguro de querer estudiar la relación entre alimentación y tumores, porque había oído decir que el tema se consideraba «seudocientífico» al no poder someter los estudios a una experimentación basada en datos estadísticos. Aunque la situación está cambiando rápidamente, es cierto que muchos científicos y oncólogos ven la alimentación como un elemento marginal de la intervención terapéutica, un factor que corresponde más al estilo de vida y podría, si acaso, respaldar la «medicina de verdad», la que consta de quimioterapia, terapia hormonal e inmunoterapia.

Esta actitud se explica porque la finalidad de los estudios clínicos oncológicos es la supervivencia en general y la supervivencia sin progresión del tumor, y es muy difícil llevar a cabo estudios aleatorizados que calculen el impacto de las intervenciones nutricionales usando estándares aceptados por las agencias estatales, algo que cumplen con más facilidad los estudios farmacológicos. Por eso, junto con los oncólogos que me han ayudado a escribir este libro, he experimentado con dietas imitadoras del ayuno que, al igual que los fármacos, se administran en un solo envase, en vez de presentarse como estrategias alimentarias basadas en instrucciones impartidas a los pacientes, y por tanto difíciles de controlar y evaluar. En colaboración con algunos de los hospitales oncológicos más eminentes del mundo estamos empezando a experimentar el efecto de nuestras dietas imitadoras del ayuno en la supervivencia general y la supervivencia sin progresión del tumor.

Los últimos avances en esta materia sugieren que el ayuno podría tener una influencia significativa en el desarrollo y la progresión del tumor colorrectal, así como en su remisión. Por eso resulta sorprendente que casi cien años después del descubrimiento de Warburg sobre la importancia del azúcar para las células tumorales, solo recientemente haya empezado a suscitar cierto interés el modo en que el ayuno y otras formas de restricción alimentaria pueden influir en la aparición y la curación de los tumores.

En 2010, cuando el doctorando Changhan Lee, en mi laboratorio de Los Ángeles, combinó el ayuno con el fármaco quimioterápico doxorrubicina contra el tumor colorrectal, no advertimos ninguna diferencia en la capacidad del fármaco de suprimir las células tumorales del colon. Sabíamos, no obstante, que el ayuno por sí mismo podía ser tan eficaz como un fármaco quimioterápico en varios tipos de cáncer, y que en muchos casos podía potenciar el efecto de la quimioterapia. Solo años después logramos demostrar que el ayuno funcionaba muy bien en la terapia del cáncer colorrectal si se compaginaba con oxaliplatino y otros quimioterápicos (véase más adelante en este capítulo). Debe quedar claro, por lo tanto, que la dieta que imita el ayuno ha de adoptarse teniendo en cuenta las características moleculares y metabólicas de las células tumorales, a fin de combinarlas con los fármacos más eficaces, escogidos asimismo con arreglo a sus características moleculares. Es muy importante conocer el mecanismo de acción de cada fármaco, porque algunos podrían dar mejor resultado que otros al asociarse con las condiciones creadas por el ayuno. En los últimos diez años hemos avanzado mucho en la identificación de los biomarcadores que permiten prever el grado de eficacia de fármacos dirigidos y esquemas de quimioterapias. La oncología está adoptando estrategias de cura cada vez más personalizadas, gracias a la habilidad para determinar la secuencia del ADN del tumor o del número de células cancerígenas en circulación. Entender las características moleculares del metabolismo del tumor colorrectal es fundamental para identificar las intervenciones más eficaces.

Uno de los motivos por los que los estudios sobre la alimentación en pacientes enfermos de cáncer se abandonaban con frecuencia era que los cambios en la alimentación o el ayuno no resultaban muy eficaces si se usaban por sí solos o en combinación con los fármacos equivocados. En los ratones, por el contrario, la dieta que imita el ayuno aumenta la eficacia de los fármacos y a veces desemboca incluso en la curación de los animales. No es de extrañar que las primeras pruebas clínicas con pacientes humanos, en particular las que estudiaban el ayuno, la dieta que imita el ayuno y el cáncer de mama, indiquen que estas estrategias alimentarias pueden aumentar la eficacia de la quimioterapia.

En nuestros primeros experimentos, cuando hacíamos pasar hambre a las células tumorales y al mismo tiempo las atacábamos con quimioterapia, observamos un aumento notable de los llamados «radicales libres», moléculas tóxicas que pueden dañar el ADN y muchos otros componentes de las células. En un estudio realizado en el hospital pediátrico Gaslini de Génova en colaboración con Giovanna Bianchi y Lizzia Raffaghello planteamos la hipótesis de que el ayuno, mediante la reducción de azúcares en la sangre, obligaría a las células tumorales a tratar desesperadamente de invertir el «efecto Warburg» para encontrar otra fuente de energía. Efectivamente, el ayuno provocaba lo que al final llamamos «efecto anti-Warburg»: las células se veían obligadas a buscar de nuevo energía en las mitocondrias, que son su motor de combustión. Pero el problema era que en muchas formas de cáncer esa parte de la célula queda gravemente dañada y ya no es capaz de producir energía sin efectos colaterales. Observamos que las células tumorales sometidas a ayuno, si bien por una parte producían aún menos energía, por la otra liberaban gran cantidad de toxinas en forma de radicales libres, que en poco tiempo las mataban: en su intento desesperado por sobrevivir, las células tumorales acababan suicidándose (figura 8.2).

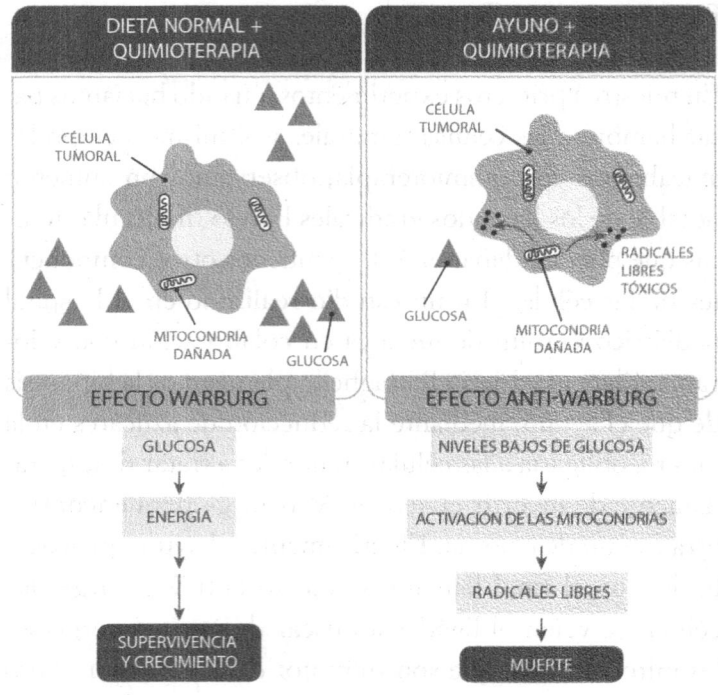

8.2 El motor de combustión de las células, formado por las mitocondrias, está gravemente dañado en las células tumorales. El «efecto Warburg» consiste en que las células tumorales, que no pueden contar con este mecanismo, producen energía a partir de los nutrientes, en especial de la glucosa mediante glucólisis. Durante el ayuno la célula tumoral no tiene suficiente azúcar para producir energía y trata de reactivar las mitocondrias, pero produce altos niveles de toxinas en forma de radicales libres que inducen a la célula tumoral a suicidarse rápidamente (modificado de: Bianchi *et al.*, *Oncotarget*, 2015).

La quimioterapia puede matar las células tumorales, pero también muchas sanas, sobre todo las que crecen deprisa, como las que producen el cabello o las del interior del intestino. Se está llevando a cabo un gran esfuerzo investigador para crear fármacos más *smart*, es decir, inteligentes, que ataquen receptores específicos o vías metabólicas de las que dependen específicamente los tumores. Este tipo de fármacos, como los anticuerpos, no producen efectos colaterales comparables con los de los quimioterápicos. Además de trabajar con estos anticuerpos, se está trabajando con unas pequeñas moléculas llamadas «inhibidores de la quinasa», que intervienen con precisión en ciertos procesos de crecimiento que se activan en determinados tumores. La mayoría de las células tumorales tienen una «quinasa constitutivamente activa», que es la señal/orden de crecer siempre «encendida», muchas veces debido a mutaciones del ADN. Imaginemos unas autopistas por las que viajan vehículos que llevan informaciones a otros vehículos a kilómetros de distancia, y que estos, a su vez, se las pasan a otros, y así sucesivamente, como en una carrera de relevos. En las células humanas normales las quinasas tienen una función parecida. Por ejemplo, después de ingerir carbohidratos, la sangre contiene más azúcares, y eso provoca la liberación de insulina producida en el páncreas. La insulina viaja por todo el cuerpo y transmite señales a varios tipos de células: por ejemplo, a las de los músculos les da la señal de dejar que entre el azúcar. A diferencia de las células sanas, que absorben el azúcar mucho más deprisa en presencia de insulina, las células tumorales, a causa de las mutaciones de su ADN, mantienen siempre «encendidas» varias quinasas, haya o no insulina u otros factores. La función de los inhibidores de la quinasa consiste en bloquear estas autopistas tumorales con exceso de tráfico, deteniendo el crecimiento de las células tumorales y matándolas.

En colaboración con la Universidad de Génova y el Hospital Pediátrico Gaslini, mi laboratorio demostró que varios ciclos de ayuno aumentan la eficacia de los inhibidores de la quinasa contra las células tumorales del colon, lo cual indica que el ayuno y la dieta que imita el ayuno pueden combinarse eficazmente con muchos fármacos antitumorales empleados para curar el tumor, como explico en los capítulos anteriores y en los siguientes (figura 8.3).[1]

¿UN ANTIBIÓTICO CONTRA EL TUMOR? MEDIDAS ANTIENVEJECIMIENTO PARA COMBATIR EL CÁNCER

En septiembre de 1928 Alexander Fleming, médico y microbiólogo escocés, estaba estudiando el estafilococo, la bacteria que provoca dolor de garganta y otras infecciones, y un día se dio cuenta de que en una placa de Petri donde

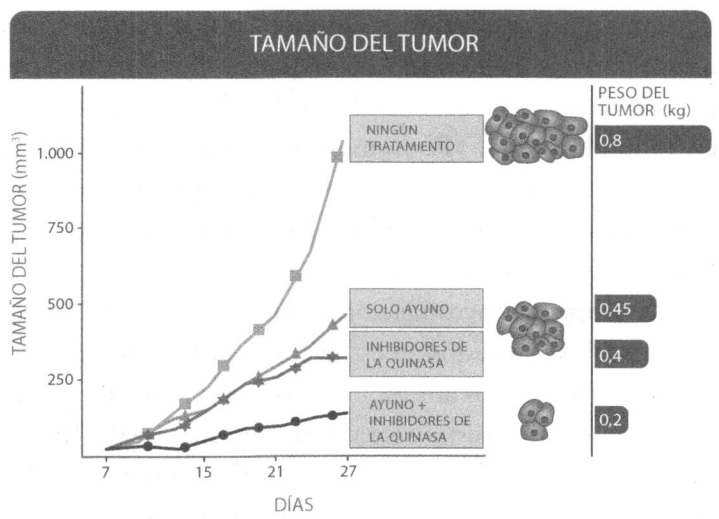

8.3 El ayuno potencia la actividad del inhibidor de la quinasa, cuya diana son los genes del crecimiento activados en los ratones con cáncer colorrectal. Las quinasas son enzimas que modifican otras proteínas (modificado de: Caffa *et al.*, *Oncotarget*, 2015).

estaba cultivando las bacterias, estas habían crecido salvo donde se había formado moho. Fue así como demostró que el moho contenía penicilina, que podía matar muchas clases de bacterias. Este es un gran ejemplo de los tres mil millones de años de «investigación y desarrollo» que ha realizado la evolución para nosotros. Los mohos compiten con las bacterias por la comida y tuvieron que aprender a fabricar un antibiótico, la penicilina, para matar a sus rivales, sobrevivir y crecer. Es importante subrayar que la penicilina debía matar las bacterias, pero no los mohos que la habían fabricado, y que se parecen más al hombre que las bacterias. No es de extrañar, entonces, que la penicilina sea tóxica para las bacterias, pero no para el hombre, una peculiaridad que la ha convertido en el antibiótico más usado en todo el mundo. ¿Podremos encontrar unos fármacos que, como la penicilina, controlen o incluso curen los tumores sin causar efectos colaterales en el paciente? ¿Existe una penicilina para el cáncer?

Mi grupo de investigación, entre otros, ha publicado dos artículos centrados en fármacos antitumorales que recuerdan el uso de los antibióticos contra las bacterias. Maira Di Tano, una investigadora de mi laboratorio del IFOM, es autora de un artículo que muestra cómo pueden combinarse dos estrategias alimentarias caracterizadas por proteger las células sanas del envejecimiento, con el fin de matar células tumorales colorrectales: la vitamina C y la dieta que imita el ayuno. Muchos estudios con ratones y humanos ya han demostrado que estas dos estrategias, en especial la segunda, tienen efectos protectores y antienvejecimiento. En los humanos, los ciclos de dieta que imita el ayuno reducen el colesterol, los triglicéridos, la presión sanguínea, la glucemia y otros factores de riesgo (véase el capítulo sobre la prevención del cáncer). ¿Y si se administraran junto con otro nutriente antienvejecimiento como la vitamina C, y no con fármacos tóxicos?

Quien dio fama a esta vitamina por sus propiedades antienvejecimiento fue el químico y ganador de dos Premios Nobel (uno de Química y otro de la Paz) Linus Pauling, profesor de la Caltech University de Pasadena, a pocas millas de mi universidad de Los Ángeles. Él mismo tomaba varios gramos de vitamina C todos los días y vivió 93 años. También fue de los primeros en sugerir que la vitamina C podría aumentar la producción de radicales libres tóxicos antes mencionada. Pero la escasez de resultados en los ensayos clínicos, consistentes en inyectar, sin más, altas cantidades de vitamina C a los pacientes, hizo que se perdiera el interés por el tema, hasta que en 2015 el laboratorio de Lewis Cantley publicó en *Science* un estudio con ratones[2] que demostraba la eficacia de la vitamina C en la terapia contra determinados tipos de células tumorales del colon-recto con mutaciones que activaban la vía metabólica de la proteína llamada Ras, una de las «autopistas de información entre las células» mencionadas más arriba.

Nos interesaba saber si el ayuno y la dieta que imita el ayuno podían mejorar la acción antitumoral de la vitamina C. Maira Di Tano no lo experimentó solo en tumores colorrectales, sino también en otros tipos de cáncer caracterizados por una mutación del KRAS, que está presente en casi el 30 % de los tumores.[3] El resultado fue que con tres tipos distintos de células humanas o de células tumorales del colon-recto, además de con muchos otros tipos de cáncer caracterizados por mutaciones del KRAS, logramos confirmar que la vitamina C, por sí sola, tenía un efecto antitumoral escaso o moderado, pero si se combinaba con condiciones de ayuno o de dieta que imita el ayuno, su actividad antitumoral se multiplicaba por diez (figura 8.4).[4]

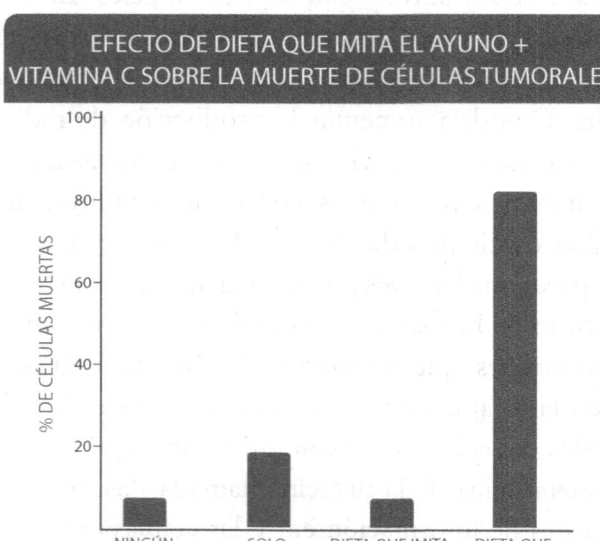

EFECTO DE DIETA QUE IMITA EL AYUNO + VITAMINA C SOBRE LA MUERTE DE CÉLULAS TUMORALES

% DE CÉLULAS MUERTAS

NINGÚN TRATAMIENTO · SOLO VITAMINA C · DIETA QUE IMITA EL AYUNO · DIETA QUE IMITA EL AYUNO + VITAMINA C

8.4 En varios tipos de células tumorales del colon-recto la vitamina C por sí sola tiene un efecto limitado o moderado en la eliminación de dichas células. Pero en combinación con ayuno / dieta que imita el ayuno tiene más capacidad (hasta diez veces más) de matar las células tumorales (modificado de: Di Tano *et al.*, *Nature Communications*, 2020).

¿Por qué el ayuno era tan determinante para aumentar la capacidad antitumoral de la vitamina C? Porque, como hemos visto en los capítulos anteriores, las células tumorales son capaces de «reprogramar» sus vías metabólicas para encontrar la manera de sobrevivir y reproducirse. Di Tano había descubierto que las células tumorales sometidas a tratamiento con vitamina C aumentaban el nivel de ferritina, un factor que actúa como una esponja para el hierro, impidiéndole reaccionar con la vitamina C. Cuando esta y el hierro se ponen en contacto pueden generar niveles tóxicos de radicales libres que matan la célula (figura 8.5).

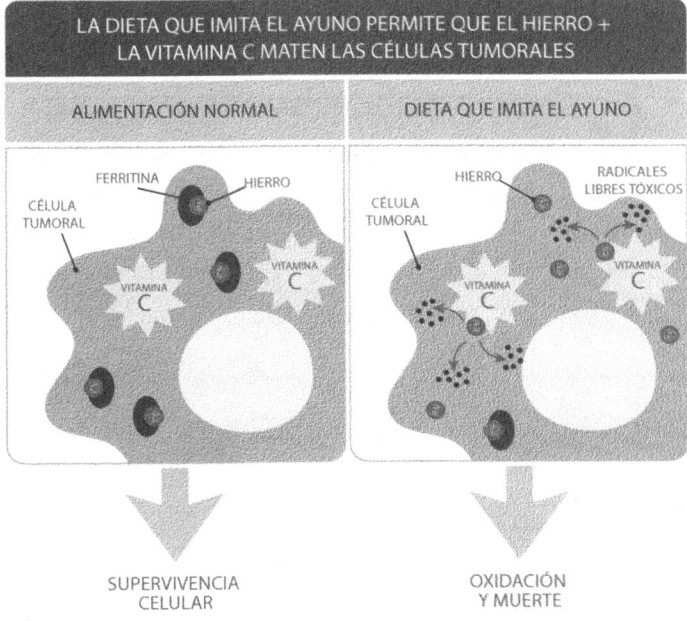

8.5 En condiciones de alimentación normal, la ferritina está unida al hierro e impide que la vitamina C reaccione a su contacto. Durante el ayuno la ferritina disminuye y los niveles de hierro aumentan, lo cual permite que el hierro reaccione con la vitamina C y genere niveles tóxicos de radicales libres que matan la célula tumoral (modificado de: Di Tano *et al.*, *Nature Communications*, 2020).

Pero la asociación de la vitamina C con los ciclos de ayuno no bastaba para curar a los ratones, y solo cuando Di Tano añadió quimioterapia empezó a observar un efecto mucho más rotundo sobre el cáncer (figura 8.6).

Hoy en día los laboratorios que dirijo están trabajando intensamente para identificar las vías de escape metabólicas del tumor colorrectal, como las que se han descubierto para el cáncer de mama y otros, lo cual permitirá aplicar una combinación de fármacos no tóxicos.

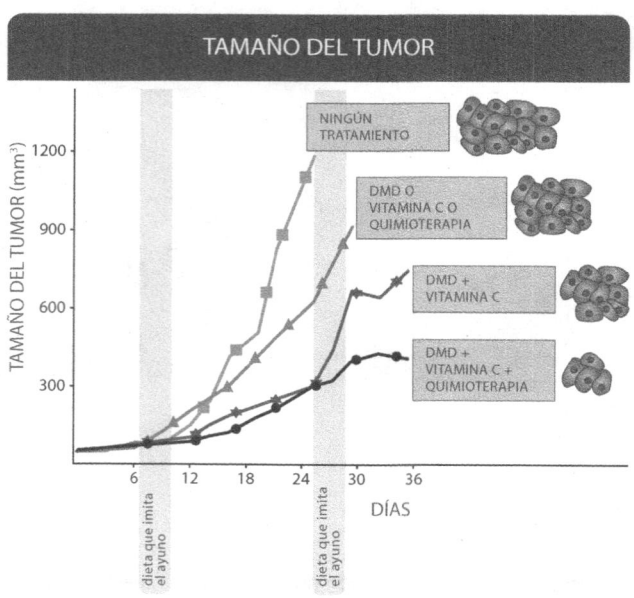

8.6 La vitamina C combinada con los ciclos de ayuno no basta para detener el crecimiento del cáncer en los ratones; solo se bloquea cuando se le añade quimioterapia (modificado de: Di Tano *et al.*, *Nature Communications*, 2020).

En 2020 otro laboratorio confirmó que combinando ayuno y dieta que imita el ayuno con un inhibidor de la quinasa llamado rapamicina puede lograrse la supervivencia a largo plazo de ratones con cáncer colorrectal (figura 8.7). De hecho, la rapamicina es una de las sustancias que más prolongan la vida de los ratones, pues inhibe la vía metabólica de señalación conocida como S6K-mTOR, cuyo papel central en el envejecimiento fue descubierto veinte años antes en mi laboratorio.[5]

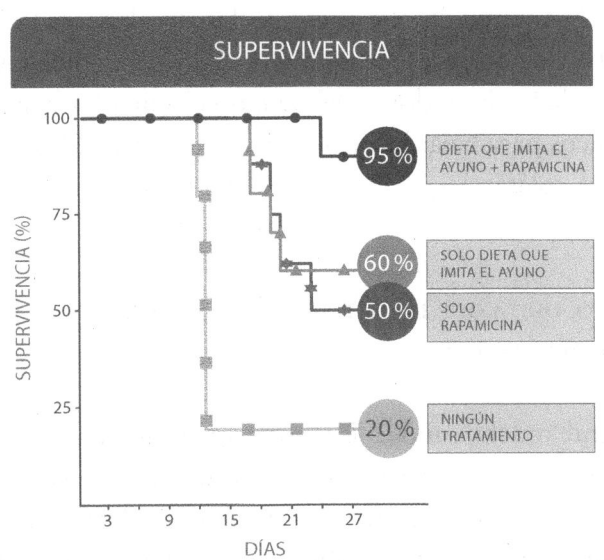

8.7 Porcentaje de supervivencia total de ratones con cáncer de colon durante la dieta normal y el ayuno, con o sin rapamicina. Se trata de uno de los principales fármacos susceptibles de alargar la vida de los ratones inhibiendo un gen proenvejecimiento llamado S6KmTOR (modificado de: Wenget *et al.*, *Nature Communications*, 2020).

Tanto en los ratones como en el hombre la rapamicina produce un aumento de la glucosa en sangre, que puede fomentar el crecimiento del tumor. Así pues, la combinación de ayuno, dieta que imita el ayuno y rapamicina puede, por un lado, aumentar la protección de las células sanas sometidas a quimioterapia, y por el otro, frenar el crecimiento de los tumores, ayudado por la actividad de S6K-mTOR o por niveles altos de azúcares.

Al igual que la rapamicina, la dexametasona, muy usada para reducir los efectos colaterales en los pacientes oncológicos, también eleva los niveles de glucosa. Por eso vale la pena que el paciente discuta con su oncólogo el uso de las dietas imitadoras del ayuno combinadas con estos fármacos para bajar la glucosa, reducir potencialmente los efectos colaterales y retrasar el crecimiento del tumor.[6]

AYUNO, DIETA QUE IMITA EL AYUNO Y TUMOR COLORRECTAL: CASOS CLÍNICOS

Durante muchos años mis laboratorios han llevado a cabo exhaustivas investigaciones con ratones sobre el ayuno y las dietas imitadoras del ayuno y el cáncer colorrectal como las que se acaban de describir, pero además de los estudios experimentales hemos seguido a pacientes aquejados de este tipo de tumor tanto en el ámbito de los estudios clínicos como a través de los oncólogos, con independencia de los estudios clínicos. Los estudios clínicos aleatorizados sobre ayuno y dieta que imita el ayuno aún no han terminado, pero los potentes efectos observados en estudios con ratones y los primeros y prometedores datos clínicos obtenidos indican que el ayuno y la dieta que imita el ayuno tienen posibilidades de mejorar notablemente las terapias oncológicas convencionales.

En los estudios en curso no hemos detectado ningún efecto colateral significativo causado por la dieta que imita el ayuno, de modo que hasta el momento los pacientes con cáncer colorrectal que la han seguido han demostrado que es segura y se tolera bien. De todos modos, los pacientes aquejados de este tipo de cáncer que piensen incluir la dieta que imita el ayuno en la terapia deberían esperar, a ser posible, los resultados de las pruebas clínicas.

En el momento de escribir este libro se están llevando a cabo dos estudios clínicos sobre el efecto del ayuno en el tumor colorrectal. Uno empezó en 2020 en China y en él intervienen 2.400 pacientes para un estudio aleatorizado que combina el ayuno con las operaciones quirúrgicas.[7] El otro tiene lugar en Madrid, con 100 pacientes que siguen un periodo de ayuno a corto plazo durante 44-48 horas desde 24 horas antes de someterse a tratamiento quimioterápico.[8]

En resumidas cuentas: los resultados de laboratorio sobre el uso del ayuno y la dieta que imita el ayuno combinados con distintas terapias, ya sean quimioterapia, inhibidores de la quinasa o inyecciones de vitamina C para combatir el tumor colorrectal, resultan muy convincentes y han sido confirmados por varios laboratorios. Algunos pacientes han sido tratados con esta combinación y han mejorado, pero los estudios clínicos con muestras más amplias todavía están en curso y terminarán en los próximos años.

Tal como hemos visto antes al hablar de estudios con animales, la combinación de vitamina C y dieta que imita el ayuno solo funciona bien con células tumorales colorrectales con mutación KRAS, por lo que antes de adoptarla es preciso dirigirse a un equipo cualificado.

Los pacientes que sufren cáncer colorrectal metastásico son de alto riesgo desde el punto de vista nutricional, y a veces acusan de manera significativa la llamada «resistencia anabólica», una condición que hace que las estrategias de restricción calórica puedan provocar un proceso llamado «catabólico» que empeora el pronóstico de la enfermedad. Por eso, en los periodos en que los pacientes no siguen los ciclos de dieta que imita el ayuno, deben someterse a un control estricto que les garantice un aporte adecuado de calorías y proteínas, además de practicar ejercicio físico de resistencia. Para ello pueden tomarse en consideración métodos que mesuren y monitoricen la masa y la fuerza muscular. La quimioterapia también provoca diversos efectos colaterales gastrointestinales (náuseas, vómitos, pérdida de moco, diarrea, anorexia) que podrían agravar el riesgo de desnutrición del paciente.

Otras terapias nutricionales en la terapia del tumor colorrectal: la influencia de la macrobiota intestinal

La influencia que ejercen ciertos alimentos, así como la exposición química y el consumo de antibióticos y fármacos a que se ve sometida la macrobiota intestinal y el consiguiente riesgo de contraer cáncer colorrectal son bien conocidas. La macrobiota intestinal también desempeña un papel importante en el desarrollo y el avance de este tipo de tumor.

Por ejemplo, los pacientes con cáncer colorrectal suelen presentar un desequilibrio en las bacterias intestinales, con una carencia de poblaciones de bacterias beneficiosas y un exceso de poblaciones de bacterias dañinas (patógenos proinflamatorios).

Este desequilibrio puede crear un estado inflamatorio crónico subclínico (es decir, no perceptible) que aumenta las mutaciones de ADN y promueve el cáncer colorrectal.[9]

Una alimentación personalizada que module la configuración de la macrobiota intestinal, como una dieta rica en fibra, así como una integración de ácidos grasos poliinsaturados, polifenoles y probióticos, o una dieta vegetal con pescado, puede ser una estrategia prometedora para aumentar la eficacia de las terapias antitumorales, tal como se afirma en una reseña publicada en la revista *Cancers* de mayo de 2020.[10]

Por ejemplo, de un estudio clínico realizado con 40 pacientes que fue publicado por *Nature Communications* en 2015 se deduce que una alimentación rica en fibra promueve la diversificación de la flora intestinal y reduce los biomarcadores, es decir, los signos de proliferación e inflamación celular.[11]

En un estudio llevado a cabo con 992 pacientes enfermos de cáncer de colon en estadio III (el tumor se había extendido del colon a uno o más ganglios linfáticos locales), aquellos que seguían las directrices para los llamados *cancer survivors* de la American Cancer Society (mantener un peso corporal saludable, actividad física, alimentación rica en verdura, fruta y cereales integrales) habían reducido en un 42 % el riesgo de muerte durante el periodo del estudio, y a su vez habían aumentado el porcentaje de supervivencia por encima de los quince años.[12]

Otra reseña de la literatura especializada destaca los efectos positivos de una alimentación rica en fibra en los pacientes que padecen cáncer de colon y en los pacientes sometidos a inmunoterapia, sentando las bases para una futura investigación sobre el papel de las estrategias alimentarias en la mejora de los resultados de la lucha contra el tumor.[13] A esto cabe añadir un nuevo y prometedor campo de investigación, el del análisis metagenómico de las heces mediante 16S rRNA (por análisis metagenómico se entiende el estudio directo de una comunidad microbiana en su ambiente) que en el futuro permitirá idear terapias personalizadas para intervenir en la macrobiota del paciente.[14]

En conclusión, parece necesario seguir investigando intensamente el papel del ayuno, la dieta que imita el ayuno y otras estrategias alimentarias en relación con el cáncer colorrectal, pero los resultados que ya conocemos son muy prometedores. Como en cualquier batalla o situación crítica, es importante conocer al enemigo, imaginar o examinar su estrategia y planear las contramedidas más adecuadas para protegerse y proteger el propio ejército mientras se derrota al rival.

Después de presentar las indicaciones terapéuticas destinadas a afrontar el cáncer colorrectal, me gustaría compartir con el lector las historias de algunos pacientes, para mostrar la importancia del trabajo en equipo, así como de combinar las estrategias terapéuticas integradas (nutricionales y de estilo de vida) con las convencionales. El primer caso lo siguió la doctora Ana Luisa Baccarin; después se expondrán las historias y experiencias de otros pacientes.

HISTORIAS Y EXPERIENCIAS DE PACIENTES

Caso clínico de tumor metastásico rectal KRAS mutado
«En mi calidad de oncóloga me enfrento a diario a la condición de la inexorable finitud de la vida. Cuando no somos capaces de garantizarle al paciente la prolongación de la vida, al menos tratamos de mejorar su calidad, porque añadir vida a nuestros días es tan o más importante que añadir días a nuestra vida.

»Cuando estaba buscando nuevas respuestas a mis preguntas me enteré de las investigaciones del profesor Valter Longo y sus colegas. Yo siempre fui una oncóloga que pensaba de un modo multidimensional. En el ejercicio de mi profesión les propongo a los pacientes una línea de tratamiento centrada en la integración de las terapias estándar con la alimentación, prestando especial atención a los aspectos relacionados con el metabolismo; por eso me enteré de los principios de la dieta que imita el ayuno y me quedé sorprendida al leer una publicación reciente del grupo del profesor Longo que registraba por vía preclínica la actividad antitumoral resultante de combinar altas dosis de ascorbato (vitamina C) con la dieta que imita el ayuno en el tratamiento de tumores en el colon KRAS mutados.

»En 2020 me enfrenté al momento que tanto tememos los oncólogos: una de mis pacientes, aquejada de ese tipo de tumor metastásico, ya no presentaba posibilidades de curación, y la enfermedad seguía avanzando. Sin embargo, la paciente estaba clínicamente bien y era capaz de recibir tratamiento. ¿Qué hacer en casos como este, cuando las guías te dicen que la mejor opción son las curas de soporte a un paciente que es plenamente capaz de seguir un tratamiento? Mi paciente tenía 48 años, y en 2017 le se le diagnosticó un tumor rectal metastásico diseminado al tiroides y al hígado. Había empezado la primera serie de quimioterapias con folfirinox, la segunda con folfox y la tercera con folfiri y bevacizumab. En septiembre de 2020 la enfermedad se extendió al hígado y los pulmones.

»A falta de nuevos objetivos terapéuticos y basándome en el artículo publicado por Longo y colegas, propuse un nuevo esquema de tratamiento: dieta que imita el ayuno del día 1 al día 5 + oxaliplatino 130 mc/m^2, día 4 + bevacizumab 7,5 mg/kg día 4 + ascorbato 60 g/día del día 1 al día 3. Los ciclos se repetían cada tres semanas. No incluí fluoropirimidina. Los niveles del marcador específico del tumor colorrectal (CEA), que en septiembre alcanzaban 2.436, en noviembre bajaron a 1.798. Otro marcador, CA 19-9, permaneció estable. El valor de la lactato deshidrogenasa (LDH) bajó de 1.322 a 841. Vale la pena señalar que era la primera vez en 2020 que los marcadores bajaban, y a ello cabía sumar una mejora de los marcadores de la funcionalidad hepática. El esquema terapéutico se toleraba relativamente bien; el efecto colateral más relevante fue el agotamiento al final del ciclo de cinco días, un efecto que por lo demás estaba previsto, a causa del estrés oxidativo causado por este tipo de protocolo. La masa muscular de la paciente, mesurada mediante bioimpedanciometría, permaneció invariable durante todos los ciclos. En el periodo de suspensión de los ciclos se animaba a la paciente a practicar entrenamientos de resistencia y a seguir una dieta más rica en proteínas, con mayor preponderancia vegetal que animal. Para controlar mejor el apetito durante los cinco días de dieta que imita el ayuno se añadieron 0,6 mg de liraglutida, que no pareció restarle eficacia al protocolo.

»Lamentablemente, en enero de 2021 los marcadores tumorales y las enzimas hepáticas habían subido y el diagnóstico por imágenes reveló una progresión del tumor en el hígado y los pulmones. En diciembre de 2020, la combinación trifluridina + clorhidrato de tipiracilo se aprobó en Brasil y se le aplicó a la paciente. En vista de la progresión de los marcadores tumorales y del empeoramiento de las condiciones de la paciente, en abril de 2021 se propuso otra mejora de las curas de soporte. Mientras escribo esto los síntomas de la paciente están bajo control y se han previsto otras medidas de soporte por si sus condiciones clínicas empeoran. De todos modos, la paciente ha podido disfrutar de unos cuatro meses sin acusar molestias, un resultado imposible de alcanzar según las guías oncológicas. Ninguna medicina habría dado este resultado en sus condiciones. La paciente pudo pasar otra Navidad con su familia, y su caso servirá sin duda de inspiración para otros médicos y otros pacientes de todo el mundo.

»La complejidad del tumor muestra que el futuro de la oncología está en la adopción de un enfoque complejo, en el que deben gestionarse las vías de activación de varios tumores a la vez. El soporte metabólico a las quimioterapias es un instrumento terapéutico fascinante y me siento agradecida por haber podido beneficiarme de las investigaciones del profesor Longo».

Gabriele

A los 58 años, Gabriele, suizo, empieza a sentir un gran cansancio que parece debido a una fuerte carencia de hierro, por lo que le prescriben una inyección de hierro, una gastroscopia y una colonoscopia. Días después su doctora lo llama por teléfono y le da una noticia inesperada: tumor en el colon. Tras una serie de exámenes (escáner, resonancia magnética, PET) también aparecen tres metástasis en el hígado. Pese a la conmoción inicial, porque siempre ha llevado una vida muy regular y sana (normopeso, no fuma y no bebe alcohol salvo en raras ocasiones, practica deporte), mantiene la lucidez y sabe que está listo para luchar.

Gabriele y su compañera recuerdan haber visto un programa de televisión de la Suiza francesa (*Tendance jeûne*, RTS 36.9°, 27 de febrero de 2019)[15] en el que se hablaba del ayuno y entrevistaban al profesor Longo, así como un documental del CHUV (Centre Hospitalier Universitaire Vaudois) de Lausana titulado *Y a-t-il des effets bénéfiques à faire un jeûne?* (¿Practicar el ayuno tiene efectos beneficiosos?).[16] Siguiendo con sus indagaciones, Gabriele descubre muchos testimonios de personas que habían ayunado durante la quimioterapia y opta por un intervalo de 36 horas antes y 36 horas después de la infusión de oxaliplatino, siempre con la aprobación de su oncólogo. También introduce cambios en su alimentación diaria, eliminando algunos alimentos como los lácteos y los que contienen azúcar.

Desde mediados de 2020, cuando empieza la quimioterapia y se somete a dos operaciones quirúrgicas, hasta octubre del mismo año, sigue este esquema alimentario (ayunos y dieta de todos los días) con algunos efectos colaterales clásicos (dolor de cabeza, sabor metálico en la boca, cansancio, diarrea, etc.) solamente durante el primer ciclo de quimioterapia. El resto del tiempo no tiene otros efectos negativos relacionados con los fármacos y sigue con sus caminatas. Después de los tratamientos ha ganado peso, y tras veinte sesiones de quimioterapia también ha vuelto a esquiar (en Suiza se podía, pese a la covid-19); a partir de abril de 2021 reanudó parcialmente su actividad de informático.

«Actualmente todavía siento hormigueo en las manos y los pies, ligeros vértigos cuando me levanto y a veces cansancio súbito, pero, a pesar de los pesares, siempre veo la vida de un modo positivo».

Massimiliano Longo

Massimiliano es un importante director creativo al que, con 43 años, le diagnosticaron un cáncer de colon en el estadio IV, es decir, diseminado con metástasis a otros órganos.

Tras una complicada operación quirúrgica en la que le extirparon 33 centímetros de colon, parte del peritoneo (una membrana que recubre la cavidad abdominal) y 65 ganglios linfáticos, acudió a la Fondazione Valter Longo de Milán, donde la doctora Romina Cervigni le dio indicaciones sobre la alimentación diaria y lo puso en contacto con los responsables de un estudio clínico que se estaba llevando a cabo en el Ospedale Policlinico San Martino de Génova, donde se combinaba la dieta que imita el ayuno con terapia convencional.

Lo interesante es que Massimiliano, en pocos meses, ideó una estrategia en varios frentes para afrontar su cáncer: las curas estándar (la operación quirúrgica y 12 ciclos de quimioterapia), la dieta que imita el ayuno, varios complementos para contrarrestar los efectos neurotóxicos del tratamiento, análisis genéticos y terapia del dolor con cannabis médico. Además, entre dos ciclos de quimioterapia, siguió un régimen alimentario basado en la dieta de la longevidad.

Massimiliano también es un motero apasionado: después de su último ciclo de quimioterapia cruzó en moto el desierto del Sahara para rodar un cortometraje cuyo argumento es el motociclismo como terapia, llevando consigo todo lo que necesitaba para las curas. Su historia se ha publicado en *Il fatto quotidiano*[17] y en *RoadBook*,[18] una revista que cuenta las extraordinarias aventuras de moteros que viajan por el mundo con su moto.

A pesar de algunos episodios de náuseas, Massimiliano atravesó el desierto en plena forma, soportando las penalidades del viaje, con unas temperaturas que alcanzaron los 55 °C.

Tomo de *Il fatto quotidiano* estas palabras de Massimiliano: «Bah, no sabemos cuánto tiempo estaremos aquí vivos, y aunque las estadísticas de supervivencia digan que cinco años, lo mejor es vivir a tope, cuidando los afectos y las pasiones, estudiando para trascender el horizonte de los sucesos y de los actuales límites tecnológicos, más allá de los cuales existen nuevas posibilidades para replantearse la existencia y aumentar radicalmente la esperanza de vida: cuando miras al futuro el tiempo es relativo».

Actualmente Massimiliano tiene que volver a someterse a varios ciclos de quimioterapia y está afrontando este momento de un modo muy activo, como ya ha demostrado que sabe hacer.

RESUMEN DE LA TERAPIA DEL CÁNCER COLORRECTAL

- Terapia oncológica convencional (quimioterapia, inhibidores de la quinasa, etc.).
- Hablar con el oncólogo para combinarla con una dieta que imita el ayuno.
- Hablar con el oncólogo sobre la posibilidad de aplicar una terapia experimental con vitamina C inyectada en dosis altas (si el tumor ha mutado en KRAS).
- Entre dos tratamientos, mantener la dieta de la longevidad (véase el capítulo sobre la prevención).
- Durante la terapia, ayunar 13-14 horas diarias (por ejemplo, comer entre las 8 de la mañana y las 6 de la tarde), asegurándose de mantener la masa muscular normal.

- Mantener un peso corporal dentro de la norma.
- Estar físicamente activos y practicar ejercicio, consultando al oncólogo.
- Tratar de mantener el ángulo de fase (un índice de la funcionalidad muscular) por encima de 5 grados mediante el entrenamiento de la fuerza muscular, siguiendo, por ejemplo, los ejercicios que se proponen en la web de la Fondazione Valter Longo (www.fondazio nevalterlongo.org, sección «Restare giovani e sani / Esercizio e longevità»), todos los días o al menos tres o cuatro veces por semana, durante 30-40 minutos.

Atención: los datos descritos en este libro se han obtenido en animales o en estudios clínicos que aún no son concluyentes. Por lo tanto, se aconseja emprender ciclos de dieta que imita el ayuno SOLO tras una evaluación y con supervisión del médico especialista, preferiblemente oncólogo. Así también podrá prevenirse la malnutrición, un factor pronóstico negativo en las enfermedades agudas y crónicas.

La investigación sobre el cáncer da pasos de gigante, pero las terapias dirigidas a pacientes que lo padecen avanzan mucho más despacio. Por eso creo que es necesario un nuevo planteamiento de las terapias oncológicas, con un oncólogo al frente de un equipo formado por médicos especializados en medicina integrada, biólogos moleculares, nutricionistas y, siempre que sea posible, psicólogos, para brindar a los pacientes terapias personalizadas, sobre todo a los que no responden a las terapias estándar. Estos «equipos oncológicos», además de curar el cáncer o bloquear su progresión, deberían prevenir los efectos colaterales y los daños a las células, los sistemas y los órganos sanos. La Longevity and Healthspan Clinic Create Cures Foundation en Estados Unidos (www.createcures.org) y la Fondazione Valter Longo en Italia (www.fondazionevalterlongo.org) están especializadas en asistencia a pacientes y oncólogos a fin de completar el tratamiento estándar con medidas innovadoras e integradas que se apoyen en sólidas bases científicas centradas en la nutrición y la biología mo-

lecular del tumor, pero también en la capacidad natural del cuerpo humano para combatir el cáncer y otras enfermedades. La misión de las fundaciones es ofrecer la posibilidad de vivir sanos y muchos años. Por eso prestan asistencia gratuita a quienes padecen cáncer y otras enfermedades en fase avanzada pero no pueden permitirse estas terapias integradas.

Notas

1. I. Caffa, V. D'Agostino, P. Damonte, D. Soncini, M. Cea, F. Monacelli, P. Odetti, A. Ballestrero, A. Provenzani, V. D. Longo, A. Nencioni, «Fasting potentiates the anticancer activity of tyrosine kinase inhibitors by strengthening MAPK signaling inhibition», *Oncotarget*, 2015, DOI: 10.18632/oncotarget.3689, PMID: 25909220; PMCID: PMC4494907.

2. J. Yun, E. Mullarky, C. Lu, K. N. Bosch, A. Kavalier, K. Rivera, J. Roper, I. I. Chio, E. G. Giannopoulou, C. Rago, A. Muley, J. M. Asara, J. Paik, O. Elemento, Z. Chen, D. J. Pappin, L. E. Dow, N. Papadopoulos, S. S. Gross, L. C. Cantley, «Vitamin C selectively kills KRAS and BRAF mutant colorectal cancer cells by targeting GAPDH», *Science*, 2015, DOI: 10.1126/science.aaa5004, Epub 5 de noviembre de 2015, PMID: 26541605, PMCID: PMC4778961.

3. National Cancer Institute, «Researchers Discover Potential Way to Hit Elusive Target in Pancreatic Cancer», 4 de abril de 2019. https://www.cancer.gov/news-events/cancer-currents-blog/2019/pancreatic-cancer-targeting-kras-indirectly

4. M. Di Tano, F. Raucci, C. Vernieri, I. Caffa, R. Buono, M. Fanti, S. Brandhorst, G. Curigliano, A. Nencioni, F. De Braud, V. D. Longo, «Synergistic effect of fasting-mimicking diet and vitamin C against KRAS mutated cancers», *Nature Communications*, 2020, DOI: 10.1038/s41467-020-16243-3, PMID: 32393788, PMCID: PMC7214421.

5. P. Fabrizio, F. Pozza, S. D. Pletcher, C. M. Gendron, V. D. Longo, «Regulation of longevity and stress resistance by Sch9 in yeast», *Science*, 2001, DOI: 10.1126/science.1059497, Epub 5 de abril de 2001, PMID: 11292860.

6. S. Di Biase, H. S. Shim, K. H. Kim, M. Vinciguerra, F. Rappa, M. Wei, S. Brandhorst, F. Cappello, H. Mirzaei, C. Lee, V. D. Longo, «Fasting regulates EGR1 and protects from glucose and dexamethasone-dependent sensitization to chemotherapy», *PLoS Biology*, 2017, DOI: 10.1371/journal.pbio.2001951. Fe de erratas en *PLoS Biology*, 1 de mayo de 2017, 15 (5), e1002603, PMID: 28358805, PMCID: PMC5373519.

7. US National Library of Medicine, «Effects of Fasting Strategies on Postoperative Recovery and Long-term Prognosis in Patients With Colorectal Cancer», consultado el 3 de mayo de 2021. https://www.clinicaltrials.gov/ct2/show/NCT04345978?term=fasting+diet&cond=Colorectal+Cancer&draw=2&rank=4

8. US National Library of Medicine, «Short-term Fasting as an Enhancer of Chemotherapy: Pilot Clinical Study on Colorectal Carcinoma Patients (CHEMOFAST)», consultado el 3 de mayo de 2021. https://www.clinicaltrials.gov/ct2/show/NCT04247464?term=fasting+diet& cond=Colorectal+Cancer&draw=2&rank=6

9. M. Borges-Canha, J. P. Portela-Cidade, M. Dinis-Ribeiro, A. F. Leite-Moreira, P. Pimentel-Nunes, «Role of Colonic Microbiota in Colorectal Carcinogenesis: A Systematic Review», *Revista Española de Enfermedades Digestivas*, noviembre de 2015, 107 (11), pp. 659-671, DOI: 10.17235/reed.2015.3830/2015, PMID: 26541655.

10. L. Sánchez-Alcoholado, B. Ramos-Molina, A. Otero, A. Laborda-Illanes, R. Ordóñez, J. A. Medina, J. Gómez-Millán, M. I. Queipo-Ortuño, «The Role of the Gut Microbiome in Colorectal Cancer Development and Therapy Response», *Cancers* (Basel), 29 de mayo de 2020, 12 (6), p. 1406, DOI: 10.3390/cancers12061406, PMID: 32486066, PMCID: PMC7352899.

11. S. O'Keefe, J. Li, L. Lahti *et al.*, «Fat, Fibre and Cancer Risk in African Americans and Rural Africans», *Nature Communications*, 2015. https://doi.org/10.1038/ncomms7342

12. E. L. Van Blarigan, C. S. Fuchs, D. Niedzwiecki *et al.*, «Association of Survival With Adherence to the American Cancer Society Nutrition and Physical Activity Guidelines for Cancer Survivors After Colon Cancer Diagnosis: The CALGB 89803/Alliance Trial», *JAMA Oncology*, 2018, DOI: 10.1001/jamaoncol.2018.0126.

13. S. Mann (D. O.), M. Sidhu (D. O.), K. Gowin (D. O.), «Understanding the Mechanisms of Diet and Outcomes in Colon, Prostate, and Breast Cancer; Malignant Gliomas; and Cancer Patients on Immunotherapy», *Nutrients*, 2020, DOI: 10.3390/nu12082226, PMID: 32722632, PMCID: PMC7468768.

14. M. A. Osman, H. M. Neoh, N. S. Ab Mutalib *et al*, «16S rRNA Gene Sequencing for Deciphering the Colorectal Cancer Gut Microbiome: Current Protocols and Workflows», *Frontiers in Microbiology*, 2018, DOI: 10.3389/fmicb.2018.00767

15. RTS, *Tendance jeûne* (programa de televisión), 27 de febrero de 2019. https://pages.rts.ch/emissions/36-9/10137569-tendance-jeune.html

16. C. Mottet, S. Sierro, «Y a-t-il des effets bénéfiques à faire un jeûne?», febrero de 2016. https://www.chuv.ch/fileadmin/sites/glg/documents/glg_symposium_gastro-enterologiemici_fev2016_mottet.pdf

17. E. Verga, «Massimiliano usa le sue passioni come terapia. E secondo me funziona». *Il fatto quotidiano*, 09.03.2019. https://www.ilfattoquotidiano.it/2019/03/09/massimiliano-usa-le-sue-passioni-cometerapia-e-secondo-me-funziona/5021662/

18. Daniele Donin, «Sognatori e viaggiatori: Dal deserto all'alba», *Roadbook*, n.º 14, octubre-noviembre de 2019.

9

Ayuno, alimentación y cáncer de pulmón

Quiero dar las gracias, por su aportación y revisión de este capítulo, a Filippo De Braud, profesor de Oncología Médica, director de la Escuela de Especialización en Oncología Médica de la Universidad de Milán y director de Oncología Médica y Hematología del Istituto Nazionale dei Tumori, en Milán; Shadia Jalal, profesora de Medicina en el Melvin and Bren Simon Cancer Center de la Escuela de Medicina de la Universidad de Indiana, y a Alessandro Laviano, profesor de Medicina Interna en el Departamento de Medicina de Traslación y Precisión de la Universidad La Sapienza de Roma.

EL CÁNCER DE PULMÓN: QUÉ ES Y CÓMO SE CURA

El cáncer de pulmón es la primera causa de muerte por cáncer en los países industrializados. En Estados Unidos es la primera causa de muerte entre los hombres y ha superado al cáncer de mama en las mujeres, encabezando la clasificación de la mortalidad por cáncer según la American Cancer Society. Su incidencia aumenta con la edad: en el momento del diagnóstico la edad media de los pacientes está comprendida entre los 60 y los 70 años.[1] ¿Cuáles son las causas y los factores de riesgo de contraer este tipo de tumor?

1) El humo de tabaco. Se sabe que fumar cigarrillos es una de las causas principales de la aparición de un tumor en el pulmón. Según los datos de los Centers for Disease Control and Prevention (CDC), fumar aunque sean unos pocos cigarrillos diarios puede multiplicar por entre quince y treinta veces la probabilidad de contraer la enfermedad.[2] El riesgo empieza a bajar a partir de cinco años desde que se deja de fumar, pero sigue siendo tres veces superior al de quienes no han fumado nada durante los veinticinco años posteriores a haberlo dejado, según un estudio reciente publicado por el *Journal of the National Cancer Institute* y realizado con unas 9.000 personas. Los no fumadores corren un riesgo mayor cuando están expuestos a humo pasivo.[3]

2) La exposición al radón. La IARC, International Agency for Research on Cancer, ha clasificado el radón, una sustancia química radiactiva que contamina el aire de los ambientes internos en todo el mundo, como un importante factor de riesgo que puede aumentar la incidencia del cáncer en los fumadores. El radón se encuentra sobre todo en el suelo, del que sale difundiéndose por el ambiente y acumulándose en los espacios cerrados, donde se vuelve peligroso.

3) La contaminación atmosférica y la exposición a agentes tóxicos de procedencia industrial.[4]

Según los Centers for Disease Control and Prevention, los tumores malignos del pulmón se dividen en dos grupos principales:

1) **Carcinoma pulmonar de células pequeñas (SCLC) o microcitoma**, correspondiente a cerca del 15-20 % de los casos.
2) **Carcinoma pulmonar de células no pequeñas (NSCLC) o no microcitoma**, correspondiente a cerca del 70 % de los casos.

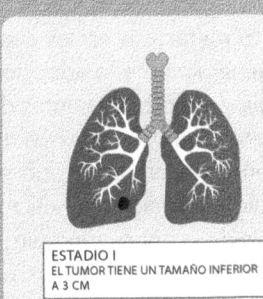

ESTADIO I
EL TUMOR TIENE UN TAMAÑO INFERIOR A 3 CM

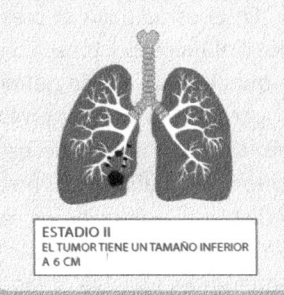

ESTADIO II
EL TUMOR TIENE UN TAMAÑO INFERIOR A 6 CM

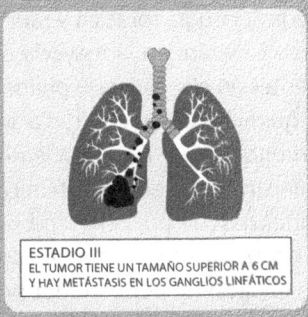

ESTADIO III
EL TUMOR TIENE UN TAMAÑO SUPERIOR A 6 CM Y HAY METÁSTASIS EN LOS GANGLIOS LINFÁTICOS

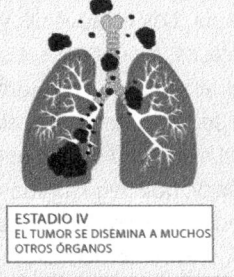

ESTADIO IV
EL TUMOR SE DISEMINA A MUCHOS OTROS ÓRGANOS

9.1 El tumor en el pulmón puede desarrollarse en cualquier punto de los dos órganos, dando origen a una masa que obstruye el flujo del aire. En los estadios I y II los tumores pulmonares son pequeños y suelen tratarse con una operación quirúrgica mínimamente invasiva. El estadio III por lo general presenta metástasis en los ganglios linfáticos del tórax, mientras que el estadio IV se extiende a los dos pulmones, a su alrededor y a órganos alejados.[2]

La mayoría de los pacientes cuyo tumor no se ha propagado a los ganglios linfáticos (estadios I y II) se someten a una operación quirúrgica miniinvasiva. A los pacientes en el estadio II que cumplen los requisitos para someterse a terapia tras la operación se les suele tratar con quimioterapias a base de platino, pues han demostrado que aumentan la posibilidad de supervivencia.[5]

En el estadio IIIA la presencia de metástasis en los ganglios linfáticos del tórax conlleva generalmente la adopción de quimioterapia o de quimioterapia y radioterapia antes de la operación quirúrgica en los pacientes que cumplen los requisitos. La finalidad de este tratamiento preoperatorio es reducir el tamaño del tumor, impedir la formación de micrometástasis y potenciar los resultados de la operación quirúrgica. El estadio IIIA del carcinoma pulmonar de células no pequeñas es variable, y las decisiones sobre su tratamiento deberían implicar oncología médica, cirugía torácica y radioterapia. Los estados IIIB y IV se consideran, en la mayoría de los casos, inoperables. Los pacientes en el estadio IIIB pueden evaluarse para un tratamiento quimioterápico con radiaciones seguido de una posible inmunoterapia. A los pacientes en el estadio IV se les suele administrar una terapia sistémica, es decir, que llega a todas las partes del cuerpo, pero también puede usarse radioterapia para controlar los síntomas y reducir los sufrimientos causados en el paciente por el tumor primario o por las metástasis (por ejemplo, en el caso de metástasis óseas), mejorando así su calidad de vida.[6]

Transcurridos unos años de la publicación de nuestros primeros trabajos sobre ayuno y cáncer recibí una llamada de un amigo de un famoso investigador sobre cáncer que trabajaba en un hospital con departamento de investigación; al investigador le habían diagnosticado cáncer de pulmón, no estaba respondiendo bien a las terapias y le quedaba poco tiempo de vida. Le proporcioné las informaciones necesarias para combinar ayuno y quimioterapia, y un año después me llegó la noticia de que el investigador las había seguido, estaba bien y había vuelto a trabajar. Seis o siete años después me volví a interesar por esta persona y me dijeron que seguía vivo y bien de salud. Lamentablemente, al octavo año de haber sido diagnosticado murió, pero la combinación de ayuno e inmunoterapia que le habían administrado probablemente marcó una gran diferencia, si se tiene en cuenta que solo el 10 % de los casos sobreviven hasta cinco años al cáncer de pulmón, y que su esperanza de vida probablemente habría sido mucho menor, dado que al principio no respondía bien a los ciclos de quimioterapia. Una supervivencia de ocho años después del diagnóstico de un tumor tan agresivo es algo muy infrecuente.

Otro aspecto importante a favor de combinar la dieta que imita el ayuno con otras terapias antitumorales es su capacidad de reducir los efectos colaterales y/o fortalecer al paciente, proporcionándole un instrumento para combatir el tumor con sus propias energías. Estos efectos colaterales podrían ser muy graves para según qué pacientes, e incluso poner en peligro su vida. Uno de mis más antiguos colaboradores murió hace varios años por los efectos colaterales de una inmunoterapia a la que se había sometido para combatir un cáncer. Hay que decir que aún no sabemos si la dieta que imita el ayuno reduce los efectos colaterales de una determinada terapia, aunque en diversos estudios clínicos hemos combinado dietas imitadoras del ayuno con quimioterapia, radioterapia, inhibidores de la quinasa, terapia hormonal e inmunoterapia. En la mayoría de los casos tanto los oncólogos como los estudios clínicos han constatado una reducción de los efectos colaterales tras la combinación de terapia antitumoral y ayuno / dieta que imita el ayuno, pero hasta que no se completen los últimos estudios clínicos no seremos capaces de conocer las consecuencias de esta combinación. Hace once años, en el caso del investigador enfermo de cáncer de pulmón, todos tenían claro, incluido el oncólogo que trabajaba en su mismo hospital, que no podíamos esperar a que se realizaran nuevos estudios clínicos, y la recomendación aprobada por el oncólogo fue incluir el ayuno y la dieta que imita el ayuno en la terapia. Dado el carácter agresivo de esta enfermedad, los pacientes y los oncólogos deberían considerar la posibilidad de sumar la dieta que imita el ayuno al tratamiento del cáncer de pulmón, en combinación con las curas convencionales.

AYUNO, DIETA QUE IMITA EL AYUNO Y CÁNCER DE PULMÓN: ESTUDIOS DE LABORATORIO

En nuestras primeras publicaciones demostramos que el ayuno era capaz de aumentar, a veces en gran medida, la eficacia de la quimioterapia aplicada para curar varios tipos de cáncer en los ratones, pero todavía no nos ocupábamos del cáncer de pulmón. Hace años, un grupo de investigadores suizos publicó un artículo sobre el uso del ayuno combinado con quimioterapia en el tratamiento de dos tipos de cáncer que afectan al pulmón de los ratones: 1) el mesotelioma humano (un tumor maligno del mesotelio que suele aparecer en la cavidad torácica) y 2) el cáncer de pulmón.[7] Una de las figuras que ilustraban el artículo mostraba efectos realmente notables, en sintonía con los que mostramos nosotros en los casos del melanoma y el cáncer de mama. Centrándose no tanto en el crecimiento del tumor como en la curación de los ratones, el artículo presentaba estos resultados:

1) En el caso del mesotelioma:
   a) ninguno de los ratones sometidos a quimioterapia o solo a ayuno se curó, mientras que
   b) casi el 60 % de los ratones sometidos a quimioterapia más ayuno se curaron (figura 9.2).

2) En el caso de los ratones con células tumorales tomadas de un paciente enfermo de cáncer de pulmón,
   a) ninguno de los que se habían sometido solo a quimioterapia o solo a ayuno se curó, mientras que
   b) casi el 40 % de los que se sometieron a quimioterapia más ayuno se curaron (figura 9.2).

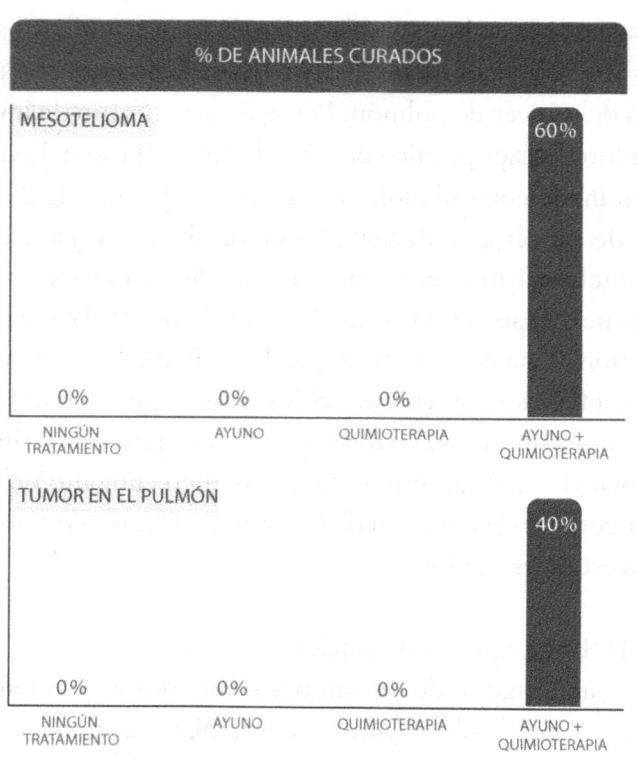

% DE ANIMALES CURADOS

MESOTELIOMA

| 60% |

| 0% | 0% | 0% |
| NINGÚN TRATAMIENTO | AYUNO | QUIMIOTERAPIA | AYUNO + QUIMIOTERAPIA |

TUMOR EN EL PULMÓN

| 40% |

| 0% | 0% | 0% |
| NINGÚN TRATAMIENTO | AYUNO | QUIMIOTERAPIA | AYUNO + QUIMIOTERAPIA |

9.2 La regresión completa del tumor en los ratones solo se observa con el tratamiento combinado (quimioterapia y ayuno); 1) en el 60 % de los animales con mesotelioma pleural; 2) en el 40 % de los animales con células de adenocarcinoma pulmonar (modificado de: Y. Sui *et al.*, *MMC Cancer*, 2012).

Una vez más, lo que funcionó mejor no fue la vieja idea alternativa de hacer que el tumor «pasara hambre» solo con el ayuno, ni las curas estándar por sí solas, sino la combinación de las dos cosas, unida a una explicación a escala molecular de cómo se complementan entre sí.

Años después, en colaboración con la Universidad de Génova, demostramos que el ayuno también podía incrementar la eficacia del inhibidor de la quinasa llamado crizotinib contra las células del cáncer de pulmón. El crizotinib, en concreto, bloquea las proteínas producidas por los genes ALK y ROS1 (implicados en la señalización de las células y su crecimiento), por lo que podría bloquear el crecimiento de las células tumorales.

Dado que los inhibidores de la quinasa forman parte de una terapia «dirigida» cuyo objetivo es una función muy específica de la célula tumoral, este estudio confirmaba que el ayuno y la dieta que imita el ayuno pueden usarse en combinación con varias estrategias terapéuticas y no solo con la quimioterapia (figura 9.3).[8]

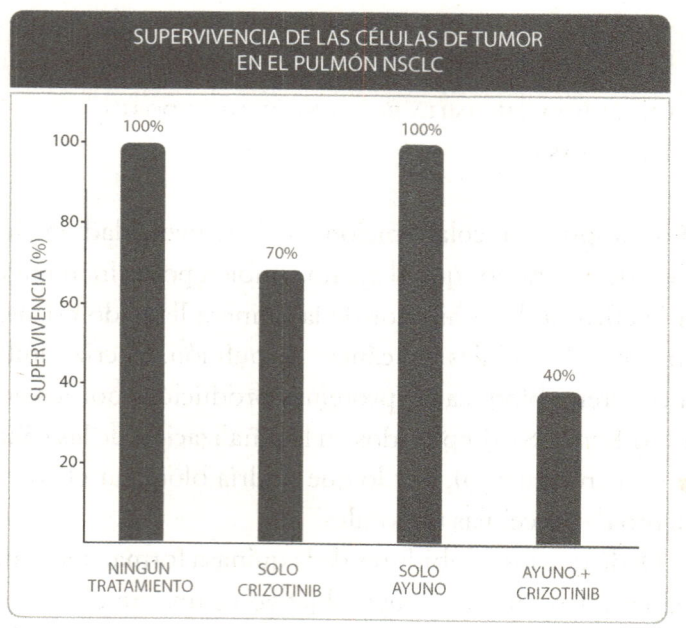

9.3 El inhibidor de la quinasa, el fármaco crizotinib, combinado con ayuno, es más eficaz que la falta de tratamiento o el tratamiento solo con crizotinib o solo con ayuno contra las células cancerosas no pequeñas (NSCLC) en el pulmón (modificado de: Caffa *et al.*, *Oncotarget*, 2015).

Ayuno / dieta que imita el ayuno, vitamina c y cáncer de pulmón

Los inhibidores de la quinasa antes citados son menos tóxicos que la quimioterapia o la radioterapia, pero también pueden causar efectos colaterales. Por otro lado, tampoco inducen necesariamente la muerte de las células tumorales, pero pueden detener su crecimiento. Tal como se ha explicado en capítulos anteriores, aprovechando nuestros conocimientos sobre la diferencia entre células sanas y células tumorales podremos usar fármacos que no solo no sean tóxicos, sino que también tengan efectos protectores en los pacientes. Como se describe en el capítulo dedicado al tumor colorrectal, Maira Di Tano, en mi laboratorio del IFOM, ha combinado el uso de la vitamina C con la dieta que imita el ayuno —ambas con probada capacidad protectora frente al envejecimiento y el daño celular— en la terapia del cáncer de pulmón. Maira ha demostrado que el ayuno y la dieta que imita el ayuno unidos a la vitamina C son altamente eficaces en la supresión de varios tipos de células cancerosas en el pulmón (figura 9.4). Como se ha dicho antes a propósito del uso por separado de quimioterapia o ayuno / dieta que imita el ayuno, también en el caso de la vitamina C y el ayuno / dieta que imita el ayuno la adopción de una de las dos estrategias aumenta ligeramente la eliminación de las células del tumor pulmonar, pero cuando se aplican juntas resultan mucho más eficaces, pues matan las células tumorales sin dañar las sanas. Esto sucedía solo cuando las células tumorales pertenecían a un tipo específico, pero muy común, las KRAS mutadas.[9]

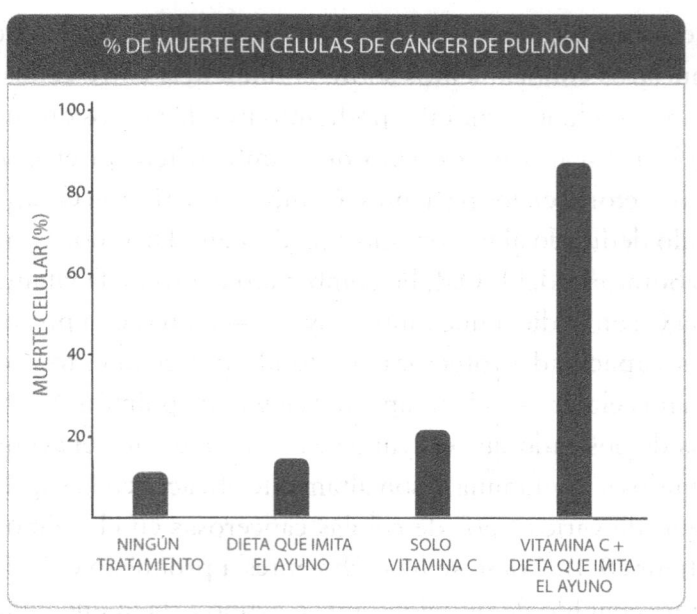

9.4 La combinación de ayuno y vitamina C aumenta la muerte de las células de tumor en el pulmón mutadas en el gen KRAS (modificado de: Di Tano *et al.*, *Nature Communications*, 2020).

AYUNO / DIETA QUE IMITA EL AYUNO, INMUNOTERAPIA Y CÁNCER DE PULMÓN

Como ya hemos visto en este libro, la inmunoterapia, que es el uso de fármacos para estimular el ataque del sistema inmunitario a las células tumorales, es hoy una de las terapias más prometedoras. No obstante, la mayoría de los pacientes no responden a la inmunoterapia, y gran parte de los que sí lo hacen no se curan.

Una de las inmunoterapias más eficaces es el uso de fármacos que bloquean la proteína PD-1, que se encuentra en un tipo de células inmunitarias llamadas células T. Normalmente PD-1 impide que las células inmunitarias ataquen a otras células del mismo individuo. La inmunoterapia retira esta protección a las células del tumor. En la práctica, estos fármacos estimulan el sistema inmunitario para que ataque a las células tumorales, aunque pertenezcan a la misma persona. Pero esta estrategia tiene una limitación: los fármacos inmunoterápicos no son específicos contra las células tumorales, de modo que las células inmunitarias pueden atacar también las células sanas. La teoría y los estudios de laboratorio y clínicos nos sugieren que el ayuno y la dieta que imita el ayuno solo son tóxicos para las células tumorales y no para las sanas, pero para demostrarlo hay que realizar estudios clínicos con muestras más amplias, pues existe la posibilidad de que, en algunos casos, el ayuno y la dieta que imita el ayuno puedan inducir a las células inmunitarias a atacar también las células sanas.

De ahí que nos hagamos las siguientes preguntas, entre otras muchas: ¿qué sucede cuando se combina el ayuno y la dieta que imita el ayuno con la inmunoterapia? ¿Es posible que el ayuno / la dieta que imita el ayuno logren que la inmunoterapia sea más tóxica con las células tumorales y menos con las normales? La primera demostración de esta hipótesis vino del laboratorio de Rubén Pío, de la Universidad de Navarra, donde combinaron el ayuno con un fármaco anti-PD-1. El fármaco anti-PD-1, por sí solo, no ha funcionado en ratones con cáncer de pulmón.[11] Los tumores crecían con la misma rapidez, tanto si se usaba inmunoterapia como si no. Pero cuando los ratones fueron sometidos a ayuno durante varios días en combinación con inmunoterapia, no solo se detuvo el crecimiento del tumor, sino que cerca del 50 % de los ratones parecían curados, puesto que sobrevivieron varios meses cuando se esperaba que las células tumorales supervivientes crecieran y causaran su muerte (figura 9.5).

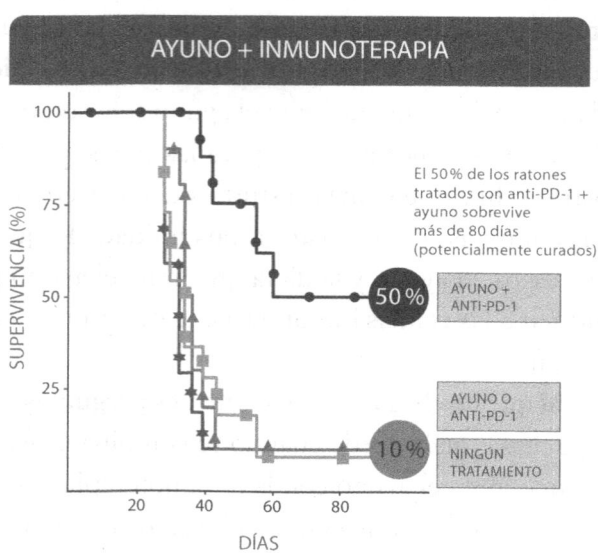

9.5 El ayuno en combinación con la inmunoterapia (fármaco anti-PD-1) permite una supervivencia del 50 % de los ratones con cáncer de pulmón, sin señales de cáncer durante al menos ochenta días, y por tanto potencialmente curados (modificado de: Ajona *et al.*, *Nature Cancer*, 2020).

Nosotros tampoco tardaremos en hacer públicas nuestras investigaciones sobre la eficacia de la dieta que imita el ayuno combinada con varios fármacos inmunoterápicos en la lucha contra varios tipos de cáncer, pero aquí ya puedo adelantar que ha funcionado muy bien, aunque no es un método tan sencillo como pudiera pensarse. Es de vital importancia elegir correctamente los plazos de administración de la dieta que imita el ayuno en relación con los fármacos de la inmunoterapia, así como combinar los distintos fármacos inmunoterápicos con la dieta que imita el ayuno para lograr los mejores resultados. Se trata de una combinación muy prometedora, y pienso que si los estudios clínicos lo confirman puede convertirse en una terapia combinada con la estándar para muchos tipos de tumor. Como he dicho antes, será muy importante verificar si la dieta que imita el ayuno, además de contribuir a eliminar las células tumorales, también ayuda a reducir el ataque del sistema inmunitario a las células y los órganos sanos, atenuando así los efectos colaterales, sobre todo los que ponen en peligro la vida del paciente.

Ayuno / dieta que imita el ayuno y cáncer de pulmón: estudios clínicos

Entre los 10 pacientes de nuestro primer trabajo clínico sobre ayuno y cáncer había una sola paciente con cáncer de pulmón, concretamente con un carcinoma pulmonar de células no pequeñas poco diferenciado en el estadio IV,[12] que se había extendido a los huesos, el hígado, el bazo y el páncreas.

1) A la paciente le administraban los quimioterápicos docetaxel (75 mg/m²) y carboplatino (540 mg/m²) cada veintiún días. Durante los primeros 5 ciclos de quimioterapia se alimentaba normalmente; perdió unos 1,8 kilos después de cada ciclo y no recuperó su peso normal hasta unas tres semanas después. Los otros efectos colaterales incluían espasmos musculares, fatiga, entumecimiento, hematomas frecuentes y problemas intestinales.

2) Durante el sexto ciclo la paciente ayunó 48 horas antes y 24 después de la quimioterapia. Perdió unos 2,7 kilos, pero esta vez recuperó su peso normal al cabo de diez días. A diferencia de lo ocurrido después de los ciclos anteriores, esta vez solo acusó un ligero cansancio y debilidad.

Los efectos colaterales observados en la paciente se redujeron considerablemente cuando se le administró la quimioterapia con un ayuno de 72 horas (figura 9.6). En el ciclo durante el cual ayunó, la paciente explicó que había recuperado las fuerzas mucho antes que en los ciclos anteriores, y solo tres días después de la quimioterapia dio un paseo de unos 5 kilómetros. La última ecografía realizada seis meses después de los ciclos de quimioterapia indicaba

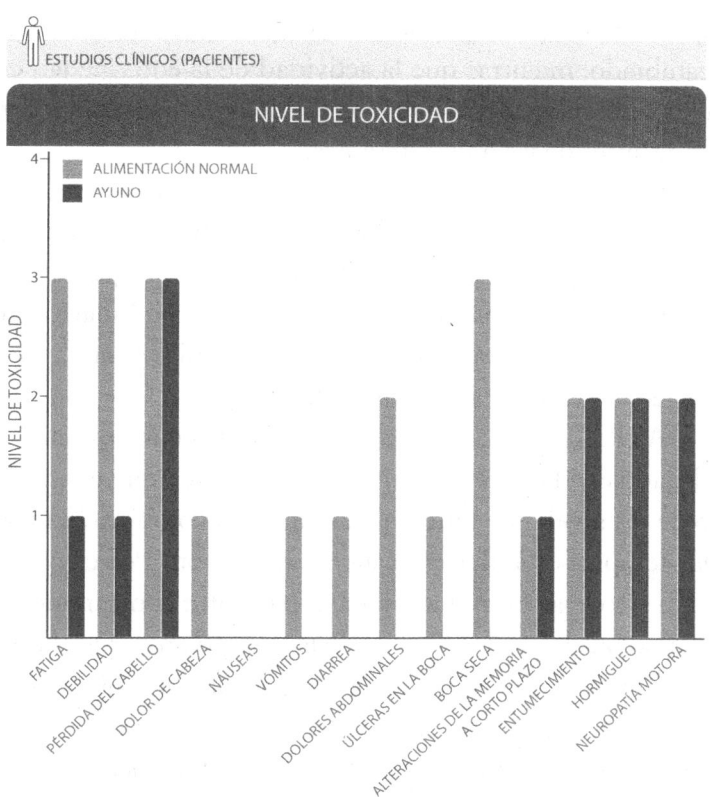

9.6 Los efectos colaterales de la quimioterapia en una paciente con cáncer de pulmón en el estadio IV (avanzado) son más fuertes durante los primeros ciclos de quimioterapia, cuando la paciente no ha ayunado (barras grises a la izquierda), que durante los ciclos siguientes, cuando ha ayunado en combinación con la quimioterapia (barras oscuras a la derecha). En algunos casos no ha habido efectos colaterales (por ejemplo, las náuseas). Los niveles de toxicidad varían de 0 a 4, es decir, de ninguna toxicidad a toxicidad muy alta (modificado de: Safdie *et al.*, *Aging*, 2009).

que la masa principal del tumor en el pulmón no había cambiado, mientras que la actividad de la enfermedad en el bazo y el hígado se había reducido en comparación con la de antes de las quimioterapias.

Este caso, como el de otros de pacientes enfermos de cáncer de pulmón sometidos a una combinación de dieta que imita el ayuno y terapias de varios tipos que participan en estudios clínicos en curso, indica que la combinación de ciclos de dieta que imita el ayuno con terapias estándar por lo general es segura y prometedora.

A ello cabe añadir que varios estudios clínicos han indagado en el papel del ayuno y la dieta que imita el ayuno, o de los niveles de glucosa en sangre, en combinación con las terapias estándar del cáncer de pulmón. Por ejemplo, Luo y colegas examinaron a 342 pacientes con carcinoma pulmonar de células no pequeñas y observaron que el riesgo de muerte de los que tenían niveles de glucemia (glucosa, es decir, azúcares, en sangre) en ayunas superiores a 126 mg/dl era un 69 % mayor que el de aquellos que presentaban un índice glucémico normal (inferior a 99 mg/dl).[13] Aunque en este caso no estamos frente a un estudio de los efectos del ayuno y la dieta que imita el ayuno en el avance del cáncer de pulmón, sabemos que: 1) en los ratones el ayuno y la dieta que imita el ayuno pueden producir un poderoso efecto antitumoral e incluso llevar a la curación y a la supervivencia; 2) como se desprende de diversos estudios clínicos en humanos, los ciclos de dieta que imita el ayuno pueden reducir la glucemia en ayunas y, en el caso de muchos pacientes, bajarla hasta niveles normales. Por consiguiente, los ciclos de ayuno podrían influir en la mortalidad de los pacientes de cáncer de pulmón reduciendo en parte los niveles de glucemia. Naturalmente, esto hay que demostrarlo mediante amplios estudios clínicos aleatorizados.

No obstante, esta influencia de la glucosa presente en la sangre de pacientes con cáncer de pulmón está en discusión. Recientemente, Jin-Rong Yang y colaboradores han demostrado que en pacientes con tumores de células no pequeñas los niveles de glucosa menores de 91 mg/dl podían conllevar un riesgo mayor de muerte en comparación con los pacientes con niveles de glucosa más elevados.[14] Estamos ante otro ejemplo de cómo las curas oncológicas, pero también las condiciones de salud de los pacientes, con independencia del tumor, son problemas complejos, y para gestionarlos bien deberían contar con un equipo de expertos. Nuestra colaboradora Shadia Jalal, oncóloga que ha contribuido a la redacción de este capítulo, está realizando un estudio clínico en la Indiana University que combina quimioterapia, inmunoterapia y dieta que imita el ayuno en el tratamiento del carcinoma pulmonar de células no pequeñas (https://clinicaltrialshttps//clinicaltrials. gov/ct2/show/NCT03700437). Estamos ansiosos por probar esta combinación tan prometedora que ha obtenido resultados realmente notables en los estudios con ratones.

Las dietas cetogénicas, ricas en grasas y pobres en carbohidratos, se han estudiado recientemente en combinación con las terapias convencionales tanto en modelos animales como en humanos, particularmente con los tumores cerebrales. Pero al examinar el estudio clínico que se presenta más abajo puede apreciarse que a los pacientes aquejados de carcinoma pulmonar de células no pequeñas en fase local avanzada les resulta difícil seguir esta dieta mientras se someten a radioterapia y a quimioterapia, con la escasa tolerancia que las caracteriza.

Un grupo de investigadores de la University of Iowa ha iniciado la primera fase de un estudio clínico para establecer la tolerabilidad de una dieta cetogénica combinada con radioterapia y quimioterapia durante unas 6 semanas en pacientes con carcinoma pulmonar de células no pequeñas localmente avanzado, en pacientes no operables en el estadio III (el tumor se había diseminado a los ganglios linfáticos o a órganos o tejidos cercanos) y en pacientes en el estadio IV (tumor en el pulmón con un número limitado de lesiones y metástasis).[15]

La dieta cetogénica contenía un 90 % de calorías procedentes de grasas, el 8 % de proteínas y el 2 % de carbohidratos. Todas las comidas las suministraba la Metabolic Kitchen de la universidad. 7 pacientes fueron sometidos al estudio: 1) 2 lo terminaron; 2) 4 no fueron capaces de seguir con regularidad la dieta cetogénica durante la terapia a causa de dificultades para respetarla (estreñimiento, fatiga, hinchazón y náuseas), y 3) 1 acusó un efecto adverso importante (niveles anormales de ácido úrico en sangre) y fue retirado del estudio.

Este ejemplo indica que las dietas cetogénicas con un contenido altísimo de grasas y bajísimo de carbohidratos pueden ser difíciles de seguir, y a veces sus efectos colaterales pueden revestir gravedad. Lo cual no obsta para que se tome en consideración la posibilidad de escoger versiones menos extremas de las dietas cetogénicas susceptibles de ser seguidas a diario, alternándolas. Como he afirmado anteriormente, pienso que los oncólogos y los nutricionistas, cuando el paciente responde mal o se prevé que responderá mal a las terapias estándar, deberían considerar la posibilidad de alternar la dieta de la longevidad, una versión menos extrema de la dieta cetogénica y la dieta que imita el ayuno, minimizando la pérdida de masa muscular y la fragilidad en los pacientes sometidos a terapia por tumores muy agresivos como el de pulmón.

En 2014, en México se llevó a cabo un estudio aleatorizado centrado en los parámetros nutricionales, clínicos e inflamatorios, así como en la calidad de vida de los pacientes con carcinoma pulmonar de células no pequeñas sometidos a quimioterapia. Los investigadores compararon dos estrategias alimentarias similares, que sin embargo diferían por la presencia en una de ellas de un complemento oral de EPA, un tipo de ácido graso omega 3.

Se sometió a estudio a 92 pacientes de entre 18 y 80 años, todos con carcinoma pulmonar de células no pequeñas en varios estadios: 1) estadio IIIB: tumor diseminado a los ganglios linfáticos situados sobre la clavícula o en el lado opuesto del tórax; 2) estadio IV: tumor diseminado al otro pulmón o a otras zonas del cuerpo. Se dividió a los pacientes en dos grupos. Con respecto al grupo de los que no recibían EPA, los pacientes a los que se les administró el complemento mostraron mejoras significativas en la composición corporal, menos fatiga, menos pérdida de apetito y menos neuropatía, entendida esta como una disfunción de uno o más nervios que provoca dolores, debilidad muscular, entumecimiento u hormigueo en la zona afectada.

El resultado final del estudio fue que el suministro de EPA podía mejorar la calidad de vida.[16] No obstante, también hay que decir que desde el punto de vista de la respuesta a las terapias y de la supervivencia a la enfermedad no se apreció diferencia entre ambos grupos.

La presencia en el suero de niveles más altos de 25-hidroxivitamina D (25(OH)D) puede asociarse a una mayor supervivencia en caso de carcinoma pulmonar de células no pequeñas, pero este dato es fruto de estudios observacionales, y por lo tanto no puede determinarse si unos niveles más bajos de esta vitamina son realmente determinantes para la recaída y la progresión del tumor.

En un estudio aleatorizado doble ciego llevado a cabo en 2018 en Japón, a 155 pacientes con carcinoma pulmonar de células no pequeñas se les administró durante todo un año, después de haberse sometido a operación quirúrgica, o bien vitamina D (1.200 Ul/día), o bien un placebo, más que nada por su efecto psicológico. Se llevó a cabo un seguimiento de los pacientes durante unos tres años para saber si aquella combinación podía aumentar la probabilidad de supervivencia de los pacientes con cáncer de pulmón.[17]

Cuando el análisis se limitó al grupo con adenocarcinoma en el estadio inicial (el tumor que se origina en las células secretoras de las glándulas) con niveles bajos de 25(OH)D, también conocido como calcidiol, el grupo que tomaba la vitamina D registraba una mayor supervivencia, con cinco años sin recidivas, es decir, sin reaparición del tumor (un 86 % frente a un 50 %), y una mayor supervivencia global (91 % frente a 48 %), con respecto al grupo que había tomado el placebo.

En el resto del capítulo incluimos la historia de una paciente con cáncer de pulmón.

Maggie Jones

«Me llamo Maggie Jones y una semana antes de cumplir 40 años me mudé de Los Ángeles a Hong Kong para empezar un nuevo trabajo. Exactamente un mes después, en octubre de 2018, me diagnosticaron un carcinoma pulmonar de células no pequeñas en el estadio IVB, que se había metastatizado al cerebro y a un ojo, así como a varios ganglios linfáticos del tórax y el cuello; después hubo más metástasis en el cerebro, el hígado y el abdomen. Por entonces la esperanza media de vida después de las curas era de 6-8 meses y la tasa de supervivencia a los cinco años era de menos del 1 %. Prácticamente cero.

»Me desesperé. Durante un par de días. Luego empecé a mirar a mi alrededor y decidí que una catástrofe como esa no me podía tocar a mí. La gente sobrevive. Mil es poco más que el cero por ciento de un millón. Pensé que solo tenía que tomar el control de lo que podía controlar.

»El fin de semana posterior al diagnóstico ayuné 24 horas, y cuando volví a comer adopté una dieta cetogénica con base vegetal, centrada en verdura biológica cruda y aceite.

»Leí reseñas sobre investigaciones del profesor Valter Longo acerca del ayuno y empecé a practicar una vez al mes un ayuno con agua de 80 horas.

»Después de la primera radiocirugía en el cerebro para extirpar dos tumores, en noviembre de 2018, durante tres semanas tuve debilidad, temblores, sudoración y vómitos. Después de la segunda radiocirugía para extirpar otros dos tumores, en abril de 2019, al cabo de unos días volví al trabajo: había practicado ayuno con agua durante tres días antes de la operación.

»Han pasado dos años y medio desde aquel diagnóstico y un año y medio desde que me dijeron: "No hay signos de enfermedad". Me alegra mucho seguir estando *cancer free*, es decir, libre de cáncer, pero a consecuencia de las terapias he sufrido daños cerebrales. El ayuno es para mí un instrumento vital con el que combatir los efectos adversos de todas las terapias por las que he pasado y enfrentarme a mi cerebro hinchado y necrótico.

»He fundado cancerV.me, una empresa cuya función es difundir la existencia de estas terapias salvavidas basadas en el metabolismo y el modo de aplicarlas. Mi próximo documental se titula *CANCEREVOLUTION* y promueve la investigación del profesor Longo sobre alimentación y tumores, dado que si todavía estoy viva se lo debo, en parte, a los principios que defiende el profesor Longo».

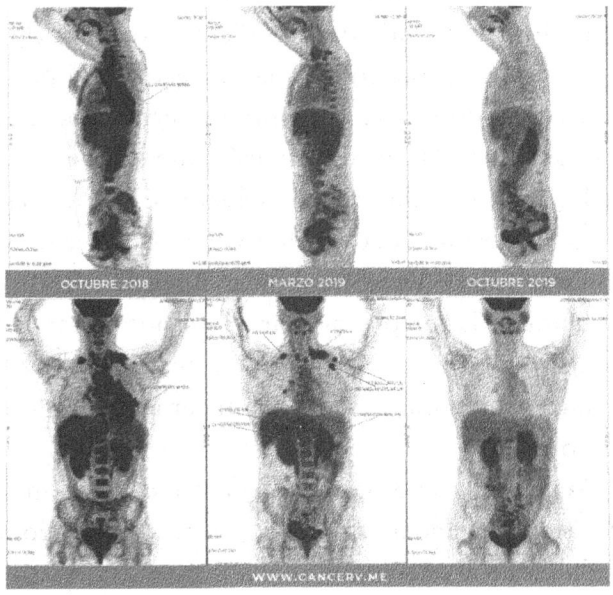

9.7 Escáneres de tomografía computarizada de Maggie, de octubre de 2018 a octubre de 2019.

- Terapia oncológica estándar (quimioterapia, radioterapia, inmunoterapia, terapia dirigida, etc.).
- Hablar con el oncólogo para combinarla con la dieta que imita el ayuno.
- Entre dos tratamientos, mantener la dieta de la longevidad (véase el capítulo sobre la prevención).
- Si no es suficiente, hablar con el oncólogo y el dietista para combinar la dieta que imita el ayuno y la dieta de la longevidad con una dieta cetogénica de bajo contenido proteico basada en vegetales y pescado, asegurándose de que no influya negativamente en la masa muscular ni en la función inmunitaria.
- En caso de malnutrición, hablar con el oncólogo sobre la posibilidad de incluir vitamina D y ácidos grasos omega 3. Véase también el Apéndice 1.
- Durante la terapia, ayunar 13-14 horas diarias (por ejemplo, comer entre las 8 de la mañana y las 8 de la tarde), asegurándose de mantener la masa muscular normal.
- Mantener un peso corporal dentro de la norma.
- Estar físicamente activos y practicar ejercicio, consultando al oncólogo.
- Tratar de mantener el ángulo de fase (un índice de la funcionalidad muscular) por encima de 5 grados

mediante el entrenamiento de la fuerza muscular, siguiendo, por ejemplo, los ejercicios que se proponen en la web de la Fondazione Valter Longo (www. fondazionevalterlongo.org, sección «Restare giovani e sani / Esercizio e longevità»), todos los días o al menos tres o cuatro veces por semana, durante 30-40 minutos.

Atención: los datos descritos en este libro se han obtenido en animales o en estudios clínicos que aún no son concluyentes. Por lo tanto, se aconseja emprender ciclos de dieta que imita el ayuno SOLO tras una evaluación y con supervisión del médico especialista, preferiblemente oncólogo. Así también podrá prevenirse la malnutrición, un factor pronóstico negativo en las enfermedades agudas y crónicas.

La investigación sobre el cáncer da pasos de gigante, pero las terapias dirigidas a pacientes que lo padecen avanzan mucho más despacio. Por eso creo que es necesario un nuevo planteamiento de las terapias oncológicas, con un oncólogo al frente de un equipo formado por médicos especializados en medicina integrada, biólogos moleculares, nutricionistas y, siempre que sea posible, psicólogos, para brindar a los pacientes terapias personalizadas, sobre todo a los que no responden a las terapias estándar. Estos «equipos oncológicos», además de curar el cáncer o bloquear su progresión, deberían prevenir los efectos colaterales y los daños a las células, los sistemas y los órganos sanos. La Longevity and Healthspan Clinic Create Cures Foundation en Estados Unidos (www.createcures.org) y la Fondazione Valter Longo en Italia (www.fondazionevalterlongo.org) están especializadas en asistencia a pacientes y oncólogos a fin de completar el tratamiento estándar con medidas innovadoras e integradas que se apoyen en sólidas bases científicas centradas en la nutrición y la biología mo-

lecular del tumor, pero también en la capacidad natural del cuerpo humano para combatir el cáncer y otras enfermedades. La misión de las fundaciones es ofrecer la posibilidad de vivir sanos y muchos años. Por eso prestan asistencia gratuita a quienes padecen cáncer y otras enfermedades en fase avanzada pero no pueden permitirse estas terapias integradas.

Notas

1. American Cancer Society, «Key Statistics for Lung Cancer», última revisión 12 de enero de 2021. https://www.cancer.org/cancer/lung-cancer/about/key-statistics.html

2. Centers for Disease and Control Prevention, «What are the Risk Factors for Lung Cancer», última revisión 22 de septiembre de 2020. https://www.cdc.gov/cancer/lung/basic_info/risk_factors.htm

3. P. Jha, «The Hazards of Smoking and the Benefits of Cessation: A Critical Summation of the Epidemiological Evidence in High-Income Countries», *eLife*, 2020, DOI: 10.7554/eLife.49979

4. American Cancer Society, «Lung Cancer Risk Factors», última revisión 2 de octubre de 2019. https://www.cancer.org/cancer/lung-cancer/causes-risks-prevention/risk-factors.html

5. R. Pirker, «Adjuvant Chemotherapy in Patients with Completely Resected Non-Small Cell Lung Cancer», *Translational Lung Cancer Research*, 2014, 3 (5), pp. 305-310, DOI: 10.3978/j.issn.2218-6751.2014.09.13.

6. Centers for Disease and Control Prevention, «What are the Risk Factors for Lung Cancer», *ibid.*

7. Y. Shi, E. Felley-Bosco, T. M. Marti, K. Orlowski, M. Pruschy, R. A. Stahel, «Starvation-Induced Activation of ATM/Chk2/P53 Signaling Sensitizes Cancer Cells to Cisplatin», *BMC Cancer*, 2012, DOI: 10.1186/14712407-12-571, PMID: 23211021, PMCID: PMC3527202.

8. I. Caffa, V. D'Agostino, P. Damonte, D. Soncini, M. Cea, F. Monacelli, P. Odetti, A. Ballestrero, A. Provenzani, V. D. Longo, A. Nencioni, «Fasting Potentiates the Anticancer Activity of Tyrosine Kinase Inhibitors by Strengthening MAPK Signaling Inhibition», *Oncotarget*, 2015,

DOI: 10.18632/oncotarget.3689., PMID: 25909220, PMCID: PMC449 4907.

9. M. Di Tano, F. Raucci, C. Vernieri, I. Caffa, R. Buono, M. Fanti, S. Brandhorst, G. Curigliano, A. Nencioni, F. De Braud, V. D. Longo, «Synergistic Effect of Fasting-Mimicking Diet and Vitamin C Against KRAS Mutated Cancers», *Nature Communications*, 2020, DOI: 10.1038/s41467-020-16243-3, PMID: 32393788, PMCID: PMC7214421.

10. S. Di Biase, C. Lee, S. Brandhorst, B. Manes, R. Buono, C. W. Cheng, M. Cacciottolo, A. Martin-Montalvo, R. de Cabo, M. Wei, T. E. Morgan, V. D. Longo, «Fasting-Mimicking Diet Reduces HO-1 to Promote T Cell-Mediated Tumor Cytotoxicity», *Cancer Cell*, 2016, DOI: 10.1016/j. ccell.2016.06.005, PMID: 27411588, PMCID: PMC5388544.

11. D. Ajona, S. Ortiz-Espinosa, T. Lozano, *et al.*, «Short-Term Starvation Reduces IGF-1 Levels to Sensitize Lung Tumors to PD-1 Immune Checkpoint Blockade», *Nature Cancer*, 2020. https://doi.org/10.1038/s43018-019-0007-9

12. F. M. Safdie, T. Dorff, D. Quinn, L. Fontana, M. Wei, C. Lee, P. Cohen, V. D. Longo, «Fasting and Cancer Treatment in Humans: A Case Series Report», *Aging*, 2009, DOI: 10.18632/aging.100114, PMID: 20157582, PMCID: PMC2815756.

13. J. Luo, Y. J. Chen, L. J. Chang, «Fasting Blood Glucose Level and Prognosis in Non-Small Cell Lung Cancer (NSCLC) Patients», *Lung Cancer*, 2012, DOI: 10.1016/j.lungcan.2011.10.019, Epub 22 de noviembre de 2011, PMID: 22112292.

14. Jin-Rong Yang *et al.* «Fasting blood glucose levels and prognosis in patients with non-small-cell lung cancer: a prospective cohort study in China», *Onco Targets and therapy*, vol. 12, 23 de julio de 2019, pp. 5947-5953, DOI: 10.2147/OTT.S210103.

15. A. Zahra, M. A. Fath, E. Opat, K. A. Mapuskar, S. K. Bhatia, D. C. Ma, S. N. Rodman III, T. P. Snyders, C. A. Chenard, J. M. Eichenberger-Gilmore, K. L. Bodeker, L. Ahmann, B. J. Smith, S. A. Vollstedt, H. A. Brown, T. A. Hejleh, G. H. Clamon, D. J. Berg, L. I. Szweda, D. R. Spitz, J. M. Buatti, B. G. Allen, «Consuming a Ketogenic Diet while Receiving Radiation and Chemotherapy for Locally Advanced Lung Cancer and Pancreatic Cancer: The University of Iowa Experience of Two Phase 1 Clinical Trials», *Radiation Research*, 2017, DOI: 10.1667/RR14668.1, Epub 24 de abril de 2017, PMID: 28437190, PMCID: PMC5510645.

16. K. Sánchez-Lara, J. G. Turcott, E. Juárez-Hernández, C. Núñez-Valencia, G. Villanueva, P. Guevara, M. De la Torre-Vallejo, A. Mohar,

O. Arrieta, «Effects of an Oral Nutritional Supplement Containing Eicosapentaenoic Acid on Nutritional and Clinical Outcomes in Patients with Advanced Non-Small Cell Lung Cancer: Randomised Trial», *Clinical Nutrition*, 2014, DOI: 10.1016/j.clnu.2014.03.006, Epub 4 de abril de 2014, PMID: 24746976.

17. *Ibid.*

10

Ayuno, alimentación y tumores de la sangre

Por su lectura y sus consejos referentes a este capítulo quiero darle las gracias a Alessandro Laviano, profesor de Medicina Interna en el Departamento de Medicina de Traslación y Precisión de la Universidad La Sapienza de Roma.

LOS TUMORES DE LA SANGRE: QUÉ SON Y CÓMO SE CURAN

Los tumores de la sangre se originan en las células de la sangre y por lo general son el resultado de errores en la producción de dichas células. En el mundo hay más de un millón de nuevos casos al año, y pueden afectar tanto a adultos como a niños.[1] Las formas más comunes de este tipo de cáncer son:

1) **leucemia:** células sanguíneas anómalas que parten del tejido productor de la sangre, como la médula ósea, y entran en el sistema circulatorio;

2) **linfoma:** tumor que parte de los linfocitos del sistema inmunitario;

3) mieloma: tumor que parte de los glóbulos blancos que producen los anticuerpos. Dado que los anticuerpos son proteínas producidas por el sistema inmunitario para proteger al cuerpo de sustancias y organismos extraños (los llamados «antígenos»), este tipo de tumor puede alterar el funcionamiento normal del sistema inmunitario.

Además de los anteriores, existen más de sesenta tipos de tumores de la sangre distintos, cada uno con sus propias características clínicas, sus recorridos terapéuticos y sus evoluciones.

La elección del tratamiento primario para combatir un cáncer de la sangre depende de muchos factores, como las características específicas del tumor, la edad, el estado de salud del paciente, etc.

La quimioterapia sigue siendo el tratamiento primario y a menudo, tal como sucede con la radioterapia, se administra antes de un trasplante de médula ósea, pues tanto la quimioterapia como la radioterapia dañan la médula, de donde proceden las células de la leucemia, y gracias al trasplante el paciente recibe células estaminales sanas de un donante compatible, o del propio paciente. Otro de los tratamientos para el cáncer de la sangre es la inmunoterapia, que utiliza el sistema inmunitario para combatir el tumor. También existen tratamientos farmacológicos dirigidos que se centran en determinadas anomalías contenidas en las células tumorales, a fin de bloquearlas.[2]

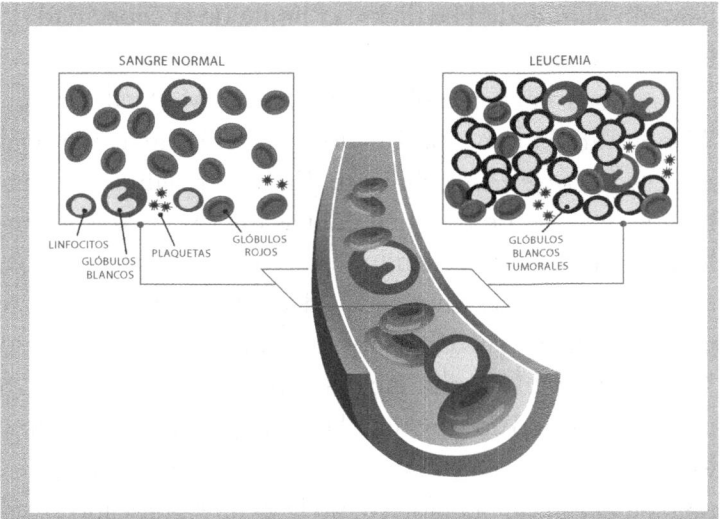

10.1 Los tumores de la sangre se originan en la médula ósea, donde se forman las células sanguíneas (glóbulos rojos, plaquetas y glóbulos blancos, que incluyen monocitos, linfocitos y neutrófilos) para combatir las infecciones y generar nuevas células sanguíneas. Si las células de la sangre acumulan daños en el ADN, pueden crecer sin control y causar un cáncer en la sangre, interrumpiendo así sus funciones normales.

Un día de 2012 recibí un correo electrónico de Woody Wright, que trabajaba en el prestigioso Southwestern Medical Center de la University of Texas. Era un viejo conocido, pero no habíamos tenido ocasión de hablar muchas veces. Se había hecho famoso en el campo del envejecimiento por sus estudios pioneros sobre el papel de los telómeros, la porción final de los cromosomas, y sobre el llamado «límite de Hayflick», el límite de la capacidad de las células humanas de generar otras células idénticas.

Con sus colegas del Southwestern Medical Center, Woody Wright había postulado que este límite era crucial en el proceso de envejecimiento. En otras palabras, afirmaba que dejamos de producir células nuevas porque los telómeros se acortan y, cuando se vuelven demasiado cortos, mandan a la célula el mensaje de dejar de dividirse y formar nuevas células. Yo recordaba que durante un congreso Woody me había hecho muchas preguntas sobre nuestro trabajo centrado en el ayuno, la dieta que imita el ayuno y los tumores. Como él también era un investigador de prestigio en el campo oncológico, no le di un significado especial a esas preguntas hasta que recibí su mensaje, en el que me revelaba que hacía unos años le habían diagnosticado un mieloma múltiple.

La enfermedad se le había manifestado seis años antes, cuando una de sus vértebras cervicales se rompió. Lo habían tratado con radioterapia y más tarde con lenalidomida (Revlimid), un fármaco que reduce la afluencia de sangre a las células tumorales y promueve su muerte. Las curas funcionaron durante tres años, pero llegó un momento en que sus células tumorales se volvieron resistentes al tratamiento. El oncólogo le prescribió un cóctel de fármacos que funcionó durante varios meses, pero las células tumorales también desarrollaron resistencia a este. Entre los fármacos que le prescribieron estaba la dexametasona, que años después, tras realizar estudios con ratones, supusimos que podía provocar efectos colaterales debidos a un aumento de la glucemia (que, como ya se ha explicado, es el nivel de la glucosa en sangre), y que entre otras cosas puede contribuir al crecimiento de las células tumorales. No era de extrañar que aquel fármaco provocase efectos colaterales persistentes en Woody. Entonces él, su oncólogo del Hospital Oncológico de Harvard y yo redactamos un informe sobre el caso (que no hemos publicado) en el que afirmábamos que el uso de «monoterapias», es decir, de un solo fármaco, o bien de una mezcla de varios de ellos para tratar cualquier tumor suele desembocar en el «desarrollo de una resistencia».

En enero de 2012 el oncólogo prescribió un cóctel de tres fármacos y las células tumorales respondieron masivamente con un descenso de los marcadores tumorales de 170 a menos de 10, pero el tumor también desarrolló una resistencia a este tratamiento, y en mayo de 2012 los marcadores empezaron a subir.

Entonces Woody comenzó a someterse a ciclos de dieta que imita el ayuno, el primero de ellos de cinco días, para acabar con ciclos de 10, combinándolos con distintos fármacos. Aunque estos, por sí solos, ya no eran eficaces, cuando combinaron la dieta que imita el ayuno de diez días con dos de ellos se pudo observar una respuesta muy llamativa, señal de que las células tumorales eran sensibles a la combinación de dieta que imita el ayuno + 2 fármacos (figura 10.2).

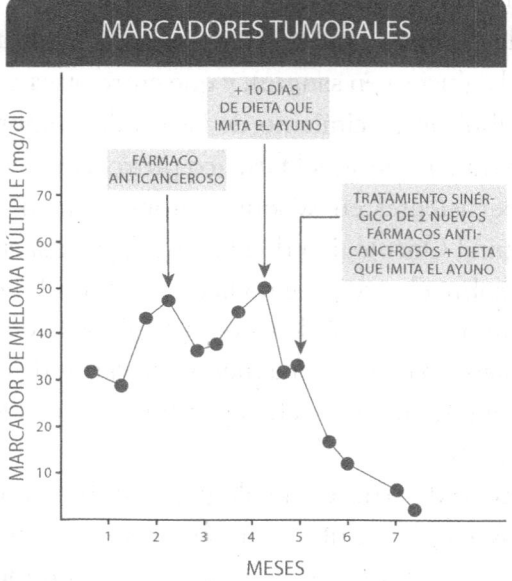

10.2 Evolución de los niveles de los marcadores tumorales que permite seguir la progresión del tumor en un paciente con mieloma múltiple. Tras el cóctel de fármacos, las células tumorales del paciente respondieron masivamente. Pese a todo, el cáncer se volvió resistente a los fármacos y los marcadores volvieron a crecer. Pero cuando se añadió una dieta que imita el ayuno de diez días se produjo una respuesta notable, lo cual indica que las células tumorales eran sensibles a la combinación de los fármacos con la dieta que imita el ayuno (modificado de un informe inédito).

Partiendo del cáncer que padecía Woody Wright, en 2015 publicamos un estudio que incluía datos tanto de ratones como de pacientes, cuyo objeto era destacar los efectos de los ciclos de dieta que imita el ayuno en la longevidad, las enfermedades y/o los factores de riesgo de contraer enfermedades. Sometimos a unos ratones, de mediana edad en la fase inicial del experimento, a dos ciclos mensuales de dieta imitadora del ayuno de cuatro días hasta que alcanzaron una edad muy avanzada. Además de alargar la vida de los ratones, los ciclos de dieta que imita el ayuno redujeron casi a la mitad la aparición de tumores y, algo de especial relevancia en el contexto de este capítulo, redujeron drásticamente la incidencia de uno de los tumores de la sangre más habituales, el linfoma. Esta enfermedad es especialmente común en los ratones de laboratorio, y en nuestro caso casi el 70 % de los ratones alimentados de forma convencional contrajeron un linfoma a lo largo de su vida, mientras que el porcentaje de ratones de mediana edad sometidos a 2 ciclos mensuales de dieta que imita el ayuno de cuatro días de duración que enfermaron fue inferior al 40 % (figura 10.3).

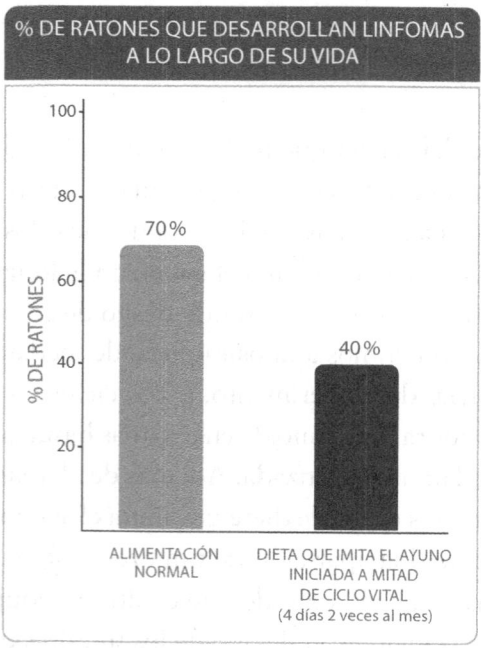

10.3 Incidencia del linfoma: los linfomas afectaron a casi el 70 % de los ratones con alimentación normal y solo al 40 % de los ratones sometidos a ciclos de dieta que imita el ayuno (modificado de: Brandhorst *et al.*, *Cell Metabolism*, 2015).

Así pues, bastaba con dos ciclos de dieta que imita el ayuno para obtener resultados importantes, pero no estaba claro por qué: es decir, si prevenían el linfoma o mataban las células del linfoma una vez formadas (probablemente ambas cosas).

Ya habíamos comprobado en estudios anteriores con ratones que el ayuno y los ciclos de dieta que imita el ayuno bastaban para matar muchos tipos distintos de células tumorales, pero no sabíamos si eran igual de eficaces en la cura de los tumores de la sangre. Quizá no fue una sorpresa que en 2017 los mismos laboratorios del Southwestern Medical Center Hospital de la University of Texas, donde investigaba Woody, publicaran un estudio sobre los efectos del ayuno y los tumores de la sangre, en este caso las leucemias (concretamente, leucemias linfoblásticas agudas de linfocitos B y T). El estudio demostraba que, por sí solos, los ciclos de ayuno (en este punto coincidía con nuestros resultados sobre los linfomas) revierten la progresión de las leucemias linfoblásticas agudas, tanto de linfocitos B como de linfocitos T (figura 10.4).[3]

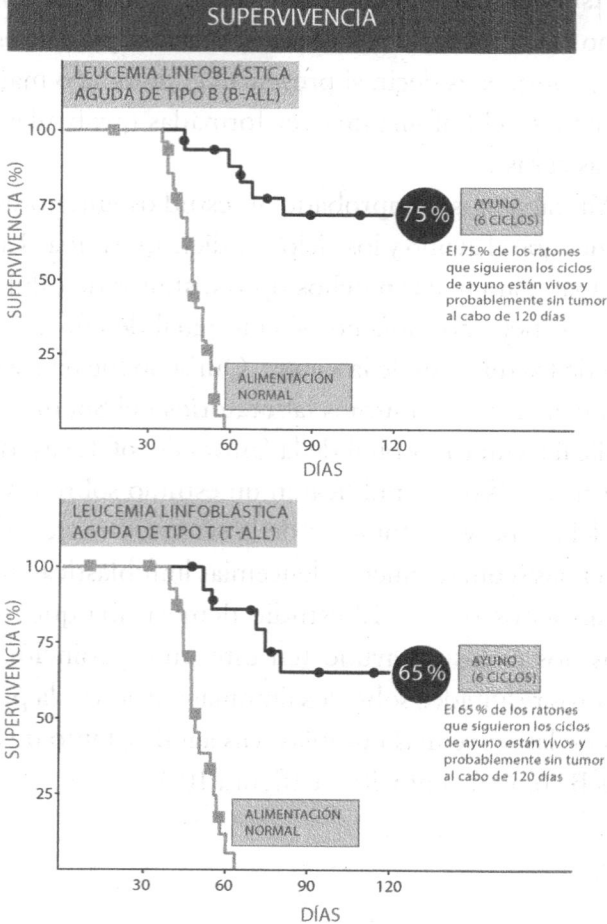

10.4 Los ratones con leucemia linfoblástica aguda, que ataca las células B (glóbulos blancos que combaten las infecciones, B-ALL) o los linfocitos T (glóbulos blancos responsables de la respuesta inmunitaria adaptativa, T-ALL), sobreviven más tiempo cuando están en ayunas (modificado de: Lu *et al.*, *Nature Medicine*, 2017).

En cambio, los ciclos de ayuno, por sí solos, no funcionaron con otro tipo de leucemia, la AML, leucemia mieloide aguda (figura 10.5).[4]

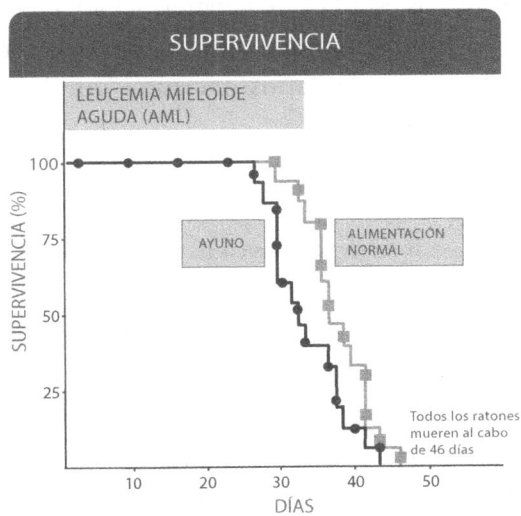

10.5 El ayuno carece de efecto sobre la supervivencia de los ratones con leucemia mieloide aguda (AML) (modificado de: Lu *et al.*, *Nature Medicine*, 2017).

Dado que el uso de ciclos de ayuno también funcionaba con leucemias linfoblásticas agudas de linfocitos B y T, pero no evitaba que más de la cuarta parte de los ratones muriesen, y dada su ineficacia contra la leucemia mieloide aguda, los resultados de este estudio son consistentes con nuestra propuesta de combinar en la mayoría de los casos la dieta que imita el ayuno con las terapias estándar, aumentando la eficacia de las segundas e impidiendo que las células tumorales desarrollen resistencia. Pero en el caso de algunos pacientes no se puede excluir que también pueda ser útil solo el ayuno / dieta que imita el ayuno, sobre todo en los primeros estadios de la enfermedad, cuando la quimioterapia u otras terapias aún no son necesarias, como hemos observado en varios pacientes que participan en nuestros estudios clínicos.

Ayuno y tumores de la sangre: estudios clínicos

Mientras que en la mayoría de los estudios con animales los ciclos de ayuno / dieta que imita el ayuno solo producían efectos terapéuticos notables en varios tipos de cáncer si se combinaban con las terapias estándar, los estudios en ratones que he descrito en este capítulo sugieren que el ayuno, por sí solo, puede resultar muy eficaz para combatir algunos tipos de tumores de la sangre, aunque no todos. Además del caso clínico presentado al principio del capítulo (adopción del ayuno / de la dieta que imita el ayuno en un caso de mieloma múltiple), hemos conocido los de otros estudios clínicos.

Por ejemplo, durante tres años uno de estos estudios siguió la evolución de una mujer de 42 años a la que le habían diagnosticado un linfoma folicular de grado 1 (en el estadio IIIA, avanzado). Se trata de un tumor del sistema linfático de crecimiento lento, que aparece cuando el cuerpo fabrica linfocitos B anómalos en los ganglios linfáticos o en otros órganos.[5] La paciente practicó un ayuno con agua durante veintiún días y luego adoptó una alimentación vegetal sin adición de sal, aceite, azúcares ni carbohidratos refinados, y no se sometió a terapias oncológicas estándar. Tres y seis meses después, tras pasar las consultas médicas preceptivas, se concluyó que la paciente carecía de síntomas. En los años posteriores las TAC y las PET tampoco hallaron el menor rastro del tumor. Los autores señalan que la primera regresión del tumor coincidió con el primer ayuno con agua y sugieren que, tal como ponen de manifiesto los estudios con modelos animales, el ayuno, por sí solo, podría haber sido suficiente para curar este tipo de linfoma.[6]

No obstante, los pacientes no deben dejarse llevar por la confianza que pueda infundirles este resultado y pensar que el ayuno por sí solo es capaz de curar los tumores. Lo que sí pueden hacer es consultar los datos presentados en este libro con su oncólogo. Como he apuntado antes, desconfiemos de los oncólogos que ni siquiera consienten en leer las publicaciones descritas en este libro y ya han decidido de antemano que la nutrición no sirve para nada como terapia contra el cáncer. Recuerdo la gran preocupación que sentí después de ver un documental titulado *The Food Cure*, en el que también me entrevistaban a mí, y enterarme de que al menos uno —o puede que varios— de los pacientes que salían en el reportaje murieron o empeoraron después de rechazar las terapias oncológicas estándar para tratar de curarse del cáncer recurriendo únicamente a la alimentación. A pesar de que, como hemos visto, en algunos casos el ayuno u otras formas extremas de nutrición pueden curar por sí solas los tumores, o ser altamente eficaces combatiéndolos, no debemos olvidar el elevado número de éxitos alcanzados gracias a las terapias estándar, acabar siendo mortal. Una de las mujeres cuya historia presentaba el documental tenía un tumor en la mama en estadio inicial (I-II). Le prescribieron mastectomía total (extirpación quirúrgica de toda la mama), quimioterapia y radioterapia; habría tenido una alta posibilidad de curación, pero ella no quiso operarse y decidió curarse el cáncer solo con dietas muy restringidas y aceite de cannabis que ella misma se administraba. Tras años de batallar, murió a causa del tumor.

También hemos hecho el seguimiento a varios pacientes que adoptaron la dieta de la longevidad o dietas imitadoras del ayuno periódicas, o ambas cosas, a modo de terapia contra las leucemias en las fases de observación previas a las curas, es decir, cuando aún no les habían prescrito ningún fármaco. Estos pacientes acudieron a nosotros antes de necesitar terapias antitumorales. Tras años de tratamientos que consistían únicamente en estrategias de ayuno y dieta que imita el ayuno, estaban bien y aún no necesitaban someterse a quimioterapias o a otros fármacos. Son resultados muy prometedores, pero distan mucho de ser concluyentes; tanto nosotros como otros grupos de investigadores no tardaremos en emprender pruebas clínicas que puedan confirmar cómo para algunos tipos de cáncer, como los linfomas, las leucemias y los mielomas, las dietas imitadoras del ayuno son capaces por sí solas de evitar la aparición y probablemente la progresión de los tumores de la sangre en los humanos, como ya se ha demostrado con los ratones.

También someteremos a pruebas experimentales la hipótesis según la cual, en aquellos pacientes con tumores que no se puede controlar solo con la dieta que imita el ayuno, una combinación de dieta y terapias estándar puede resultar más eficaz con vistas a la curación o a mantener el tumor bajo control.

Como veremos en el próximo apartado, además de con el ayuno también se ha experimentado con otras terapias nutricionales para combatir los tumores de la sangre.

OTRAS TERAPIAS NUTRICIONALES EN LA CURA DE LOS TUMORES DE LA SANGRE

Los antioxidantes ingeridos con alimentos como la verdura, la fruta, los frutos de cáscara y las semillas, unidos a un estilo de vida saludable (nada de tabaco ni agentes contaminantes, y consumo limitado de alcohol) pueden reducir el riesgo de infecciones y complicaciones en los pacientes aquejados de leucemia linfática crónica (CLL, tumor de la sangre y de la médula ósea que avanza despacio y por eso se llama «crónico»), mejorando su calidad de vida, como constata un estudio realizado con 84 pacientes.[7]

Los pacientes se dividieron en dos grupos, uno sometido a curas para la leucemia y otro al que, además de las curas, se le administraron antioxidantes. En el segundo grupo las complicaciones de tipo infectivo eran menos frecuentes, probablemente a causa de la estimulación del sistema inmunitario.

Otro estudio realizado con 568 mujeres que padecían linfoma no hodgkiniano (NHL, tumor que se origina en los linfocitos, un tipo de glóbulos blancos) partió de la hipótesis de que consumir más verdura, sobre todo de hoja verde, y agrios, podría contribuir a mejorar el pronóstico y las probabilidades de supervivencia de estos pacientes, aunque posiblemente su efecto en el transcurso de la enfermedad y con relación a la supervivencia variase según los subtipos de tumor.[8]

Algunos estudios sugieren que los hábitos alimentarios podrían influir en la aparición o la progresión de los tumores de la sangre. Por ejemplo, al parecer la mayoría de los niños con leucemia linfoblástica aguda (ALL) comían en exceso cuando fueron diagnosticados.[9]

En los siguientes apartados conoceremos las historias de varios pacientes que decidieron, de acuerdo con sus oncólogos, combinar el ayuno / dieta que imita el ayuno con terapias estándar.

Chris

En diciembre de 2009 a Chris le diagnosticaron una leucemia linfocítica crónica (CLL), que se caracteriza por un crecimiento lento pero constante de los glóbulos blancos y del número absoluto de ganglios linfáticos, que son los dos indicadores más importantes de este tipo de tumor.

Después de leer un artículo sobre las investigaciones del profesor Longo publicado en el periódico canadiense *National Post*, Chris decidió seguir un ayuno de cuatro días con agua. Sus marcadores tumorales empezaron a bajar, algo que no había ocurrido antes. Al año siguiente se sometió a otros cuatro ayunos con agua antes de descubrir la dieta que imita el ayuno. Empezó a practicarla en 2017 y ahora la sigue regularmente, sometiéndose a unos 5 ciclos cada año: el número de sus glóbulos blancos y el número absoluto de sus ganglios linfáticos ha bajado a los niveles de 2011 sin tener que recurrir a otras terapias, adoptando la estrategia de la observación y la espera que suele aplicarse en estos casos.

«Moraleja del cuento —dice Chris—: hoy mis valores son casi iguales a los de 2011, y cuando le pregunté a la enfermera de mi hematólogo qué pensaba de mi caso, me contestó que no había visto una remisión como la mía en los otros pacientes que no habían ayunado».

Seudónimo C

Al final de una peregrinación de dieciocho meses durante la cual había consultado a quince especialistas, en octubre de 2012 a esta paciente le diagnosticaron una policitemia vera, un raro tumor de la sangre causado por una alteración de las células de la médula ósea que desemboca en una producción descontrolada de células sanguíneas. En su caso también había una mutación del gen JAK2, común en estos tumores.

En septiembre de 2017 tuvo que iniciar una quimioterapia con cápsulas de oncocarbide (al principio una diaria durante cinco días; luego dos, seis días a la semana) que le causaban trastornos en el tracto gastrointestinal, cansancio intenso y malestar general, con ataques repetidos de vómitos, diarrea y tal extenuación que se pasaba dos días seguidos durmiendo. Esta situación se agravó hasta el extremo de desmayarse por la calle y perder muchos kilos.

«Describía estas crisis como dos días de apagón total, como si me hubiera atropellado un coche... Esa sensación de dolor en todo el cuerpo duraba 48 horas».

Por entonces una íntima amiga suya estaba leyendo el primer libro del profesor Longo, *La dieta de la longevidad*, y le mandó por WhatsApp una página en la que el profesor hablaba del uso de la dieta que imita el ayuno contra el cáncer. Después de probar por su cuenta la dieta que imita el ayuno, decidió acudir a la Fondazione Valter Longo de Milán, donde la doctora Romina Cervigni la puso en contacto con los médicos que estaban llevando a cabo el estudio clínico del Ospedale Policlinico San Martino de Génova.

«La quimioterapia había sometido mi cuerpo a una dura prueba, lo cual me hacía temer que no sería idónea para incorporarme al estudio», recuerda, pero en noviembre de 2018 fue incluida. En cuanto empezó la dieta que imita el ayuno durante la quimioterapia las crisis desaparecieron inmediatamente y la paciente también logró contener otros trastornos relacionados con las curas, como la menopausia precoz, para gran satisfacción suya y de su ginecólogo.

«Los problemas relacionados con la menopausia, dada mi condición, habrían podido convertir mi vida en un infierno si no hubiera tenido esta repetida posibilidad de renacer durante la semana de la dieta que imita el ayuno».

Seudónimo A. P.

En 2014, A. P. era una mujer de 46 años que estaba en forma y gozaba de buena salud, trabajadora, casada y madre de tres hijos. De pronto empezó a sentir cansancio y vértigos, en algunos casos tan fuertes que debía tumbarse y renunciar a ir al trabajo. Se lo dijo a sus médicos, que al principio atribuyeron los trastornos a una carencia de hierro, pero cuando aparecieron otros síntomas como hinchazón en el estómago e indagaron más a fondo, el diagnostico fue linfoma folicular no hodgkiniano en el estadio IV.

Unos días más tarde empezó la quimioterapia (con R-CVP, una combinación de los fármacos antitumorales rituximab, ciclofosfamida, vincristina y prednisolona, un esteroide) durante 6 ciclos separados tres semanas, una quimioterapia «de mantenimiento» y un ciclo de radioterapias. Dado que la primera quimioterapia no había logrado reducir el tamaño del tumor, los médicos decidieron someterla a otro ciclo de quimioterapia más agresivo (R-CHOP, que consta de rituximab, ciclofosfamida, doxorrubicina, vincristina y prednisona), a un autotrasplante de células estaminales y, por último, a radioterapia.

Por aquel entonces su marido leyó un artículo sobre la investigación del profesor Longo publicado en un diario británico. La paciente y su esposo leyeron más y descubrieron el programa de Michael Mosley para BBC Two Horizon sobre el ayuno.

En julio de 2015, A. P. le escribió al profesor Longo, y este le respondió adjuntándole las instrucciones para el oncólogo; ella se las transmitió al médico que la trataba, y que era bastante joven, pero este se asustó y no quiso apoyar el ayuno. Entonces A. P. decidió cambiar de hospital y de oncólogo. El nuevo médico, más viejo y con más experiencia, le dijo que, si ella quería hacerlo y se veía capaz de gestionarlo, él la apoyaría con mucho gusto.

Así fue como A. P. empezó a ayunar durante tres días antes de las curas y uno después. Procuraba volver a comer alimentos muy sencillos el día después del ayuno, lo cual le permitía volver siempre a su peso normal. Aunque su terapia R-CHOP combinada con ayuno era muy agresiva y le causaba los clásicos efectos adversos de la quimioterapia (caída del cabello, debilidad, náuseas, etc.), toleraba muy bien las curas y no se sentía mucho peor que durante el primer ciclo de quimioterapia, menos agresivo.

«En el aspecto psicológico, el ayuno fue realmente útil para mí. La "historia" de las curas a las que me sometí parece bastante lineal tal como la cuento, pero si la vives en primera persona tienes la impresión de ir dando tumbos, tropezando, cambiando de dirección y con tratamientos que te caen encima inesperadamente, por no hablar de la angustiosa espera de los resultados —recuerda—. El ayuno me daba la sensación de poder controlar mínimamente de lo que sucedía con mis tratamientos».

Cuando llegó el momento del trasplante de células estaminales, A. P. ayunó como para la quimioterapia, y en el verano de 2016 terminó por fin las curas con una reducción de tumor del 80 % y una regresión al estadio III.

Cuando, finalizados los tratamientos, la paciente volvió a ponerse en contacto con el profesor Longo, él le recomendó que le pidiera a su oncólogo que la sometiera a una dieta que imita el ayuno cada dos meses y se planteara combinarla con altas dosis de vitamina C, cosa que ha hecho hasta ahora con éxito (la última actualización data de marzo de 2021). Dice: «Mi intención es ayunar cada ocho semanas; tratar de alcanzar el peso ideal para una persona delgada y seguir los consejos del profesor Longo. ¡Estoy dispuesta a cumplir 120 años!».

Ahora, en 2021, procura evitar los alimentos tratados y seguir una dieta mayoritariamente pescetariana de pescado dos veces por semana y rara vez en carne blanca y roja.

«Me someto regularmente a controles, y mi última tomografía computarizada mostraba que el tejido cicatricial de mi viejo tumor no ha crecido; es más, se ha reducido un poco. No estoy sometiéndome a ninguna terapia, y los médicos que me siguen parecen algo sorprendidos (cuando me preguntan, durante los controles, qué otras terapias estoy siguiendo y yo contesto "ninguna", ¡siempre me repiten la pregunta!).

»Le estaré eternamente agradecida al profesor Longo por sus investigaciones y por la generosidad que demuestra al compartirlas con la gente de la calle. Pienso que la prensa no especializada también es muy importante, porque así las personas como yo pueden conocerlas».

Stefano Quintarelli

Stefano es empresario y ha sido profesor de sistemas informáticos, servicios de red y seguridad. Fundador de I:NET, primer proveedor de internet italiano, era miembro del Parlamento Europeo durante la XVII legislatura y formaba parte del grupo de expertos de alto nivel sobre inteligencia artificial de la Comisión Europea. Hoy preside el comité directivo de la Agenzia per l'Italia Digitale, es miembro del comité directivo del Sustainable Development Solutions Network (UNSDSN), presidente del grupo consultor sobre tecnologías avanzadas para el comercio y el transporte del United Nations Centre for Trade Facilitation and Electronic Business y miembro del Executive Council of Copernicans.

Esta es su historia.

«Un viernes de enero de 2018 me sometí a un chequeo porque quería contratar un nuevo seguro médico. Concluidos los exámenes hablé con el hematólogo, este me dijo que debía repetir un análisis y que más tarde ya me comentaría. Esa noche me llamó: "Tiene usted leucemia, pero no se preocupe, el próximo martes se lo explicaré todo".

»La expresión "no se preocupe" asociada a la palabra "leucemia" era una verdadera paradoja.

»Meses antes, durante una cena, el profesor Valter Longo había contado que estaba haciendo experimentos que parecían prometedores con modelos animales, sobre los efectos del ayuno y la dieta que imita el ayuno en varios tipos de leucemia, de modo que esa misma noche lo llamé a Los Ángeles y él me dijo que en un par de hospitales italianos acababan de empezar un estudio sobre el tema.

»Durante las semanas siguientes devoré todo lo que pude leer en el campo de las fuentes médicas online; estudié todo cuanto fui capaz de estudiar. Me sometí a los exámenes de control y escuché una segunda, una tercera y una cuarta opinión en todos los centros de tratamiento del cáncer que conocía.

»Al final decidí acudir al Istituto Nazionale dei Tumori de Milán, donde me incorporé a un protocolo experimental que incluía la dieta que imita el ayuno en pacientes con enfermedades oncológicas en la sangre, dirigido por el doctor Claudio Vernieri.

»Me sometí durante varios meses a un ciclo de ayuno

frecuente, bajo la estrechísima supervisión del doctor Vernieri. El efecto sobre mis linfocitos es visible: la tendencia sigue un perfil en forma de dientes de sierra, con reducción del número de linfocitos al final de la dieta que imita el ayuno.

»Conviene aclarar que el protocolo experimental del Istituto Nazionale dei Tumori es muy exigente para el paciente y no resulta aconsejable seguirlo sin supervisión médica. Hoy practico una dieta pescetariana muy estricta con limitación de carbohidratos; sigo ayunando, siempre con supervisión médica, pero con menos frecuencia, en función de los resultados de los análisis de sangre.

»El balance, años después del diagnóstico, es que mi condición ha permanecido casi estable.

»Naturalmente, no tengo la prueba de que la dieta que imita el ayuno sea lo que ha estabilizado mi enfermedad, de modo que mi caso, tomado aisladamente, no se puede considerar significativo desde el punto de vista estadístico ni aplicable a otros pacientes. Pero tampoco se puede afirmar con certeza cómo habría evolucionado mi enfermedad si no hubiera seguido cíclicamente la dieta que imita el ayuno.

»Dicho esto, mi caso, unido a los resultados procedentes de los estudios de laboratorio, proporciona datos esperanzadores que sugieren la conveniencia de realizar estudios clínicos para evaluar los beneficios de la dieta que imita el ayuno en los pacientes que padecen enfermedades como la mía. Al mismo tiempo, el itinerario experimental que he seguido me ha permitido evitar hasta ahora las cu-

ras inmunosupresoras o mielosupresoras, como la quimioterapia. Y esto ya ha sido muy positivo para mí».

- Terapia oncológica convencional (quimioterapia, etc.).
- Hablar con el oncólogo para combinarla con una dieta que imita el ayuno o, en el caso de que no sea necesaria ninguna terapia, para adoptar solo dicha dieta.
- Entre dos tratamientos, mantener la dieta de la longevidad (véase el capítulo sobre la prevención).
- Durante la terapia, ayunar 13-14 horas diarias (por ejemplo, comer entre las 8 de la mañana y las 6 de la tarde), asegurándose de mantener la masa muscular normal.
- Mantener un peso corporal dentro de la norma.
- Estar físicamente activos y practicar ejercicio, consultando al oncólogo.
- Tratar de mantener el ángulo de fase (un índice de la funcionalidad muscular) por encima de 5 grados mediante el entrenamiento de la fuerza muscular, siguiendo, por ejemplo, los ejercicios que se proponen en la web de la Fondazione Valter Longo (www.fondazionevalterlongo.org, sección «Restare giovani e sani / Esercizio e longevità»), todos los días o al menos tres o cuatro veces por semana, durante 30-40 minutos.

Atención: los datos descritos en este libro se han obtenido en animales o en estudios clínicos que aún no son concluyentes. Por lo tanto, se aconseja emprender ciclos de dieta que imita el ayuno SOLO tras una evaluación y con supervisión del médico especialista, preferiblemente oncólogo. Así también podrá prevenirse la malnutrición, un factor pronóstico negativo en las enfermedades agudas y crónicas.

La investigación sobre el cáncer da pasos de gigante, pero las terapias dirigidas a pacientes que lo padecen avanzan mucho más despacio. Por eso creo que es necesario un nuevo planteamiento de las terapias oncológicas, con un oncólogo al frente de un equipo formado por médicos especializados en medicina integrada, biólogos moleculares, nutricionistas y, siempre que sea posible, psicólogos, para brindar a los pacientes terapias personalizadas, sobre todo a los que no responden a las terapias estándar. Estos «equipos oncológicos», además de curar el cáncer o bloquear su progresión, deberían prevenir los efectos colaterales y los daños a las células, los sistemas y los órganos sanos. La Longevity and Healthspan Clinic Create Cures Foundation en Estados Unidos (www.createcures.org) y la Fondazione Valter Longo en Italia (www.fondazionevalter longo.org) están especializadas en asistencia a pacientes y oncólogos a fin de completar el tratamiento estándar con medidas innovadoras e integradas que se apoyen en sólidas bases científicas centradas en la nutrición y la biología molecular del tumor, pero también en la capacidad natural del cuerpo humano para combatir el cáncer y otras enfermedades. La misión de las fundaciones es ofrecer la posibilidad de vivir sanos y muchos años. Por eso prestan asistencia gratuita a quienes padecen cáncer y otras enfermedades en fase avanzada pero no pueden permitirse estas terapias integradas.

Notas

1. National Cancer Institute. «Hematologic Cancer», consultado el 17 de mayo de 2021. https://www.cancer.gov/publications/dictionaries/cancer-terms/def/hematologic-cancer

2 . Mayo Clinic, «Leucemia», consultado el 9 de julio de 2021. https://www. mayoclinic.org/diseases-conditions/leukemia/diagnosis-treatment/drc-20374378; Cancer Treatment Centers of America, «Blood Cancer», última revisión 18 de junio de 2021. https://www.cancercenter.com/blood-cancers

3. Z. Lu, J. Xie, G. Wu, J. Shen, R. Collins, W. Chen, X. Kang, M. Luo, Y. Zou, L. J. Huang, J. F. Amatruda, T. Slone, N. Winick, P. E. Scherer, C. C. Zhang, «Fasting Selectively Blocks Development of Acute Lymphoblastic Leukemia Via Leptin-Receptor Upregulation», *Nature Medicine*, 2017, DOI: 10.1038/nm.4252, Epub 12 de diciembre de 2016, PMID: 27941793, PMCID: PMC6956990.

4. *Ibid.*

5. T. R. Myers, M. Zittel, A. C. Goldhamer, «Follow-up of Water-Only Fasting and an Exclusively Plant Food Diet in The Management of Stage IIIa, Low-Grade Follicular Lymphoma», *BMJ Case Reports*, 2018, DOI: 10.1136/bcr-2018-225520, PMID: 30093470, PMCID: PMC6088289.

6. *Ibid.*

7. A. M. Gaman, A. M. Buga, M. A. Gaman, A. Popa-Wagner, «The Role of Oxidative Stress and the Effects of Antioxidants on the incidence of Infectious Complications of Chronic Lymphocytic Leukemia», *Oxidative Medicine and Cellular Longevity*, 2014, DOI: 10.1155/2014/158135, Epub 14 de octubre de 2014, PMID: 25383139, PMCID: PMC4212632.

8. X. Han, T. Zheng, F. Foss, T. R. Holford, S. Ma, P. Zhao, M. Dai, C. Kim, Y. Zhang, Y. Bai, «Vegetable and Fruit Intake and Non-Hodgkin Lymphoma Survival in Connecticut Women», *Leukemia & Lymphoma*, junio de 2010, 51 (6), pp. 1047-1054, DOI: 10.3109/10428191003690364, PMID: 20350273, PMCID: PMC3110752.

9. E. J. Ladas, M. Orjuela, K. Stevenson, P. D. Cole, M. Lin, U. H. Athale, L. A. Clavell, J. M. Leclerc, C. Laverdiere, B. Michon, M. A. Schorin, J. G. Welch, B. L. Asselin, S. E. Sallan, L. B. Silverman, K. M. Kelly, «Fluctuations in Dietary Intake During Treatment for Childhood Leukemia: A Report From the DALLT Cohort», *Clinical Nutrition*, 2019, DOI: 10.1016/j.clnu.2018.12.021, Epub 3 de enero de 2019, PMID:30639117.

11

Ayuno, alimentación y tumores del sistema nervioso

Quiero dar las gracias, por su aportación y revisión de este capítulo, a Thomas Chen, director de Neurooncología Quirúrgica y del grupo de investigación sobre cáncer de cerebro y de la columna vertebral, profesor de Neurocirugía, Patología y Cirugía Ortopédica en la Keck School of Medicine de la Universidad del Sur de California; a Fernando Safdie, cirujano torácico y del intestino en la División Cardiotorácica del Mount Sinai Medical Center de Miami; a Alessandro Laviano, profesor de Medicina Interna en el Departamento de Medicina de Traslación y Precisión de la Universidad La Sapienza de Roma, y a Lizzia Raffaghello, investigadora bióloga en el Istituto Giannina Gaslini, Génova.

LOS TUMORES DEL SISTEMA NERVIOSO: QUÉ SON Y CÓMO SE CURAN

Todos los años unas 30 personas de cada 100.000 contraen cáncer de cerebro. Los gliomas son los más comunes, pues representan el 78 % de todos los tumores malignos.[1]

Los gliomas o astrocitomas se originan en los astrocitos, células que forman el tejido que rodea y protege las demás células nerviosas del cerebro o de la médula espinal (materia blanca).

Los ependimomas se forman en las células ependimales que forman el revestimiento interno de los ventrículos cerebrales.

Los oligodendrogliomas parten de las células oligodendrogliales, que envuelven las células nerviosas formando una vaina aislante, facilitando la transmisión de los impulsos nerviosos. Los gliomas van del estadio I al IV.

Los glioblastomas multiformes (grado IV) son los gliomas más comunes y malignos.

Los neuroblastomas se originan en las células del sistema nervioso, y en la mayoría de los casos se producen en recién nacidos y niños. Se forman a partir de los neuroblastos, células nerviosas inmaduras o en desarrollo del sistema nervioso simpático, formado por nervios extendidos por todo el organismo que controlan funciones corporales involuntarias, como el latido cardiaco.

El diagnóstico de tumor del sistema nervioso requiere una combinación de evaluaciones médicas, clínicas y de diagnosis por imágenes, como la tomografía computarizada con líquido de contraste (CT) y la resonancia magnética (MRI). las biopsias permiten identificar y establecer un diagnóstico definitivo de las masas tumorales.

Por lo general la primera intervención terapéutica, cuando es posible, consiste en la extirpación quirúrgica del tumor, realizada tratando de preservar al máximo las funciones cerebrales y la salud del paciente.

A la operación le suele seguir la radioterapia (PORT, *postoperative radiation therapy*), en particular para los tumores de alto grado, mientras que para los de bajo grado (por ejemplo, los astrocitomas, oligodendrogliomas y oligoastrocitomas de bajo grado) las opciones terapéuticas no están tan claras e incluyen observación, radioterapia postoperatoria y quimioterapia con temozolomida.

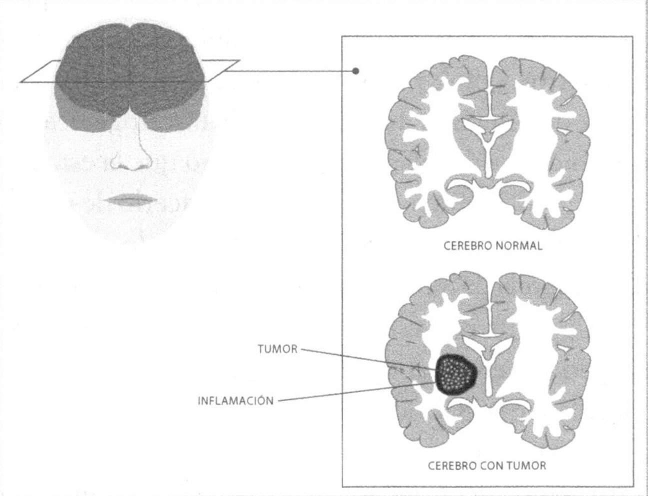

CEREBRO NORMAL

TUMOR

INFLAMACIÓN

CEREBRO CON TUMOR

11.1 El tumor del sistema nervioso es debido a los daños y las mutaciones en las células de cualquier parte del sistema nervioso. Por consiguiente, se pueden formar varios tipos de cáncer, que pueden ser benignos o malignos.

En abril de 2018, cuando estaba en Los Ángeles, recibí un SMS de Italia: era una figura conocida de la televisión italiana y me informaba de que le habían diagnosticado un neuroblastoma (tumor que afecta a las células del sistema nervioso) muy agresivo. Era el primer tumor que habíamos empezado a estudiar compaginándolo con el ayuno quince años antes, en colaboración con Lizzia Raffaghello, en el hospital pediátrico Gaslini de Génova; en efecto, este tumor suele afectar a los niños. Le dije que podía someterse a una cura igual de agresiva y le aconsejé que hablase con su oncólogo sobre la posibilidad de colaborar con nosotros, combinando la terapia estándar con ciclos de dieta que imita el ayuno y con dieta cetogénica. Creo que ella no logró convencer al oncólogo que la estaba tratando, o por lo menos convencerlo de hacerlo de un modo sistemático y colaborando con nosotros, lo cual habría podido marcar la diferencia. Para mí fue algo difícil de aceptar, porque con esta clase de tumores las terapias estándar no suelen garantizar una supervivencia a largo plazo, de modo que habría valido la pena probar con el ayuno o la dieta que imita el ayuno, quizá en el marco de uno de los estudios clínicos que se realizaban en el Istituto Nazionale dei Tumori de Milán y en el Ospedale Policlinico San Martino de la Universidad de Génova, que recibían pacientes con distintos cánceres enviados por los oncólogos italianos. En 2012 habíamos publicado un estudio con ratones que mostraba que el neuroblastoma mataba en setenta días al 100 % de los animales a pesar de haberlos sometido a un poderoso agente quimioterápico tóxico, mientras que el 25 % de los ratones curados con el mismo quimioterápico combinado con ayuno seguían vivos un año después, sugiriendo que en este grupo el tumor había desaparecido por completo. En un experimento parecido, pero sobre otro tipo de neuroblastoma, el 42 % de los ratones sometidos a un tratamiento que combinaba quimioterapia con ciclos de ayuno seguían vivos al cabo de seis meses, mientras que el 100 % de los ratones tratados únicamente con quimioterapia murieron en los siguientes ochenta días (figura 11.2).

Apenas un año antes, en 2017, al senador estadounidense John McCain —ganador de las primarias republicanas para la candidatura a la presidencia de Estados Unidos, que perdió después frente a Barak Obama— le diagnosticaron un glioblastoma, otro tumor agresivo del sistema nervioso. En este caso la enfermedad no afecta a las neuronas sino a las células gliales del cerebro, que tienen varias funciones, como la de sostener y proteger las neuronas. En 2012 habíamos publicado varios artículos en los que demostrábamos que el uso de ciclos de ayuno podía aumentar la eficacia tanto de la quimioterapia como de la radioterapia también frente a este tumor en los ratones. En 2008 se había unido a nuestro grupo de investigación Fernando Safdie, un médico con una sólida formación clínica que nos resultaba de gran ayuda a la hora de traducir en términos clínicos las ventajas del ayuno. En 2011, en colaboración con el neurocirujano Thomas Chen de la USC, habíamos examinado los beneficios del ayuno combinado con el quimioterápico temozolomida (TMZ), y descubrimos que esta combinación terapéutica era considerablemente más eficaz, pues mataba varios tipos de células del glioblastoma (figura 11.3). Además, parecía que las condiciones

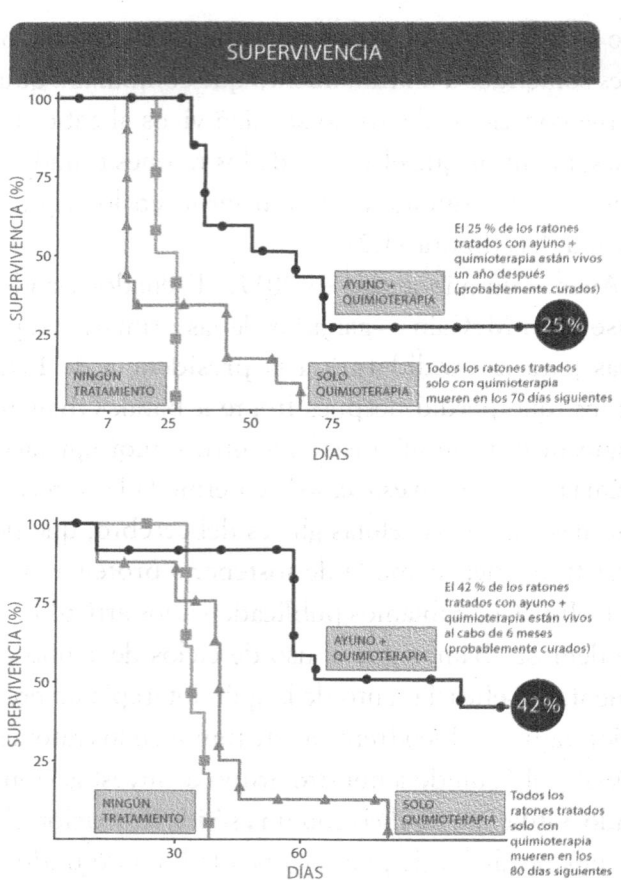

11.2 Arriba: los ratones con neuroblastoma (cáncer que se desarrolla a partir de células nerviosas inmaduras que se encuentran en varias zonas del cuerpo) tratados con quimioterapia murieron en los setenta días siguientes, mientras que el 25 % de los ratones tratados con quimioterapia y ayuno siguen vivos un año después y probablemente se han curado. Abajo: los ratones con otro tipo de neuroblastoma tratados con quimioterapia murieron en los ochenta días siguientes, mientras que el 42 % de los ratones tratados con quimioterapia y ayuno siguen vivos incluso seis meses después, y por lo tanto probablemente se han curado (modificado de: Lee *et al., Science Translational Medicine*, 2012).

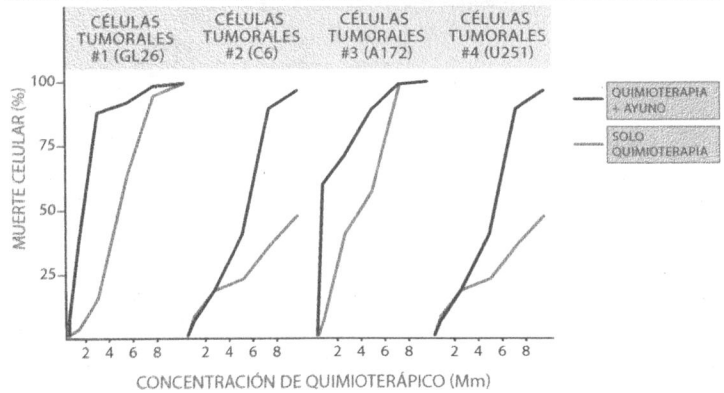

EL AYUNO HACE QUE LAS CÉLULAS SEAN MÁS SENSIBLES A LA QUIMIOTERAPIA

CÉLULAS TUMORALES #1 (GL26) · CÉLULAS TUMORALES #2 (C6) · CÉLULAS TUMORALES #3 (A172) · CÉLULAS TUMORALES #4 (U251)

MUERTE CELULAR (%)

QUIMIOTERAPIA + AYUNO

SOLO QUIMIOTERAPIA

CONCENTRACIÓN DE QUIMIOTERÁPICO (Mm)

11.3 Cuando la concentración de fármacos quimioterápicos aumenta es más eficaz contra varios tipos de células tumorales gliales (el tipo de células de sostén del sistema nervioso central). El efecto se refuerza cuando la quimioterapia se combina con ayuno, comparado con la quimioterapia sola (modificado de: Safdie *et al.*, *PLOS One*, 2012).

del ayuno protegían las células sanas, mientras que aumentaban la sensibilidad de las tumorales a la terapia.

Un solo ciclo de ayuno combinado con quimioterapia también resultó muy eficaz frente al glioblastoma en los ratones, frenando en gran medida su crecimiento, mientras que la quimioterapia por sí sola producía escasos efectos a largo plazo: al cabo de un mes el 40 % de los ratones sometidos solo a quimioterapia o solo a ayuno habían sobrevivido, frente al 80 % de los que pasaron por ambos tratamientos (figura 11.4).[2]

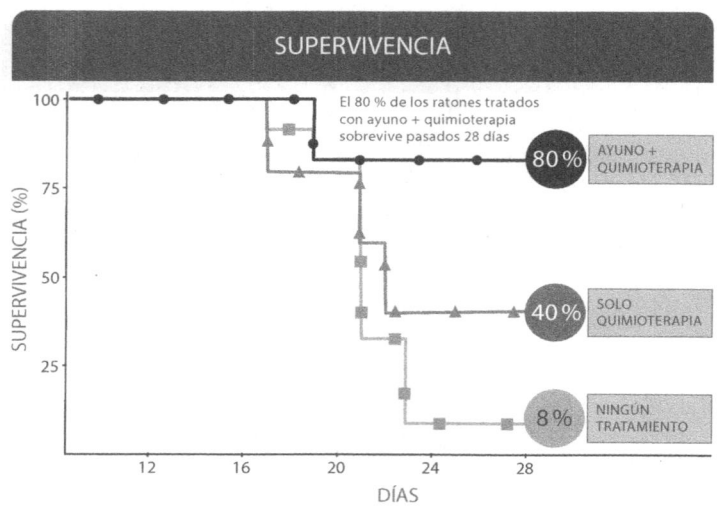

11.4 Combinada con ayuno, la quimioterapia es más eficaz contra las células tumorales,y al cabo de un mes el 80 % de los ratones que seguían el ayuno y recibían quimioterapia estaban vivos, frente al 40 % de los que solo habían recibido quimioterapia (modificado de: Safdie *et al.*, *PLOS One*, 2012).

Observamos efectos parecidos cuando combinábamos ayuno y radioterapia en la cura de los glioblastomas. Con el ayuno la radioterapia era más eficaz en el combate contra las células tumorales. Al cabo de un mes, el 95 % de los ratones sometidos tanto a ayuno como a radioterapia seguían vivos, frente a un porcentaje inferior, el 40 %, de los sometidos solo a uno de los tratamientos (figura 11.5).

Cuando le diagnosticaron el glioblastoma a McCain nosotros ya llevábamos diez años trabajando con los oncólogos para probar la combinación de ayuno y terapias on-

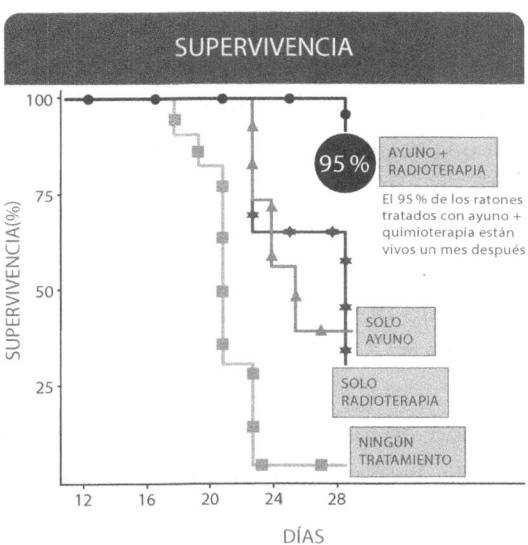

11.5 Combinada con ayuno, la radioterapia es más eficaz contra las células tumorales, y al cabo de un mes el 95 % de los ratones que seguían el ayuno y recibían radioterapia estaban vivos, frente a menos del 40 % de los que solo habían recibido, o bien radioterapia, o bien ayuno (modificado de: Safdie *et al.*, *PLOS One*, 2012).

cológicas, pero los oncólogos con quienes colaborábamos trabajaban en centros universitarios que apostaban claramente por la innovación en la investigación. Yo sabía que, si nos hubiésemos puesto en contacto con el oncólogo que trataba a McCain, jamás lo habrían autorizado a integrar las curas estándar con el ayuno o la dieta que imita el ayuno. Lo mismo sucedió con Beau Biden, hijo del presidente Joe Biden, que también murió a causa de un glioblastoma tras luchar cinco años contra la enfermedad, en 2015. Son dos ejemplos famosos de un problema que afecta a millones de personas, y reflejan el hecho de que el sistema del tratamiento de los tumores ya no es óptimo para los pacientes, en particular para los que son como John McCain, Beau Biden o la celebridad italiana, para quienes no había opciones eficaces.

AYUNO Y TUMORES DEL SISTEMA NERVIOSO: ESTUDIOS CLÍNICOS

Como es sabido, en los tumores hay tres procesos típicos: 1) aumento del crecimiento, 2) angiogénesis (formación de vasos sanguíneos para alimentar el tumor) y 3) activación de las metástasis. A estas cabe añadir otras características que recientemente se han estudiado mejor y pueden ser dianas terapéuticas en la cura de los tumores del sistema nervioso: inestabilidad del genoma (mayor tendencia a mutaciones del ADN y otras mutaciones genéticas durante la división celular), inflamación, y reprogramación del metabolismo de las células y el microambiente del tumor.

La proliferación rápida e incontrolada del tumor es un proceso que consume energía y recursos, y altera el metabolismo, tal como lo describió Otto Warburg en los años treinta del siglo pasado, cuando recibió el Premio Nobel de Medicina por su «descubrimiento de la naturaleza y el comportamiento de la enzima respiratoria».[3] El «efecto Warburg», como ya he explicado, describe los cambios que se producen en las células tumorales donde, a diferencia de lo que sucedería en condiciones normales, se produce un fuerte aumento del consumo de glucosa. A causa del «efecto Warburg», la glucosa, que procede sobre todo de los carbohidratos contenidos en los alimentos, se transforma en carburante para muchos tumores y acelera su crecimiento.

A continuación, describiré los estudios más recientes sobre la dieta cetogénica y su eficacia en la cura de los tumores del sistema nervioso humano. Los estudios centrados en el papel del ayuno o de las dietas imitadoras del ayuno en la progresión del glioblastoma en el hombre todavía son muy pocos. En uno de ellos, llevado a cabo recientemente por un grupo de clínicos alemanes, se ha examinado el efecto de una combinación de dieta cetogénica y ayuno con agua. Los pacientes aquejados de glioblastoma recibieron: 1) radioterapia y una dieta saludable, o 2) radioterapia más un solo ciclo de seis días de dieta cetogénica combinada con tres días de ayuno con agua. Como estaba previsto, este cambio de apenas nueve días en la alimentación resultó seguro, pero no determinó una diferencia significativa en el avance del glioblastoma. Al cabo de seis meses, el 20 % de los pacientes que combinaban el ayuno y la dieta cetogénica con radioterapia no dio muestras del menor avance de la enfermedad, frente al 16 % de los que habían sido sometidos exclusivamente a radioterapia.[4]

Esto no resulta sorprendente, porque se habían sometido a un solo ciclo de estas intervenciones nutricionales. Sin duda sería de mayor utilidad un estudio sobre ciclos mensuales de dieta que imita el ayuno y terapias convencionales, incluyendo radioterapia y quimioterapia. Dado que estamos ante un tumor muy agresivo, el tratamiento debería serlo aún más. Solo la combinación de las tres intervenciones, repetida cíclicamente muchas veces durante el año, podría marcar la diferencia en cuanto a la supervivencia de los pacientes, como hemos visto en otros estudios clínicos y en varias historias presentadas en este libro.

De todos modos, el estudio brindó informaciones muy importantes sobre la influencia de los niveles de glucosa en sangre para la supervivencia de los pacientes con glioblastoma. En los pacientes que completaron el ciclo de ayuno y dieta cetogénica, cuyos niveles de glucosa hemática en sangre bajaron de 83,5 mg/dl, el tumor crecía más despacio, con una supervivencia más prolongada de los pacientes: el 20 % sobrevivieron casi tres años. Por el contrario, los pacientes sometidos a radioterapia y dieta, cuyos niveles de glucosa eran superiores a 83,5 mg/dl, no sobrevivieron más de trece meses. Como ya sabemos que los ciclos de dieta que imita el ayuno bajan la glucosa hemática, estos resultados reiteran la necesidad de que los pacientes con este tipo de cáncer se sometan mensualmente a ciclos de dieta que imita el ayuno combinados con una alternancia de dieta cetogénica vegana con bajo contenido de proteínas, dieta pescetariana de la longevidad descrita en mi primer libro, y terapias oncológicas estándar: radioterapia, quimioterapia o fármacos adoptados recientemente para combatir los tumores del sistema nervioso. Como ya se ha explicado, es un protocolo todavía experimental que puede aplicarse dentro de un estudio clínico, o que incluye la colaboración del oncólogo, el biólogo molecular, el nutricionista, etc.

En 2011 se publicó un caso clínico que describe el uso de ayuno y dieta que imita el ayuno en la cura del cáncer de cerebro. Era una mujer de 65 años con glioblastoma multiforme multicéntrico (GBM), un tumor altamente maligno perteneciente a la clase de los astrocitomas. Al principio la mujer se sometió a la terapia estándar, un ayuno terapéutico de tres días solo con agua y una dieta cetogénica 4:1 (proporción de grasas: carbohidratos + proteínas), con un aporte de unas 600 calorías diarias y complemento de vitaminas y minerales durante catorce días, todo ello en 2 ciclos. A la paciente se le detectó hiperuricemia (acumulación de escorias de ácido úrico en la sangre) y el segundo ciclo de dieta hipercalórica ya no fue del tipo cetogénico.[5] No obstante, respondió bien a la terapia nutricional, y al cabo de dos meses de curas las masas tumorales ya no eran visibles en la PET (tomografía con emisión de positrones) ni en la MRI (resonancia magnética). Pero diez semanas después de haber interrumpido la terapia alimentaria los tumores reaparecieron.

En 2018 la revista *Frontiers in Nutrition* publicó el caso clínico de un paciente de 38 años con glioblastoma multiforme, tratado con un protocolo estándar modificado (operación quirúrgica, radioterapia y quimioterapia) y combinado con dieta cetogénica y ayuno. El paciente ayunó

72 horas antes de la extirpación quirúrgica del tumor; luego siguió una dieta cetogénica y una dieta que imita el ayuno con restricción calórica a 900 calorías diarias durante veintiún días, complementada con vitaminas y minerales. El vigesimosegundo día las calorías de la dieta cetogénica se subieron a 1.500 diarias y el paciente se sometió a oxigenoterapia hiperbárica (que consiste en respirar oxígeno puro en ambiente presurizado) y otras terapias metabólicas dirigidas. Los análisis clínicos constataron los efectos positivos de la terapia metabólica preoperatoria (gracias a la dieta cetogénica y a la dieta que imita el ayuno), y en la actualidad el paciente goza de una salud excelente, con continuas evidencias de regresión del tumor durante al menos dos años.[6]

LAS DIETAS CETOGÉNICAS

Como ya se ha mencionado anteriormente, otra intervención nutricional muy prometedora en el tratamiento de los tumores del sistema nervioso son las dietas cetogénicas, que 1) son muy ricas en grasas y pobres en carbohidratos (por lo general la proporción entre grasas y carbohidratos es de 4:1 o superior); 2) pueden tener un contenido de proteínas bajo o alto; 3) suministran un aporte calórico normal; y 4) se formulan para que puedan seguirse durante semanas o meses, e incluso por más más tiempo mientras el paciente esté sometido a las terapias antitumorales. En realidad, la dieta que imita el ayuno también es una dieta cetogénica, pues aporta muchas grasas y pocos carbohidratos, pero si la llamamos imitadora del ayuno es porque aporta pocas calorías y muy pocas proteínas. Es de base vegetal y, a diferencia de las dietas cetogénicas, no suele practicarse más de cuatro o cinco días al mes (figura 11.6).

Como el aporte calórico de la dieta cetogénica, a diferencia del de la dieta que imita el ayuno, es normal y comprende las calorías derivadas de los altos niveles de grasas, puede favorecer el crecimiento del cáncer o frenarlo, según el tipo de tumor. Dada la fuerte agresividad de los glioblastomas, muchos estudios con modelos animales in-

Características	Dieta cetogénica	Dieta que imita el ayuno
APORTE DE CALORÍAS	Normal	Bajo
APORTE DE CARBOHIDRATOS	Bajo	Bajo-medio
APORTE DE GRASAS	Alto	Alto
APORTE DE PROTEÍNAS	Calibrado según los estudios; de bajo a alto	Muy bajo
DURACIÓN	De semanas a meses	4-5 días cada 3-8 semanas
COMPOSICIÓN	De origen tanto animal como vegetal	Vegetal

11.6 Comparación entre las características principales de la dieta cetogénica y la dieta que imita el ayuno.

dican que este tipo de alimentación puede frenar su crecimiento. Actualmente estamos probando la eficacia contra estos tumores al combinar la dieta cetogénica y la dieta que imita el ayuno, sumadas a su vez a la terapia estándar. En el próximo apartado abordaremos el efecto de la dieta cetogénica observado en los estudios clínicos con pacientes aquejados de glioblastoma.

Un pequeño estudio clínico en el que participaron 20 pacientes adultos con glioblastoma multiforme recurrente incidió en la viabilidad de la dieta cetogénica, aunque esta fue seguida rigurosamente ni fue bien tolerada, por lo que los resultados no pudieron considerarse estadísticamente significativos. Así pues, la dieta cetogénica no es recomendable como terapia exclusiva, y corresponde al oncólogo evaluarla para combinarla con las curas estándar.[7]

Un grupo de investigadores de la Michigan State University publicó interesantes resultados sobre dos casos clínicos de pacientes con glioma. Como se ha descrito antes, se trata de un tumor cerebral que se origina en las células gliales, las que rodean y sostienen las neuronas. Los pacientes empezaron siguiendo un protocolo alimentario cetogénico con aporte energético bajo, pero el tumor siguió avanzando. Los mismos investigadores presentaron los resultados obtenidos con otros 30 pacientes tratados con distintos protocolos alimentarios cetogénicos en combinación con terapias estándar (solo 1 de los 30 se sometió exclusivamente a la dieta cetogénica). Algunos pacientes experimentaron una prolongada remisión del tumor, que variaba de cuatro meses a más de cinco años, y sin efectos colaterales graves.[8]

En 2017 se publicó el protocolo de un estudio cuya finalidad principal era conocer la viabilidad, la tolerabilidad y el impacto en la salud y la calidad de vida de 12 pacientes con glioblastoma sometidos a dieta cetogénica como terapia de apoyo en combinación con terapias convencionales.[9] Los resultados mostraban que los porcentajes de implicación y seguimiento fueron bajos: solo 4 de los 12 pacientes acabó el ciclo de 3 meses de dieta. No se anotaron resultados en la progresión del tumor, porque el objetivo principal del estudio era evaluar si los pacientes eran capaces de seguir la dieta hasta el final.[10]

En 2019 unos investigadores de los Países Bajos publicaron un análisis centrado en 11 pacientes con glioblastoma multiforme, que durante dos semanas antes de someterse a quimiorradiación habían seguido una dieta cetogénica líquida. Al cabo de seis semanas la dieta se modificó con la ingestión de alimentos sólidos y emulsiones de triglicéridos de cadena media, compuestos dietéticos que proporcionan calorías con fines energéticos a base de aceite de coco y los mencionados triglicéridos. Los pacientes siguieron la dieta cetogénica durante catorce semanas. De los 11, 9 alcanzaron la cetosis y 6 completaron el estudio clínico sin presentar efectos colaterales graves. Concluyeron que la dieta cetogénica podía ser factible, aunque en este sentido fueron determinantes la colaboración interdisciplinaria y la asistencia continuada.[11]

Para aumentar el apego a este tipo de alimentación, algunos investigadores de Bethesda desarrollaron una estrategia innovadora que combina dieta cetogénica y dieta que imita el ayuno con comidas preparadas que mantienen la clásica proporción 4:1 (4 partes de grasas y 1 parte de proteínas + carbohidratos). El estudio piloto pretendía estudiar la viabilidad, la seguridad, la tolerabilidad y la eficacia de esta estrategia alimentaria practicada durante seis meses por pacientes con glioblastoma multiforme. De los 8 pacientes estudiados, 5 completaron los seis meses, mientras que los otros 3 tuvieron que interrumpir la dieta, respectivamente, por un avance del tumor (2 pacientes) y por las características demasiado restrictivas de la dieta (1 paciente). Desgraciadamente, al participar tan pocos pacientes en el estudio, no es posible extraer conclusiones definitivas, aunque en principio la dieta se toleraba bien.[12]

Como hemos visto, por lo general estos estudios solo brindan datos sobre la viabilidad y la seguridad a corto plazo, dado que la mayoría de los experimentos son: 1) no aleatorizados (no se comparan dos grupos de la muestra); 2) a corto plazo; y 3) con pacientes que padecen tumores en un estadio avanzado. Es evidente que hacen falta estudios clínicos aleatorizados para evaluar mejor el potencial terapéutico, la eficacia, la seguridad y la viabilidad de las dietas cetogénicas aplicadas a los pacientes oncológicos. A ello cabe añadir otra preocupación, debida al hecho de que algunas dietas cetogénicas no son vegetarianas o pescetarianas, sino que contienen una cantidad elevada de proteínas y grasas de origen animal, y eso podría acelerar la progresión del tumor.

En la siguiente sección incluimos algunas historias y experiencias de pacientes.

Sebastien

En 2019 Sebastien tenía 48 años y trabajaba de investigador en una multinacional. Un día, al volver del trabajo en bicicleta, se equivocó al girar y se sintió desorientado. Aquello lo sorprendió mucho, porque había seguido el mismo recorrido durante más de quince años. Un par de semanas más tarde tropezó con unas mesas y sillas, y un día se despertó con un fuerte dolor de cabeza. Luego, mientras iba en coche a casa de un amigo, se dio cuenta de que los coches que tenía detrás y los que lo adelantaban le tocaban el claxon todo el rato. El motivo era que no iba por su carril. Se percató de que su visión y sus percepciones tenían una desviación de varios centímetros.

Le diagnosticaron un tumor cerebral y lo operaron cinco días después; la mayor parte del tumor visible le fue extirpada con éxito. Pasadas seis semanas empezó a someterse a radio y a quimioterapia. El diagnóstico había sido de tumor en el estadio IV, concretamente un tipo de glioblastoma que no respondía bien a las curas. Recuerda: «Cuanto mayor era la sensación de que el mundo se derrumbaba a mi alrededor, mayor era mi determinación de luchar conmigo mismo».

Sebastien compró libros sobre el cáncer, sobre la alimentación y sobre la meditación, y estudió particularmente la literatura científica sobre el glioblastoma, tratando de mantenerse concentrado y positivo. Un amigo le pasó el pódcast de una de las entrevistas del profesor Longo en la que hablaba de la dieta que imita el ayuno y sus fundamentos teóricos. Entonces Sebastien buscó los artículos y descubrió que la dieta que imita el ayuno se había usado en ratones asociada con la quimioterapia estándar para el tratamiento del glioblastoma, la temozolomida (TMZ).

Después de leer el artículo decidió ayunar todos los meses durante los cinco días de la quimioterapia. «Los primeros meses de quimioterapia sin dieta que imita el ayuno no me había encontrado especialmente mal, pero al cuarto o quinto día me sentía cansadísimo y pasaba la mayor parte del tiempo tumbado en la cama o en el sofá. Hacer quimioterapia ayunando lo cambia todo. No estaba "soportando las curas", estaba luchando contra el tumor, tomando el control de la situación. Tampoco es que en esos cinco días de terapia y ayuno me divirtiera, pero conseguía hacer mi vida normalmente y no me sentía un enfermo».

Se sometía a resonancia magnética cada dos meses, y la que se hizo poco después de su primera dieta que imita el ayuno señaló una reducción significativa (cerca del 50 %) del tamaño del tejido cerebral anómalo; cuenta Sebastien que al cabo de seis meses de curas, los dos últimos combinándolas con la dieta que imita el ayuno, ya no quedaba ni rastro.

Quince meses después de la operación volvió a cumplir el 80 % de la jornada laboral y sigue sometiéndose a dieta que imita el ayuno cada dos meses, con la esperanza de que le ayude a prevenir una recidiva del tumor.

Marianna Incorvaia

Quien cuenta la historia de Marianna Incorvaia, nacida el 5 de enero de 1953, es su hija:

«Mi madre ha sido siempre una mujer muy activa y llena de vida. En septiembre de 2020, al volver del veraneo, la notamos agotada y débil, aunque al principio lo atribuimos a que sentía nostalgia de su Sicilia natal. En octubre de 2020 mamá empezó a tener dificultades lingüísticas cada vez más frecuentes: olvidaba nombres de objetos y personas. Cuando nos dimos cuenta de que las dificultades aumentaban lo hablé con el médico de familia, y este sugirió una consulta con el neurólogo. Pero a medida que pasaba el tiempo iba de mal en peor e insistimos para que le hicieran una resonancia magnética, que reveló un glioblastoma.

»Los neurocirujanos del Hospital Universitario de Berna decidieron que el tumor no era operable. De modo que al poco tiempo empezó un ciclo de radioterapia de 6 semanas (de lunes a viernes) acompañado de una cura de quimioterapia con el fármaco Temodal, que tomaba a diario. Durante aquel periodo mamá tomaba una dosis diaria de cortisona que imposibilitaba cualquier tipo de dieta. La radioterapia tenía efectos devastadores: le costaba controlar sus emociones y tenía reacciones irracionales. Durante la segunda mitad del ciclo sintió mucho cansancio y mucha hambre.

»Al acabar el ciclo de 6 semanas hubo una pausa de 4, y se las pasó durmiendo hasta 20 horas diarias: "ya no existía". Desaparecieron las actitudes irracionales, pero le costaba comunicarse y no expresaba ningún tipo de emoción. Estaba apática.

»Cuando concluyó la pausa de cuatro semanas empezó un ciclo de quimioterapia de cinco días con una dosis más alta de Temodal. Durante esos cinco días de quimioterapia también siguió una dieta que imita el ayuno. Los hijos ya habíamos leído mucho sobre las teorías del profesor Valter Longo y habíamos ayunado algunas veces. Y aunque éramos optimistas, no nos esperábamos un resultado tan sorprendente.

»Transcurridos los cinco días, mamá estaba de nuevo presente, despierta, se comunicaba con nosotros. Había empezado a percibir lo que estaba ocurriendo y a expresar sus emociones. Mentalmente, aquel ciclo de quimioterapia combinado con dieta que imita el ayuno tuvo unos efectos espectaculares. Volvíamos a tener a nuestra madre con nosotros. El cansancio había disminuido notablemente. Ahora bien, para ella, aquella vuelta a la lucidez también significó enfrentarse racionalmente a su cáncer: tener que vérselas con su monstruo le provocó ataques de pánico difíciles de controlar.

»Después de tres semanas de pausa volvió a someterse a un ciclo de quimio/dieta que imita el ayuno. Tenía más apetito, porque estaba más tiempo despierta, pero esta vez también superó los cinco días de dieta que imita el ayuno. Los efectos del Temodal + la dieta que imita el ayuno de nuevo fueron evidentes, pero más en el plano físico. Después de haber estado varios meses sin moverse, volvió a salir, a dar cortos paseos y al final pudo empezar unas sesiones de fisioterapia para fortalecer los músculos. Además, después de aquel ciclo cesaron los ataques de pánico.

»Tercer ciclo de quimio y tercer ciclo de dieta que imita el ayuno. También en este caso la recuperación, sobre todo física, fue notable. Sin embargo, hay que decir que a causa de la cortisona que le habían prescrito desarrolló una forma de diabetes, aunque no necesitó ningún aporte de insulina durante los ciclos de dieta que imita el ayuno.

»La lucha de mi madre todavía es larga y dura. A mi modesto entender, el tratamiento de un tumor necesita intervenciones de varios tipos. Solo gracias a la combinación de distintos factores ella ha logrado recuperarse de los efectos de la radioterapia tras las sesiones. El tratamiento consta de quimioterapia, alimentación controlada —en particular la dieta que imita el ayuno—, todo ello acompañado de ejercicio físico, masajes drenantes y mucho amor. Vive conmigo y me atrevo a decir que sin la dieta que imita el ayuno hoy la situación sería mucho peor. Sin duda ha ayudado a combatir ese síntoma denominado *fatigue* —fatiga en castellano—, tan propio de la quimioterapia».

Kevin

En enero de 2018 a Kevin, un estadounidense que llevaba mucho tiempo viviendo en China, le diagnosticaron un tumor inoperable en el cerebro: un oligoastrocitoma.

Mientras buscaba posibles curas o terapias distintas del cóctel estándar de radioterapia y quimioterapia administrado por todos los oncólogos, tuvo noticia de los estudios que estábamos llevando a cabo. Adoptó un protocolo de ayuno (al principio con dificultades para ayunar más de dos días seguidos) y también practicó el llamado ayuno intermitente en los periodos durante los cuales no ayunaba.

El resultado más importante de aquellos últimos tres años fue la reducción del tumor en un 50 % aproximadamente y la total desaparición de metástasis. Pero aún resultó más sorprendente la transformación completa de su estado de salud general desde que adoptó una alimentación diaria similar a la dieta que imita el ayuno.

«Decir que las investigaciones del profesor Longo me han salvado la vida es poco. También me han devuelto la salud y la posibilidad de disfrutar de una vida más larga y feliz con mis tres niños, así como de tener un papel positivo en su vida. Por todo ello siento una eterna gratitud».

- Terapia oncológica estándar (quimioterapia, etc.).
- Hablar con el oncólogo para combinarla con una dieta que imita el ayuno.
- Hablar con el oncólogo y el dietista para combinar la dieta que imita el ayuno con una dieta cetogénica de bajo contenido proteico basada en vegetales y pescado, asegurándose de que no influya negativamente en la masa muscular ni en la función inmunitaria.
- Entre dos tratamientos mantener la dieta de la longevidad (véase el capítulo sobre la prevención).
- Durante la terapia, ayunar 13-14 horas diarias (por ejemplo, comer de las 8 de la mañana a 6 de la tarde), asegurándose de mantener la masa muscular normal.
- Mantener un peso corporal dentro de la norma.
- Estar físicamente activos y practicar ejercicio, consultando al oncólogo.
- Tratar de mantener el ángulo de fase (un índice de la funcionalidad muscular) por encima de 5 grados mediante el entrenamiento de la fuerza muscular, siguiendo, por ejemplo, los ejercicios que se proponen en la web de la Fondazione Valter Longo (www.fon dazionevalterlongo.org, sección «Restare giovani e sani / Esercizio e longevità»), todos los días o al menos tres o cuatro veces por semana, durante 30-40 minutos.

Terapia estándar (radiaciones + temozolomida + resonancia magnética)											
Alimentación diaria limitada a intervalos de 12 horas											
Semana	1	2	3	4	5	6	7	8	9	10	11	12
Mes	1				2				3			
Dieta	Dieta que imita el ayuno	Dieta cetogénica modificada			Dieta que imita el ayuno	Dieta cetogénica modificada			Dieta que imita el ayuno	Dieta cetogénica modificada		

11.7 Ejemplo de la combinación de radioterapia, dieta que imita el ayuno y dieta cetogénica en un paciente que recibe un tratamiento contra el cáncer (temozolomida).

Atención: los datos descritos en este libro se han obtenido en animales o en estudios clínicos que aún no son concluyentes. Por lo tanto, se aconseja emprender ciclos de dieta que imita el ayuno SOLO tras una evaluación y con supervisión del médico especialista, preferiblemente oncólogo. Así también podrá prevenirse la malnutrición, un factor pronóstico negativo en las enfermedades agudas y crónicas.

La investigación sobre el cáncer da pasos de gigante, pero las terapias dirigidas a pacientes que lo padecen avanzan mucho más despacio. Por eso creo que es necesario un nuevo planteamiento de las terapias oncológicas, con un oncólogo al frente de un equipo formado por médicos especializados en medicina integrada, biólogos moleculares, nutricionistas y, siempre que sea posible, psicólogos, para brindar a los pacientes terapias personalizadas, sobre todo a los que no responden a las terapias estándar. Estos «equipos oncológicos», además de curar el cáncer o bloquear su progresión, deberían prevenir los efectos colaterales y los daños a las células, los sistemas y los órganos sanos. La Longevity and Healthspan Clinic Create Cures Foundation en Estados Unidos (www.createcures.org) y la Fondazione Valter Longo en Italia (www.fondazionevalter longo.org) están especializadas en asistencia a pacientes y oncólogos a fin de completar el tratamiento estándar con medidas innovadoras e integradas que se apoyen en sólidas bases científicas centradas en la nutrición y la biología mo-

lecular del tumor, pero también en la capacidad natural del cuerpo humano para combatir el cáncer y otras enfermedades. La misión de las fundaciones es ofrecer la posibilidad de vivir sanos y muchos años. Por eso prestan asistencia gratuita a quienes padecen cáncer y otras enfermedades en fase avanzada pero no pueden permitirse estas terapias integradas.

Notas

1. A. F. Tamimi, M. Juweid, «Epidemiology and Outcome of Glioblastoma», en S. De Vleeschouwer, (ed.), *Glioblastoma* [Internet], Brisbane (Australia), Codon Publications, 27 de septiembre de 2017, cap. 8, disponible en: https://www.ncbi.nlm.nih.gov/books/NBK470003/DOI: 10.15586/codon. glioblastoma.2017.ch8

2. F. Safdie, S. Brandhorst, M. Wei, W. Wang, C. Lee C, S. Hwang, P. S. Conti, T .C. Chen, V. D. Longo, «Fasting Enhances the Response of Glioma to Chemo-and Radiotherapy», *PLOS ONE*, 2012, DOI: 10.1371/journal.pone.0044603, Epub 11 de septiembre de 2012, PMID: 22984531, PMCID: PMC3439413.

3. The Nobel Prize, «The Nobel Prize in Physiology of Medicine, 1931». https://www.nobelprize.org/prizes/medicine/1931/summary/

4. M. Voss, M. Wagner, N. von Mettenheim, P. N. Harter, K. J. Wenger, K. Franz, J. Bojunga, M. Vetter, R. Gerlach, M. Glatzel, F. Paulsen, E. Hattingen, O. Baehr, M. W. Ronellenfitsch, E. Fokas, D. Imhoff, J. P. Steinbach, C. Rödel, J. Rieger, «ERGO2: A Prospective, Randomized Trial of Calorie-Restricted Ketogenic Diet and Fasting in Addition to Reirradiation for Malignant Glioma», *International Journal of Radiation Oncology Biology Physics*, 2020, DOI: 10.1016/j.ijrobp.2020.06.021, Epub 30 de junio de 2020, PMID: 32619561.

5. G. Zuccoli, N. Marcello, A. Pisanello, F. Servadei, S. Vaccaro, P. Mukherjee, T. N. Seyfried, «Metabolic Management of Glioblastoma Multiforme Using Standard Therapy Together with a Restricted Ketogenic Diet: Case Report», *Nutr Metab*, 2010, DOI: 10.1186/17437075-7-33, PMID: 20412570, PMCID: PMC2874558.

6. A. M. A. Elsakka, M. A. Bary, E. Abdelzaher, M. Elnaggar, M. Kalamian, P. Mukherjee, T. N. Seyfried, «Management of Glioblastoma Multiforme in a Patient Treated With Ketogenic Metabolic Therapy and Modified Standard of Care: A 24-Month Follow-Up», *Front Nutr*, 2018, DOI: 10.3389/fnut.2018.00020, PMID: 29651419, PMCID: PMC5884883.

7. J. Rieger, O. Bahr, G. D. Maurer, E. Hattingen, K. Franz, D. Brucker *et al.*, «ERGO: A Pilot Study of Ketogenic Diet in Recurrent Glioblastoma», *Int J Oncol*, 2014, DOI: 10.3892/ijo.2014.382.

8. K. Schwartz, H. T. Chang, M. Nikolai, J. Pernicone, S. Rhee, K. Olson, P. C. Kurniali, N. G. Hord, M. Noel, «Treatment of Glioma Patients with Ketogenic Diets: Report of Two Cases Treated with an IRB-Approved Energy-Restricted Ketogenic Diet Protocol and Review of the Literature», *Cancer & Metabolism*, 2015, DOI: 10.1186/s40170-015-0129-1, PMID: 25806103, PMCID: PMC4371612.

9. K. J. Martin-McGill, A. G. Marson, C. Tudur Smith, M. D. Jenkinson, «Ketogenic Diets as an Adjuvant Therapy in Glioblastoma (The KEATING Trial): Study Protocol for a Randomised Pilot Study», *Pilot and Feasibility Studies*, 2017, DOI: 10.1186/s40814-017-0209-9, PMID: 29209515, PMCID: PMC5704454.

10. K. J. Martin-McGill, A. G. Marson, C. Tudur Smith, B. Young, S. J. Mills, M. G. Cherry, M. D. Jenkinson, «Ketogenic Diets as an Adjuvant Therapy for Glioblastoma (KEATING): A Randomized, Mixed Methods, Feasibility Study», *Journal of Neuro-Oncology*, 2020, DOI: 10.1007/s11060-020-03417-8, Epub 8 de febrero de 2020, PMID: 32036576, PMCID: PMC7076054.

11. E. J. T. M. van der Louw, J. F. Olieman, P. M. L. A. van den Bemt, J. E. C. Bromberg, E. Oomen-de Hoop, R. F. Neuteboom, C. E. Catsman-Berrevoets, A. J. P. E. Vincent, «Ketogenic Diet Treatment as Adjuvant to Standard Treatment of Glioblastoma Multiforme: A Feasibility and Safety Study», *Therapeutic Advances in Medical Oncolology*, 2019, DOI: 10.1177/1758835919853958, PMID: 31258628, PMCID: PMC6589986.

12. P. Klein, I. Tyrlikova, G. Zuccoli, A. Tyrlik, J. C. Maroon, «Treatment of Glioblastoma Multiforme with "Classic" 4:1 Ketogenic Diet Total Meal Replacement», *Cancer & Metabolism*, 2020, DOI: 10.1186/s40170020-00230-9, PMID: 33292598, PMCID: PMC7653752.

12

Ayuno, alimentación y melanoma

Quiero dar las gracias, por su aportación y revisión de este capítulo, a Christian Posch, director de Dermatología-Oncología, Departamento de Dermatología de la Clínica Rechts de Isar, Universidad Técnica de Múnich, y a Alessandro Laviano, profesor de Medicina Interna en el Departamento de Medicina de Traslación y Precisión de la Universidad La Sapienza de Roma.

EL MELANOMA: QUÉ ES Y CÓMO SE CURA

El melanoma es un tipo de tumor de la piel. Según el World Cancer Research Found y el American Institute for Cancer Research, es el decimonoveno cáncer más frecuente, con casi 300.000 nuevos casos en todo el mundo en 2018.[1] Típico de la segunda mitad del ciclo vital, afecta sobre todo a las personas de piel clara, pero puede presentarse a cualquier edad. El riesgo para las personas caucásicas, es decir, de piel blanca, de padecer este cáncer a lo largo de su vida es de 1:50. Los tumores de la piel pueden ser:

1) **epiteliomas:** si se originan en las células de revestimiento llamadas queratinocitos;
2) **melanomas:** tumores malignos que se desarrollan a partir de los melanocitos, las células que producen melanina, un pigmento que colorea la piel y el cabello, y que se encuentra en la unión entre las capas superficiales de la piel y las más profundas.

El melanoma es uno de los tumores más frecuentes en los adultos. Es uno de los tumores de la piel más peligrosos. Aparece sobre todo en el tronco (espalda, pecho, cabeza, cuello) en los hombres, y en las extremidades (sobre todo las piernas) en las mujeres; más raros son los que se forman a partir de los melanocitos del ojo (melanoma ocular), dentro o alrededor de los ojos o en las membranas mucosas (por ejemplo, el área esofágica gastrointestinal o en el sistema genitourinario).

En las últimas décadas la incidencia del melanoma cutáneo en las poblaciones caucásicas ha experimentado un aumento anual situado entre el 3 y el 5 %. Las personas más propensas a contraerlo son las de piel clara, ojos azules y cabello rubio o pelirrojo, en forma de numerosos nevus (pecas) atípicos: asimétricos, de varios colores y contornos irregulares o indefinidos; o las que tienen casos de melanoma en su familia.

En su estadio inicial, el melanoma puede extirparse quirúrgicamente con un porcentaje de curación superior al 98 % (estadio IA), pero si el grosor del melanoma supera el milímetro ya se precisa un examen del ganglio linfático centinela (el que está asociado a la zona de la piel donde se ha diagnosticado el melanoma). Para reducir el riesgo de reincidencia también se recurre a radioterapia local. En los casos de melanomas avanzados, y por lo tanto de enfermedad metastásica, la inmunoterapia y los inhibidores de la quinasa han sustituido casi por completo a la quimioterapia, que no era tan eficaz.[2]

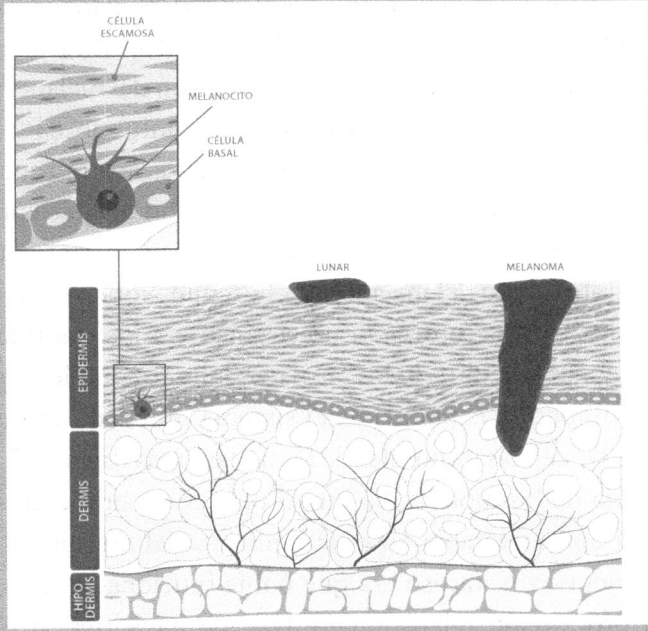

12.1. El melanoma cutáneo es un tumor que deriva de la transformación tumoral de los melanocitos, un tipo de células de la piel. El signo principal del melanoma cutáneo es un cambio en el aspecto de un lunar o la aparición de un lunar nuevo con características especiales (la inmensa mayoría de los lunares son benignos).

Hace unos años participé en un congreso celebrado en el Massachusetts Institute of Technology de Boston, al que asistieron algunos de los más insignes investigadores y clínicos del cáncer mundiales. Uno de los oncólogos, que había hecho aportaciones cruciales para demostrar la eficacia de la inmunoterapia en el tratamiento del melanoma, contó que el primer experimento importante sobre inmunoterapia y melanoma se consideró un fracaso porque la terapia no había sido lo bastante eficaz con los pacientes. Varios años después, debido al éxito de la inmunoterapia en el tratamiento del melanoma, el Premio Nobel de Medicina de 2018 fue otorgado precisamente a los científicos que habían descubierto los fármacos inmunoterápicos que aumentaban la capacidad del sistema inmunitario para atacar las células tumorales de los melanomas (figura 12.2).

Uno de los motivos de que el primer experimento sobre la inmunoterapia en el tratamiento del melanoma se considerase un fracaso era que había funcionado bien en una proporción relativamente baja de pacientes. A ello cabe sumar el coste de la inmunoterapia: estamos hablando de decenas de miles de dólares, ¡hasta cien mil dólares al año por paciente! Dos años antes habíamos publicado un artículo sobre cómo una intervención tan poco costosa como la dieta que imita el ayuno podía dar resultados parecidos en ratones y dotar a las células del sistema inmunitario de una mayor agresividad, no solo contra el melanoma, sino también contra las células del cáncer de mama. Por eso en la actualidad nuestras pesquisas van encaminadas a responder estas dos preguntas: 1) ¿la dieta que imita el ayuno es capaz de aumentar la eficacia de la inmunoterapia y el número de pacientes que responden a dicho tratamiento?; y 2) ¿la dieta que imita el ayuno es capaz de lograr al menos una parte de los efectos de la inmunoterapia para aquellas personas que no pueden pagarse tratamientos tan caros en sus países? Como ya he dicho en este libro, soy

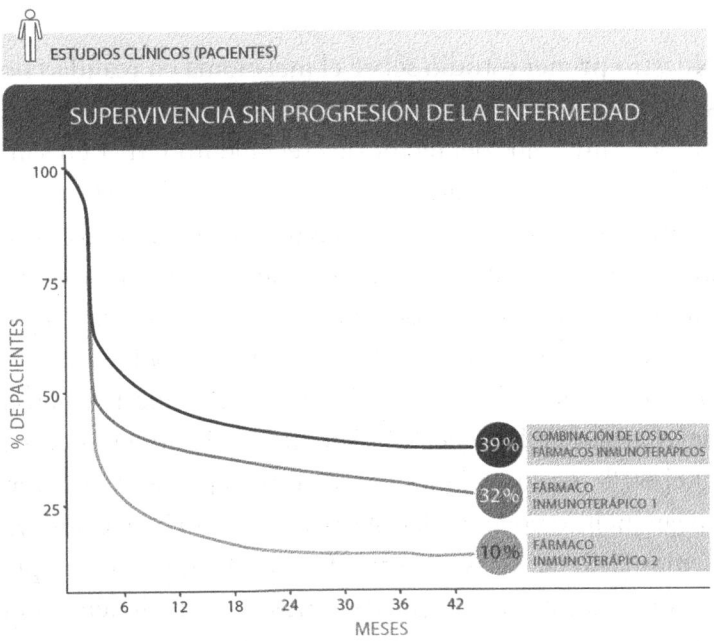

12.2 La combinación de fármacos utilizados en la inmunoterapia hace que el sistema inmunoterápico sea mucho más agresivo contra las células tumorales del melanoma e influya extraordinariamente en la supervivencia al cabo de cuarenta y dos meses (modificado de: Wolchok *et al.*, *New England Journal of Medicine*, 2017).

moderadamente optimista sobre ambas cuestiones, pero creo que al final lo más eficaz será una combinación de dieta que imita el ayuno e inmunoterapia, con o sin otros fármacos.

Ayuno, dieta que imita el ayuno y cáncer de piel: estudios de laboratorio

Nuestro primer estudio sobre el melanoma en realidad no se centraba en el ayuno, sino que estudiaba ratones con niveles muy bajos del factor de crecimiento IGF-1 en sangre. De hecho, el ayuno provoca una reducción de los niveles de IGF-1, aunque este es solo uno de los muchos cambios que desencadena. Sometimos los ratones a ciclos de quimioterapia (doxorrubicina) y comprobamos que: 1) al cabo de sesenta días todos los ratones «normales» (es decir, con niveles normales de IGF-1) habían muerto a causa del tumor o de los efectos colaterales de la quimioterapia; 2) el 60 % de los ratones con niveles bajos de IGF-1 aún vivían incluso noventa días después (figura 12.3). Como ya hemos visto en el caso de otras formas de tumor, la terapia oncológica por sí sola puede retrasar el crecimiento del tumor, pero si se combina con niveles muy bajos de IGF-1 resulta mucho más eficaz, y probablemente puede curar a un alto porcentaje de ratones que padecen algún tipo de melanoma.

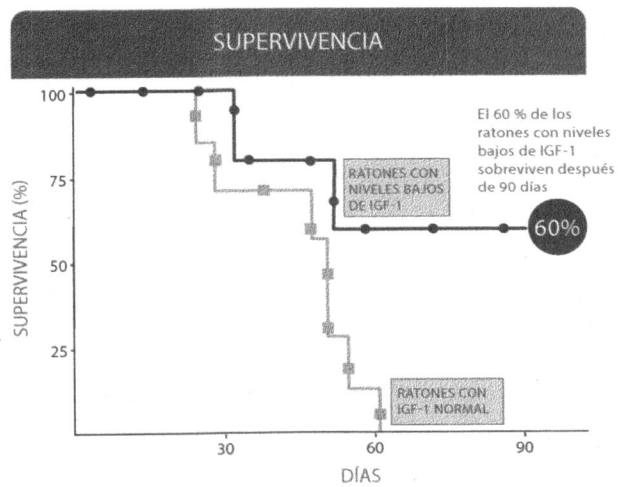

12.3 Después de sesenta días de quimioterapia todos los ratones con niveles normales de IGF-1 (factor de crecimiento) han muerto, mientras que el 60 % de los ratones con un nivel bajo de IGF-1 aún viven al cabo de noventa días, lo cual sugiere su curación (modificado de: Lee *et al.*, *Cancer Research*, 2010).

Obtuvimos resultados parecidos inyectando células tumorales del melanoma en ratones con niveles muy bajos de IGF-1 (figura 12.4) (los llamados ratones GHRD, con mutaciones en el mismo gen mutado de los ecuatorianos con síndrome de Laron que no suelen padecer cáncer) o en ratones cuyos niveles de IGF-1 se habían bajado sometiendo a los animales a una dieta con muy pocas proteínas (figura 12.4).[3]

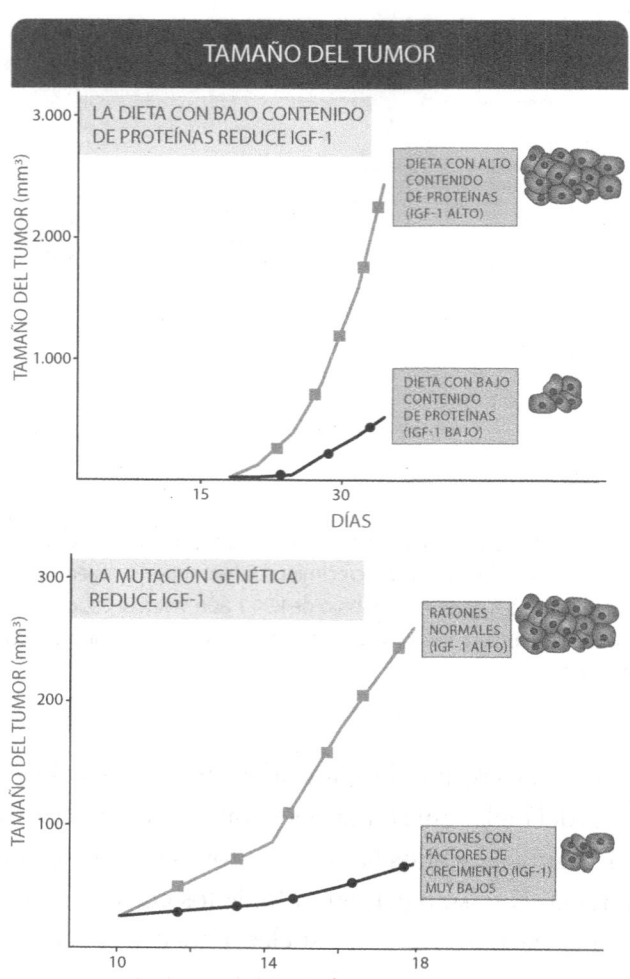

12.4 Arriba: el tamaño del melanoma, un tipo de cáncer de piel, es mayor en los ratones sometidos a una dieta con alto contenido de proteínas. Abajo: el tamaño del melanoma es inferior en los ratones con niveles muy bajos de IGF-1, a causa de una mutación genética, comparados con los ratones normales (modificado de: Levine *et al.*, *Cell Metabolism*, 2014).

Varios años después, para tratar el melanoma, combinamos el ayuno con la quimioterapia (doxorrubicina o ciclofosfamida) y observamos un crecimiento más lento de los tumores, pero no la curación de los ratones (figura 12.5). Una posible explicación es que ese tipo de medicamentos no se suele utilizar para curar el melanoma, de modo que el uso de otros más eficaces podría dar mejores resultados y quizá curar el cáncer de los ratones.[4]

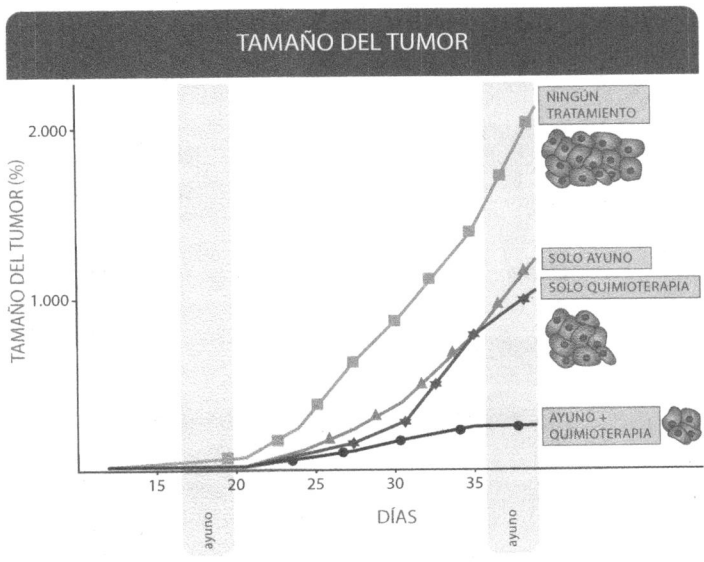

12.5 El ayuno y la quimioterapia retrasan mucho el crecimiento del melanoma en los ratones, pero no se curan del todo (modificado de: Shim *et al.*, *Cancer Research*, 2015).

Aunque la combinación de quimioterapia y ayuno no curaba a los ratones, reducía la metástasis de las células del melanoma en los riñones, los ganglios linfáticos, los ovarios, el bazo y el hígado (figura 12.6).[5]

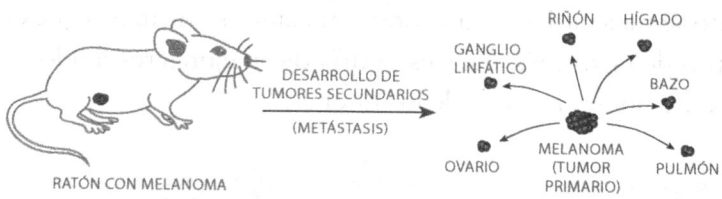

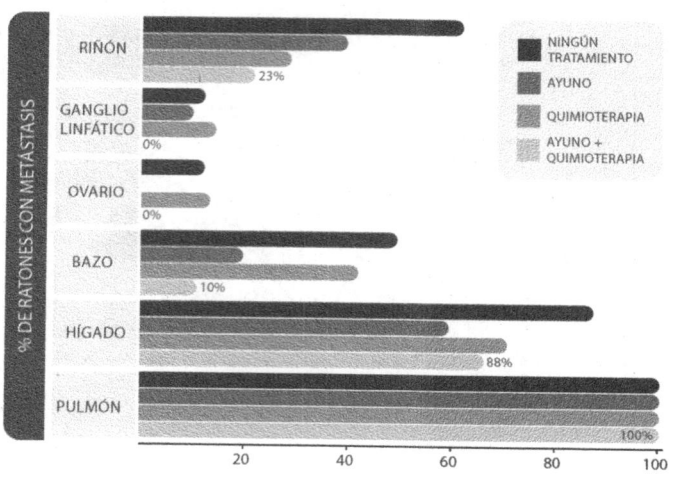

12.6 Cuarenta y ocho horas de ayuno combinado con quimioterapia redujeron la metástasis de las células del melanoma en los riñones, los ganglios linfáticos, los ovarios, el bazo y el hígado, aunque no curaron a los ratones (modificado de: Lee *et al.*, *Science Translational Medicine*, 2012).

Para cuantificar el efecto del ayuno en el aumento de eficacia de la quimioterapia contra el melanoma hicimos un experimento con el que podíamos evaluar los daños en el ADN de las células del melanoma tratadas con: 1) quimioterapia sola o 2) quimioterapia + ayuno. El nivel de daño en el ADN de las células del melanoma era cerca de 2 (en una escala de 0 a 60) sin ningún tratamiento, seguía en 2 con quimioterapia, llegaba a 6 con ayuno solo y alcanzaba 40 en veinte casos cuando se combinaba la quimioterapia con el ayuno (figura 12.7).[6]

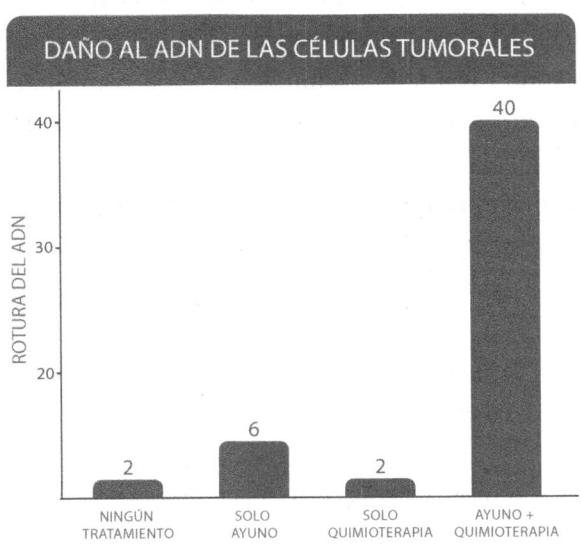

12.7 Niveles de daño al ADN en las células tumorales del melanoma tratadas únicamente con quimioterapia o en combinación con ayuno (modificado de: Lee *et al.*, *Science Translational Medicine*, 2012).

Actualmente estamos combinando las dietas imitadoras del ayuno con fármacos distintos de los quimioterápicos, algunos de los cuales bajan el nivel de IGF-1. La finalidad es lograr que las células tumorales tengan que luchar en las condiciones más desfavorables para ellas sin que ello afecte a las células sanas. Sabiendo que las personas con niveles muy bajos de IGF-1 o que ayunan están protegidas y corren menos riesgo de enfermar, probar con la combinación de fármacos que reducen el IGF-1, dieta que imita el ayuno y terapias oncológicas estándar constituye una opción excelente para la terapia de muchos tumores, porque puede ser letal para las células tumorales y al mismo tiempo beneficiar a las células y los órganos sanos.

Será importante experimentar con la combinación de ayuno / dieta que imita el ayuno, fármacos que bajan el IGF-1 y fármacos específicos para el tumor en cuestión —quimioterapia, inmunoterapia o inhibidores de la quinasa, entre otros—, tal como veremos más adelante.

¿LA DIETA QUE IMITA EL AYUNO PUEDE SUSTITUIR A LA INMUNOTERAPIA O AUMENTAR SU EFICACIA?

Como ya hemos visto en este libro, los ciclos de ayuno / dieta que imita el ayuno rejuvenecen el sistema inmunitario y reducen el tamaño de los tumores en los ratones, lo cual demuestra que las células del sistema inmunitario desempeñan un papel central en los efectos de las dietas imitadoras del ayuno sobre el crecimiento de los tumores.[7] Partiendo de estos datos, hemos tratado de entender si el ayuno y las dietas imitadoras del ayuno pueden estimular el sistema inmunitario y atacar los tumores ya existentes. Tal como observamos anteriormente en el caso del cáncer de mama, tanto con el ayuno y la dieta que imita el ayuno como con la quimioterapia (doxorrubicina) se podía notar un ligero aumento del número de células del sistema inmunitario que atacaban el tumor, pero cuando combinábamos la quimioterapia con ciclos de ayuno/dietas imitadoras del ayuno el número de células del sistema inmunitario que atacaban el tumor se multiplicaba por 3, dando como resultado unos tumores tres veces más pequeños (figura 12.8) que los de los ratones no sometidos a ningún tratamiento (figura 12.9).

Otro grupo de investigadores sometió unas células de melanoma humano a un tratamiento con ayuno, con un inhibidor de la quinasa (sorafenib) o con ambos. Mientras que en los dos primeros grupos solo se advertía un efecto escaso o nulo sobre las células del melanoma, la combinación de ayuno e inhibidor de la quinasa suprimió casi todas las células de melanoma de dos tipos distintos. Una vez más, el uso exclusivo de fármacos o de ayuno no da resultados apreciables en la supresión de las células tumorales, mientras que la combinación de ambos es sumamente eficaz.[8]

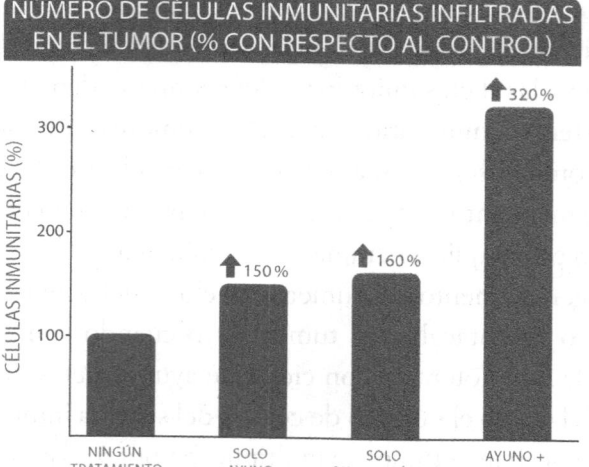

12.8 Los ratones con melanoma tratados solo con una dieta que imita el ayuno o solo con quimioterapia mostraron un ligero aumento del número de células inmunitarias que atacan el cáncer. Pero cuando la quimioterapia se combinó con ciclos de ayuno / dieta que imita el ayuno, el ataque de las células inmunitarias al cáncer se triplicó (modificado de: Di Biase *et al.*, *Cancer Cell*, 2016).

AYUNO Y DIETA QUE IMITA EL AYUNO EN EL TRATAMIENTO
DE TUMORES DE LA PIEL: ESTUDIOS CLÍNICOS

No hemos tenido la posibilidad de emprender un estudio clínico sobre melanoma y ayuno / dieta que imita el ayuno, pero varios pacientes ya han combinado ayuno / dieta que imita el ayuno con otras terapias en el curso de distintas experimentaciones cínicas. En un estudio publicado sobre el tema los autores examinaron los niveles de leptina, que

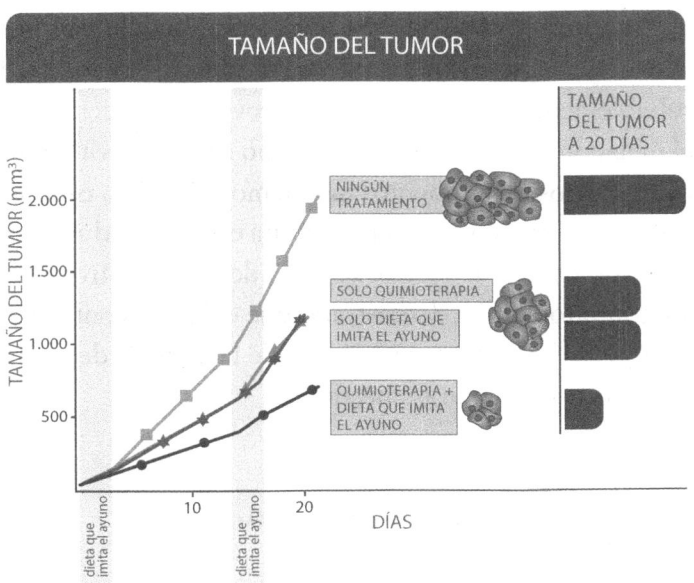

12.9 Las masas de melanoma de ratones tratados con quimioterapia combinada con ciclos de ayuno / dieta que imita el ayuno son tres veces más pequeñas que las de los ratones no tratados (modificado de: Di Biase *et al.*, *Cancer Cell*, 2016)

regula los niveles de glucosa y contribuye a la aparición de diabetes, y los efectos de la diabetes en pacientes con melanoma, para entender cómo influyen ambos factores en la supervivencia de dichos pacientes. La probabilidad de desarrollar metástasis del melanoma era mayor en quienes tenían niveles altos de leptina que en aquellos con niveles más bajos. Además, el riesgo de supervivencia reducida era mucho más alto en los pacientes con melanoma y diabetes .[9] Aunque aún no se pueden extraer conclusiones de estos resultados, cabe esperar que los estudios clínicos permitan saber si unos niveles altos de glucosa en sangre y probablemente de IGF-1 y leptina provocan el crecimiento del melanoma y otros tumores. Como se ha descrito anteriormente, los experimentos que hemos llevado a cabo indican que el ayuno y la dieta que imita el ayuno reducen los niveles de leptina, glucosa e IGF-1; además, nuestros estudios con ratones han demostrado que el IGF-1 contribuye a la supervivencia y el crecimiento de las células del melanoma (véanse las figuras anteriores).

Resumen de la terapia del melanoma

- Terapia oncológica estándar (cirugía, radioterapia, inmunoterapia, quimioterapia, etc.).
- Hablar con el oncólogo para combinarla con una dieta que imita el ayuno.
- En los casos en que las combinaciones terapéuticas descritas en este capítulo no sean suficientes, hablar con el oncólogo y nutricionista para combinar la dieta que imita el ayuno con la dieta cetogénica de bajo contenido proteico basada en vegetales y pescado, asegurándose de que no influya negativamente en la masa muscular ni en la función inmunitaria.
- Entre dos tratamientos, mantener la dieta de la longevidad (véase el capítulo sobre la prevención).

- Mantener un peso corporal dentro de lo normal.
- Mantenerse activos y hacer ejercicio físico, consultando al oncólogo.
- Tratar de mantener el ángulo de fase (un índice de la funcionalidad muscular) por encima de 5 grados con entrenamiento de la fuerza muscular: por ejemplo, haciendo los ejercicios recomendados en la web de la Fondazione Valter Longo (www.fondazionevalter longo.org, sección «Restare giovani e sani / Esercizio e longevità») todos los días o por lo menos tres o cuatro veces por semana durante 30-40 minutos.

Atención: los datos descritos en este libro se han obtenido en animales o en estudios clínicos que aún no son concluyentes. Por lo tanto, se aconseja emprender ciclos de dieta que imita el ayuno SOLO tras una evaluación y con supervisión del médico especialista, preferiblemente oncólogo. Así también podrá prevenirse la malnutrición, un factor pronóstico negativo en las enfermedades agudas y crónicas.

La investigación sobre el cáncer da pasos de gigante, pero las terapias dirigidas a pacientes que lo padecen avanzan mucho más despacio. Por eso creo que es necesario un nuevo planteamiento de las terapias oncológicas, con un oncólogo al frente de un equipo formado por médicos especializados en medicina integrada, biólogos moleculares, nutricionistas y, siempre que sea posible, psicólogos, para brindar a los pacientes terapias personalizadas, sobre todo a los que no responden a las terapias estándar. Estos «equipos oncológicos», además de curar el cáncer o bloquear su progresión, deberían prevenir los efectos colaterales y los daños a las células, los sistemas y los órganos sanos. La Longevity and Healthspan Clinic Create Cures Foundation en Estados Unidos (www.createcures.org) y la Fondazione Valter Longo en Italia (www.fondazionevalter longo.org) están especializadas en asistencia a pacientes y oncólogos a fin de completar el tratamiento estándar con medidas innovadoras e integradas que se apoyen en sólidas bases científicas centradas en la nutrición y la biología mo-

lecular del tumor, pero también en la capacidad natural del cuerpo humano para combatir el cáncer y otras enfermedades. La misión de las fundaciones es ofrecer la posibilidad de vivir sanos y muchos años. Por eso prestan asistencia gratuita a quienes padecen cáncer y otras enfermedades en fase avanzada pero no pueden permitirse estas terapias integradas.

Notas

1. World Cancer Reasearch Fund/American Cancer Institute, «Skin Cancer Statistics», consultado el 1 de mayo de 2021. https://www.wcrf.org/dietandcancer/skin-cancer-statistics/

2. National Collaborating Centre for Cancer (RU), «Melanoma: Assessment and Management, Londres, National Institute for Health and Care Excellence (RU), julio de 2015, (NICE Guideline, N.º 14. 4, «Staging of melanoma»). https://www.ncbi.nlm.nih.gov/books/NBK338424/

3. M. E. Levine, J. A. Suárez, S. Brandhorst, P. Balasubramanian, C. W. Cheng, F. Madia, L. Fontana, M. G. Mirisola, J. Guevara-Aguirre, J. Wan, G. Passarino, B. K. Kennedy, M. Wei, P. Cohen, E. M. Crimmins, V. D. Longo, «Low Protein Intake is Associated with a Major Reduction in IGF-1, Cancer, and Overall Mortality in the 65 and Younger but Not Older Population», *Cell Metabolism*, 2014, DOI: 10.1016/j. cmet.2014.02.006, PMID: 24606898, PMCID: PMC3988204.

4. H. S. Shim, M. Wei, S. Brandhorst, V. D. Longo. «Starvation Promotes REV1 SUMOylation and P53-dependent Sensitization of Melanoma and Breast Cancer Cells», *Cancer Research*, 2015, DOI: 10.1158/00085472. CAN-14-2249, Epub 22 de enero de 2015, PMID: 25614517, PMCID: PMC4359966.

5. C. Lee, L. Raffaghello, S. Brandhorst, F. M. Safdie, G. Bianchi, A. Martin-Montalvo, V. Pistoia, M. Wei, S. Hwang, A. Merlino, L. Emionite, R. de Cabo, V. D. Longo, «Fasting Cycles Retard Growth of Tumors and Sensitize a Range of Cancer Cell Types to Chemotherapy», *Science Translational Medicine*, 2012, DOI: 10.1126/scitranslmed.3003293, Epub 8 de febrero de 2012, PMID: 22323820, PMCID: PMC3608686.

6. *Ibid.*

7. S. Brandhorst, I. Y. Choi, M. Wei, C. W. Cheng, S. Sedrakyan, G. Navarrete, L. Dubeau, L. P. Yap, R. Park, M. Vinciguerra, S. Di Biase, H. Mirzaei, M. G. Mirisola, P. Childress, L. Ji, S. Groshen, F. Penna, P. Odetti, L. Perin, P. S. Conti, Y. Ikeno, B. K. Kennedy, P. Cohen, T. E. Morgan, T. B. Dorff, V. D. Longo, «A Periodic Diet that Mimics Fasting Promotes Multi-System Regeneration, Enhanced Cognitive Performance, and Healthspan», *Cell Metabolism*, 2015, DOI: 10.1016/j. cmet.2015.05.012, Epub 18 de junio de 2015, PMID: 26094889, PMCID: PMC4509734.

8. F. Antunes, G. J. S. Pereira, R. F. Saito, M. V. Buri, M. Gagliardi, C. Bincoletto, R. Chammas, G. M. Fimia, M. Piacentini, M. Corazzari, S. S. Smaili, «Effective Synergy of Sorafenib and Nutrient Shortage in Inducing Melanoma Cell Death through Energy Stress», *Cells*, 2020, DOI: 10.3390/cells9030640, PMID: 32155825, PMCID: PMC7140454.

9. J. Oba, W. Wei, J. E. Gershenwald, M. M. Johnson, C. M. Wyatt, J. A. Ellerhorst, E. A. Grimm, «Elevated Serum Leptin Levels Are Associated with an Increased Risk of Sentinel Lymph Node Metastasis in Cutaneous Melanoma», *Medicine*, 2016, DOI: 10.1097/MD.0000000000003073, PMID: 26986135, PMCID: PMC4839916.

13

Ayuno, alimentación y cáncer de riñón

Quiero dar las gracias, por su aportación y revisión de este capítulo, a Bernard Escudier, exdirector de la Unidad de Cáncer de Riñón del Instituto Gustave Roussy de Villejuif, Francia, y excoordinador del ESMO Kidney Cancer Advisory Group y a Alessandro Laviano, profesor de Medicina Interna en el Departamento de Medicina de Traslación y Precisión de la Universidad La Sapienza de Roma.

EL CÁNCER DE RIÑÓN, QUÉ ES Y CÓMO SE CURA

El tumor o cáncer renal puede ser de varios tipos. En los adultos puede tratarse de carcinoma de células renales (RCC), la forma más frecuente, que se origina en la parte más voluminosa del riñón (cortical y medular), y carcinoma de células transicionales (RTCC), que se forma en la pelvis renal (figura 13.1).

El cáncer renal es muy común, con más de 400.000 nuevos casos en 2018, y es el noveno tumor más frecuente en los hombres y el decimocuarto en las mujeres.[1]

Como el riñón es un órgano que filtra la sangre, está expuesto a las toxinas que contienen los alimentos, los medicamentos, las bebidas, el ambiente, etc., que pueden llegar a dañar el ADN y causar el tumor. Otro de los factores de riesgo de cáncer de riñón es el humo de cigarrillo, pues existe una relación directa entre esta modalidad de cáncer, el número de cigarrillos fumados al día y el número de años que se llevan fumando. Otros factores de riesgo son la obesidad, la hipertensión, la escasa actividad física, el consumo elevado de alcohol, la exposición a algunas sustancias químicas (como el tricloroetileno, usado en la industria como disolvente), un número de embarazos superior a cinco en las mujeres y los factores genéticos.[2] Los tumores renales carecen de manifestaciones clínicas evidentes, pero pueden presentar síntomas como debilidad, pérdida de peso rápida e injustificada, y fiebre moderada. Cuando la enfermedad avanza aparecen síntomas más específicos, como sangre en la orina (hematuria), dolor y una masa apreciable durante la consulta médica.[3]

Cuando el médico sospecha que hay un tumor en el riñón prescribe al paciente una ecografía y eventualmente una tomografía computarizada (CT), una resonancia magnética y/o una urografía, es decir, una prueba específica para examinar el tracto urinario.

En lo que respecta a la terapia, si los tumores renales no han salido del órgano se pueden extirpar quirúrgicamente. En muchos casos la operación solo elimina el tumor, preservando el resto del órgano.

Lamentablemente, un porcentaje de entre el 25 y el 30 % de los pacientes en el momento del diagnóstico ya padecen un cáncer avanzado, con metástasis diseminadas sobre todo por los ganglios linfáticos cercanos, el pulmón, los huesos, el hígado y el otro riñón. Además, los pacientes cuyo tumor se ha extirpado quirúrgicamente pueden sufrir una recidiva (el tumor se vuelve a formar).

Algunos tumores renales se tratan con medicamentos no quimioterápicos que sirven para impedir la angiogénesis

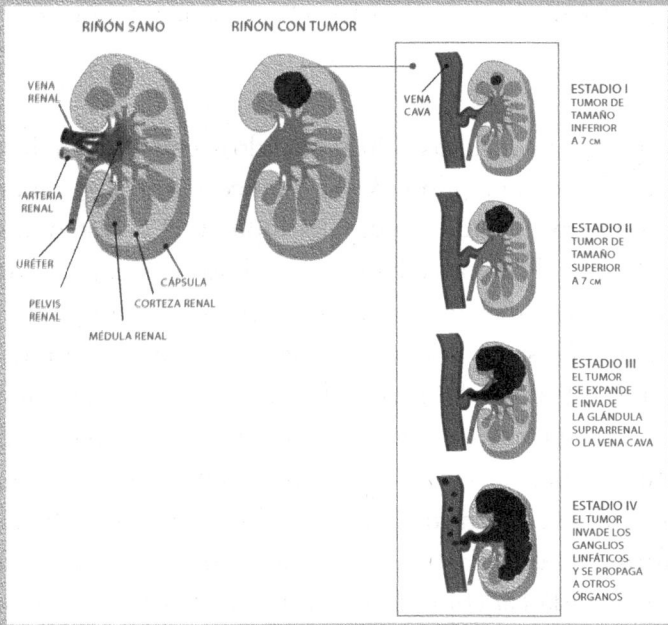

RIÑÓN SANO

RIÑÓN CON TUMOR

VENA RENAL

ARTERIA RENAL

URÉTER

PELVIS RENAL

CÁPSULA

CORTEZA RENAL

MÉDULA RENAL

VENA CAVA

ESTADIO I
TUMOR DE TAMAÑO INFERIOR A 7 CM

ESTADIO II
TUMOR DE TAMAÑO SUPERIOR A 7 CM

ESTADIO III
EL TUMOR SE EXPANDE E INVADE LA GLÁNDULA SUPRARRENAL O LA VENA CAVA

ESTADIO IV
EL TUMOR INVADE LOS GANGLIOS LINFÁTICOS Y SE PROPAGA A OTROS ÓRGANOS

13.1 El carcinoma de células renales (RCC), que es la forma predominante de cáncer de riñón, se origina en la parte más grande del órgano (corteza y médula), mientras que el carcinoma renal de células transicionales (RTCC) se desarrolla en la pelvis renal. Los estadios I y II del cáncer de riñón indican que la masa tumoral está confinada en el órgano, aunque en el segundo caso es mayor. El estadio III indica que se ha diseminado del riñón a los ganglios linfáticos cercanos. El cáncer en el estadio IV se propaga fuera del riñón a otros ganglios linfáticos y a partes alejadas del cuerpo como los huesos, el hígado y/o los pulmones.

o formación de vasos sanguíneos para nutrir la masa tumoral.

Otra terapia usada para combatir el carcinoma renal metastásico es la inmunoterapia, que estimula al sistema inmunitario para que ataque el tumor. Estas terapias también pueden combinarse para mejorar la respuesta del paciente.[4]

Corría el mes de julio de 2014 cuando el comandante Jean-Jacques Trochon, piloto de Air France, se puso en contacto conmigo. Padecía cáncer de riñón en el IV estadio, de modo que el tumor se había extendido a otras partes del cuerpo. Su oncólogo (el doctor Escudier del hospital oncológico Gustave Roussy, que ha contribuido a la redacción de este capítulo) le acababa de comunicar que tendría que someterse urgentemente a un tratamiento para combatir los tumores renales metastásicos que estaban creciendo rápidamente en sus pulmones. El oncólogo también le informó de que existía una nueva terapia antiangiogénica cuya finalidad era bloquear la afluencia de sangre al tumor, pero que aún no se había demostrado la supervivencia del paciente a largo plazo. Jean-Jacques sabía que, si aceptaba, además de la incerteza de no saber si el tratamiento iba a funcionar, aquello supondría el fin de su carrera de piloto. Así pues, convenció a la clínica para que lo sometiera a una toracotomía doble, es decir, a dos brutales operaciones quirúrgicas consistentes en abrir su cavidad torácica practicando un corte entre las costillas para extirpar las masas tumorales metastásicas de los pulmones y así ganar tiempo. El oncólogo estaba convencido de que el paciente solo estaba retrasando lo inevitable, y que el tumor reaparecería.

Jean-Jacques había oído hablar de ayuno y terapias oncológicas en un documental emitido por la cadena de televisión francoalemana ARTE titulado *Le jeune, une nouvelle thérapie?* (El ayuno, ¿una nueva terapia?), donde me entrevistaban. Entusiasmado con lo que había visto, decidió que el ayuno podía ser el «eslabón perdido» que necesitaba para combatir el tumor antes de someterse a la operación. Se puso en contacto conmigo, me habló de las toracotomías y decidió someterse a un ayuno solo de agua durante doce días, que pretendía empezar justo después de nuestra conversación telefónica (esa no fue mi recomendación, sino que le aconsejé que se sometiera a periodos más cortos de dieta que imita el ayuno). Durante su ayuno, Jean-Jacques estuvo siempre en contacto conmigo, y en todo momento contó con la supervisión de su médico. Tras las previsibles dificultades de los primeros días, al quinto día me dijo que se sentía lúcido y con energía. Al llegar al noveno día era capaz de dar varias vueltas corriendo al lago que había cerca de donde vivía mientras su esposa, incrédula, lo esperaba en casa. Los resultados de los exámenes al final del ayuno superaban las expectativas de Jean-Jacques: una ecografía preoperatoria indicaba no solo que el tumor había dejado de crecer, sino que cinco de los diez tumores del pulmón derecho (el primero que tendría que ser operado) se habían necrosado. En otras palabras: ya no había cáncer. Según me dijo Jean-Jacques, el cirujano le comentó que nunca había visto nada igual y que estaba muy preocupado y sorprendido cuando se enteró de su ayuno de doce días solo con agua.

Convencido de los beneficios del ayuno, Jean-Jacques decidió incorporarlo a su protocolo personal. Además de someterse a largos periodos de ayuno como el que se acaba de describir, empezó a practicar, con su mujer, el ayuno intermitente diario, que consistía en cenar como muy tarde a las ocho, saltarse el desayuno y comer al día siguiente alrededor del mediodía, una práctica que siguen manteniendo. Como quizá ya sepa el lector, yo solo recomiendo a las personas sanas que se salten el desayuno y practiquen el ayuno intermitente durante periodos cortos, pero en el caso de Jean-Jacques probablemente era una buena idea. En general mi recomendación es ayunar 12 horas y comer durante las 12 horas restantes.

Jean-Jacques no tardó en estar bien, y no solo volvió a volar, sino que empezó a entrenarse para pilotar el Airbus 380, el avión comercial más grande del mundo. Cuando volaba adoptaba la dieta que imita el ayuno porque se sentía más lúcido que cuando comía lo que le proporcionaba la compañía aérea. La noticia de su extraordinaria curación se propagó entre sus colegas. Me contó que, impresionados por la energía que mostraba, muchos de ellos siguieron su ejemplo y decidieron probar con la dieta que imita el ayuno.

Además de renovar su licencia de vuelo en 2016, Jean-

Jacques decidió organizar un congreso para reunir a algunos de los mejores clínicos y científicos del mundo que trabajaban en las curas complementarias del cáncer. Para ello emprendió una recaudación a la que contribuyeron algunos patrocinadores como Air France. El congreso, llamado Rethinking Cancer 2017, se celebró en septiembre de 2017 en el Instituto Gustave Roussy, uno de los mayores centros de estudio y tratamiento de tumores de Europa, y yo participé como ponente.

Actualmente Jean-Jacques se encuentra bien, aunque sigue luchando contra el cáncer, y trata de contagiar su pasión a otros pacientes oncológicos que pasan por este dificilísimo trance. En 2020 se jubiló, y desde entonces se dedica en cuerpo y alma a ayudar a los demás para que encuentren tratamientos más eficaces y los puedan combinar con las terapias normalizadas, entre ellas la dieta que imita el ayuno y otras terapias integradas como los extractos vegetales antiangiogénicos. En su batalla contra el tumor también ha recurrido a la espirulina, que podría tener propiedades antitumorales, aunque todavía no se han demostrado.

Con su mujer, Heather Whitehall-Trochon, ha escrito *Flying Against the Odds*, un libro en el que cuenta su viaje durante la enfermedad. El ayuno sigue siendo una parte fundamental de su plan de vida sana; hoy ayuna unos cinco días al mes. Jean-Jacques es un auténtico guerrero, un ejemplo de cómo se puede combatir el cáncer no solo con las terapias estandarizadas y/o la cirugía, sino también con tratamientos complementarios que tienen sólidos fundamentos experimentales. Esto puede marcar una diferencia enorme en la terapia y la supervivencia de los pacientes.

INVESTIGACIONES DE LABORATORIO

Después de leer este relato del éxito logrado por Jean-Jacques con el ayuno de doce días solo con agua se podría pensar que el ayuno puede curar el cáncer de riñón, pero, lamentablemente, no es así. Por ejemplo, un laboratorio de la Universidad de Texas demostró que una restricción calórica muy fuerte tenía efectos a largo plazo desdeñables en el crecimiento de los tumores renales en ratones si no se combinaba con el bloqueo de la autofagia, que es el proceso de autocanibalismo activado en las células cuando les falta alimento (figura 13.2.).[5]

Como sucede con otros tumores, en este caso el ayuno y la dieta que imita el ayuno desempeñan el papel de comodín, arrinconando el tumor, y aquí las «vías de fuga» están representadas por la capacidad de las células de obtener energía alimentándose de sus propios componentes, practicando una especie de autocanibalismo llamado autofagia. Pero esto podría ser cierto para un tipo de tumor en el riñón y no para otro, que en cambio podría necesitar más glucosa, IGF-1, insulina, leptina, etc. En muchas situaciones, cuando no en la mayoría de ellas, el ayuno y la dieta que imita el ayuno podrían hacer de comodines, pero el

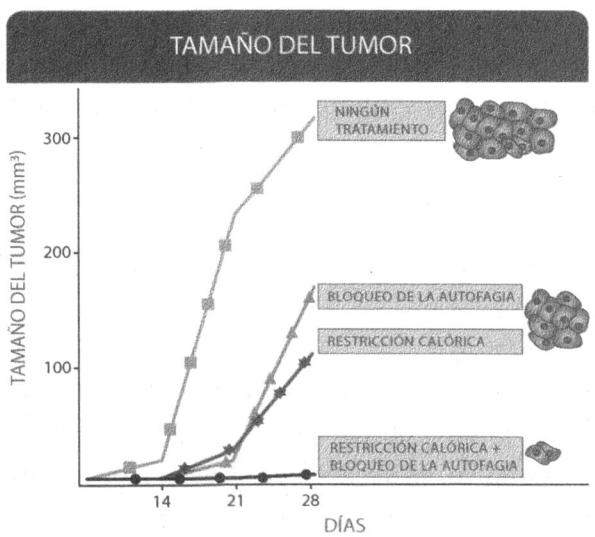

13.2 El bloqueo de la autofagia (capacidad de las células de obtener energía alimentándose de sus propios componentes, en un proceso similar al auto-canibalismo), combinado con la restricción calórica, reduce el crecimiento del tumor de riñón en los ratones (modificado de: Lashinger *et al. Cancer Metabolism*, 2016).

oncólogo y los científicos, con las tecnologías que tienen a su disposición, deben identificar el punto débil, el «talón de Aquiles», a fin de combinarlo con la dieta que imita el ayuno para que la terapia sea eficaz. En muchos casos este resultado puede obtenerse simplemente combinando los tratamientos estándar (quimioterapia, terapia hormonal, inmunoterapia, etc.) con la dieta que imita el ayuno. En otros habrá que aplicar antes la dieta que imita el ayuno y luego averiguar cómo se alimenta el tumor y de qué depende cuando está sometido a ayuno (el talón de Aquiles). Esto es lo que seguimos haciendo en el laboratorio del IFOM en nuestros estudios con ratones, y lo que hemos empezado a hacer en estudios clínicos.

Nutrición y cáncer de riñón: estudios clínicos

Dieta cetogénica

Mientras escribo este libro se está llevando a cabo un estudio clínico piloto con pacientes aquejados de carcinoma renal metastásico, es decir, ya propagado a otras partes del cuerpo del paciente. El estudio examina la posibilidad de combinar la dieta cetogénica con las terapias estándar. Como hemos visto en la parte introductoria del capítulo, en estos casos la terapia suele consistir en fármacos que bloquean la angiogénesis (el desarrollo de nuevos vasos sanguíneos) o en inmunoterapia, por separado o en distintas combinaciones.

El estudio, iniciado en Francia hace poco, cuenta con 20 pacientes a los que se les pide que sigan durante un año la dieta cetogénica 2:1, es decir, con dos partes de grasas y una parte de proteínas y carbohidratos, más complementos vitamínicos.

Los investigadores prestarán especial atención a la tolerancia y a la frecuencia de efectos adversos; también comprobarán el cumplimiento real de los pacientes, la supervivencia en el periodo sin empeoramiento de la enfermedad y la supervivencia general a los dos años.[6]

De todos modos, si queremos conocer el papel potencial de la dieta cetogénica combinada con terapias estándar en el tratamiento de cáncer de riñón no bastará con los resultados de este estudio clínico, sino que habrá que cotejarlos con los de otros más amplios.

RESUMEN DE LA TERAPIA DE CÁNCER DE RIÑÓN

- Terapia oncológica estándar (quimioterapia, etc.).
- Hablar con el oncólogo para combinarla con una dieta que imita el ayuno.
- Entre dos tratamientos, mantener la dieta de la longevidad (véase el capítulo sobre la prevención).
- Si esto no es suficiente, hablar con el oncólogo y el dietista sobre una dieta cetogénica con bajo contenido de proteínas basada en vegetales y pescado, asegurándose de que no influya negativamente en la masa muscular ni en la función inmunitaria.
- Ayunar durante 13-14 horas diarias (por ejemplo, comer a las 8 de la mañana y las 6 de la tarde) durante la terapia, asegurándose de mantener una masa muscular normal.
- Mantener un peso corporal dentro de la norma.
- Mantenerse activos y hacer ejercicio físico, consultando al oncólogo.
- Tratar de mantener el ángulo de fase (un índice de la funcionalidad muscular) por encima de 5 grados con

entrenamiento de la fuerza muscular: por ejemplo, haciendo los ejercicios recomendados en la web de la Fondazione Valter Longo (www.fondazionevalter longo.org, sección «Restare giovani e sani / Esercizio e longevità») todos los días o por lo menos tres o cuatro veces por semana durante 30-40 minutos.

Atención: los datos descritos en este libro se han obtenido en animales o en estudios clínicos que aún no son concluyentes. Por lo tanto, se aconseja emprender ciclos de dieta que imita el ayuno SOLO tras una evaluación y con supervisión del médico especialista, preferiblemente oncólogo. Así también podrá prevenirse la malnutrición, un factor pronóstico negativo en las enfermedades agudas y crónicas.

La investigación sobre el cáncer da pasos de gigante, pero las terapias dirigidas a pacientes que lo padecen avanzan mucho más despacio. Por eso creo que es necesario un nuevo planteamiento de las terapias oncológicas, con un oncólogo al frente de un equipo formado por médicos especializados en medicina integrada, biólogos moleculares, nutricionistas y, siempre que sea posible, psicólogos, para brindar a los pacientes terapias personalizadas, sobre todo a los que no responden a las terapias estándar. Estos «equipos oncológicos», además de curar el cáncer o bloquear su progresión, deberían prevenir los efectos colaterales y los daños a las células, los sistemas y los órganos sanos. La Longevity and Healthspan Clinic Create Cures Foundation en Estados Unidos (www.createcures.org) y la Fondazione Valter Longo en Italia (www.fondazionevalter longo.org) están especializadas en asistencia a pacientes y oncólogos a fin de completar el tratamiento estándar con medidas innovadoras e integradas que se apoyen en sólidas bases científicas centradas en la nutrición y la biología mo-

lecular del tumor, pero también en la capacidad natural del cuerpo humano para combatir el cáncer y otras enfermedades. La misión de las fundaciones es ofrecer la posibilidad de vivir sanos y muchos años. Por eso prestan asistencia gratuita a quienes padecen cáncer y otras enfermedades en fase avanzada pero no pueden permitirse estas terapias integradas.

Notas

1. World Cancer Research Fund/American Institute for Cancer Research, «Kidney Cancer Statistics», consultado el 2 de mayo de 2021. https://www. wcrf.org/dietandcancer/cancer-trends/kidney-cancer-statistics

2. W. H. Chow, L. M. Dong, S. S. Devesa, «Epidemiology and risk factors for kidney cancer», *Nature Reviews Urology*, 2010, DOI: 10.1038/nrurol.2010.46, PMID: 20448658, PMCID: PMC3012455.

3. D. W. Kufe, R. E. Pollock, R. R. Weichselbaum *et al.* (eds.), *Holland-Frei Cancer Medicine 6*, B. C. Decker, Hamilton (Ontario), 2003.

4. N. Chowdhury, C. G. Drake, «Kidney Cancer: An Overview of Current Therapeutic Approaches», *Urologic Clinics of North America*, 2020, DOI: 10.1016/j.ucl.2020.07.009, PMID: 33008493.

5. L. M. Lashinger, C. H. O'Flanagan, S. M. Dunlap, A. J. Rasmussen, S. Sweeney, J. Y. Guo, A. Lodi, S. Tiziani, E. White, S. D. Hursting, «Starving Cancer from the Outside and Inside: Separate and Combined Effects of Calorie Restriction and Autophagy Inhibition on Ras-Driven Tumors», *Cancer Metabolism*, 2016, DOI: 10.1186/s40170-016-01584, PMID: 27651895, PMCID: PMC5025535.

6. US National Library of Medicine, «Ketogenic Diet for Patients Receiving First Line Treatment for Metastatic Renal Cell Carcinoma (CE-TOREIN)», consultado el 2 de mayo de 2021. https://clinicaltrials.gov/ct2/show/NCT04316520

Apéndice 1

Cribado y evaluación de la malnutrición en los pacientes oncológicos

Alessandro Laviano, profesor asociado de Medicina Interna del Departamento de Medicina de Traslación y de Precisión de la Universidad La Sapienza de Roma.

El tumor crece en un órgano, pero influye en el funcionamiento general del cuerpo. Por eso el cáncer se considera una enfermedad sistémica y compleja que requiere una gestión multiprofesional y multidisciplinaria. Los síndromes paraneoplásicos, que son una serie de señales y síntomas desencadenados por el tumor en un plano que van más allá del efecto de su masa sobre el órgano afectado, a menudo se diagnostican en fase avanzada. Entre estos adquiere relevancia clínica la malnutrición, a causa de su alta frecuencia y sus graves consecuencias en la evolución clínica del paciente.

Como ha afirmado recientemente la Sociedad Europea para la Nutrición Clínica y el Metabolismo (ESPEN), la malnutrición «puede definirse como un estado, consecuencia de la falta de ingestión y absorción de alimentos que provoca una alteración de la composición corporal (disminución de la masa magra) y de la masa celular, con la consiguiente disminución de las funciones físicas y mentales y afectación de la evolución clínica de la enfermedad».

La causa patógena de la malnutrición puede ser la falta de alimento, una enfermedad, el envejecimiento avanzado o la combinación de todos estos factores. La malnutrición asociada al tumor se considera malnutrición causada por enfermedad con inflamación, dado que la respuesta inflamatoria inducida por el tumor desempeña una función importante en los cambios comportamentales y metabólicos causantes del empeoramiento de la condición nutricional.

También llamada caquexia, la malnutrición asociada al tumor (caquexia neoplásica), con respecto a la simple falta de alimento, es una afección progresiva caracterizada por cambios cuantitativos y cualitativos de la masa muscular, con o sin pérdida de tejido adiposo (graso). La caquexia asociada al tumor tiene repercusiones profundas en la evolución clínica, porque reduce la tolerancia a las terapias antitumorales, impide que se lleven a término las terapias programadas e incide en la calidad de vida. Los pacientes que padecen cáncer y caquexia presentan una reducción general de la supervivencia, sin progresión. Las sociedades científicas internacionales como la Sociedad Europea para la Nutrición Clínica y el Metabolismo (ESPEN) y la Sociedad Europea de Oncología Médica (ESMO) recomiendan regularmente que en los protocolos de tratamiento de los pacientes oncológicos se preste atención al aspecto nutricional. En particular, se debería controlar el riesgo de malnutrición de todos los pacientes oncológicos, y debería indagarse la presencia de esta condición en quienes han resultado positivos.

EL CRIBADO DE MALNUTRICIÓN
EN LOS PACIENTES ONCOLÓGICOS

La finalidad del cribado nutricional es evaluar la probabilidad de una evolución clínica mejor o peor debida a factores nutricionales, y si una intervención nutricional podría influir en el proceso. En general, este cribado es un procedimiento rápido y sencillo que no requiere especialización, por lo que debe correr a cargo del personal hospitalario encargado de la recepción y la asistencia primaria. Los instrumentos son capaces de detectar la desnutrición en lo referente a las proteínas y/o el aporte energético, y de prever si esta desnutrición progresará o empeorará en las condiciones presentes y futuras del paciente. La recomendación fundamental que se repite en todas las guías internacionales es que solo se apliquen en la práctica diaria aquellos instrumentos que estén convalidados. No hay un acuerdo general sobre qué instrumento de comprobación es el «mejor» ni sobre qué instrumento resulta más efectivo para un determinado tipo de cáncer. Por lo tanto, las guías internacionales recomiendan el uso del Malnutrition Universal Screening Tool (MUST), el Nutrition Risk Screening 2002 (NRS-2002), el Short Mutritional Assessment Questionnaire (SNAQ) o el Malnutrition Screening Tool (MST), que se explican a continuación.

MUST: Desarrollado por la British Association of Parenteral and Enteral Nutrition, este sencillo instrumento de cribado nutricional atribuye una puntuación al índice de masa corporal (IMC) del paciente, al grado de pérdida de peso en los 3-6 meses anteriores y a los efectos agudos de la enfermedad. Cuando la puntuación acumulativa es igual o mayor que 2 puede decirse que los pacientes corren riesgo nutricional y deben someterse a evaluaciones y tratamientos nutricionales.

NRS-2002: Este instrumento de cribado nutricional en dos fases evalúa ante todo ciertas características clínicas del paciente: el índice de masa corporal (IMC), si en los meses anteriores ha perdido peso, la ingesta de alimento en el momento del cribado y la gravedad de la enfermedad. Si la respuesta es positiva al menos a una de estas preguntas, el cribado continúa con la segunda fase, que sigue evaluando y asigna una puntuación a la gravedad de las alteraciones del estado nutricional y de la enfermedad que lo origina (metabolismo del estrés). Una puntuación final igual o mayor que 3 identifica a los pacientes con riesgo nutricional.

SNAQ: Este instrumento de cribado nutricional evalúa las respuestas a tres sencillas preguntas: «¿Ha perdido peso involuntariamente?», «¿Ha perdido apetito en el último mes?» y «¿Ha recurrido a integradores alimentarios o a alimentación por sonda en el último mes?». Una puntuación final de 2 o superior significa que el paciente está en situación de riesgo nutricional y necesita tratamiento.

MST: Este instrumento de cribado toma en consideración la presencia y la gravedad de una pérdida de peso involuntaria en los meses anteriores, así como la reducción del apetito. Una puntuación igual o mayor que 2 indica que el paciente está en situación de riesgo nutricional y necesita tratamiento.

A estos procedimientos de evaluación se podrían añadir otros más complejos, como el Patient Generated Subjective Global Assessment (valoración subjetiva global generada por el paciente, PG-SGA), que han demostrado su fiabilidad en el diagnóstico de la malnutrición.

La evaluación del estado de malnutrición
en los pacientes oncológicos

Existe discrepancia sobre cuál es el mejor procedimiento para diagnosticar la malnutrición en pacientes oncológicos. Como en este caso la característica principal de la caquexia son los cambios en la cantidad y la calidad de la masa muscular con independencia del tipo de cáncer, para detectar la malnutrición asociada al tumor es preciso recurrir a técnicas de diagnóstico por imágenes. La tomografía computarizada (CT) a nivel de la tercera vértebra lumbar proporciona informaciones fiables sobre la composición corporal del paciente. Esta técnica está reconocida universalmente como el método óptimo para medir la cantidad y calidad de la masa muscular. No obstante, tiene unas limitaciones objetivas que reducen su uso rutinario en la medición de la composición corporal. Entre otras cosas, la CT es un método costoso e implica la exposición a radiaciones ionizantes. Por este motivo nunca se pide exclusivamente la CT para la evaluación cuantitativa y cualitativa de la composición corporal, sino que se aprovechan las imágenes obtenidas cuando se ha pedido la CT con fines diagnósticos o de seguimiento.[1]

Los instrumentos alternativos son la resonancia magnética nuclear, de uso limitado debido a su alto coste, y la densitometría axial de rayos X, también llamada absorciometría de rayos X o de doble energía (DEXA), más fiable, aunque expone al paciente a radiaciones. Las guías internacionales no recomiendan otras técnicas fiables y seguras, como el análisis por bioimpedancia (BIA), porque no miden la masa muscular, sino que la obtienen a partir de la cantidad de agua que hay en el cuerpo. No obstante, la BIA y su evolución, que recurre al análisis vectorial (BIVA), puede brindar informaciones clínicamente relevantes cuando se tropieza con factores que pueden inducir a confusión.

Mediante técnicas de imagen médica, en particular de la tomografía computarizada, se han podido clasificar los principales fenotipos (es decir, las características) de la caquexia asociada al tumor, así como destacar la complejidad con que se presenta dicha caquexia. En un amplio estudio que ha examinado a 1.139 pacientes con cáncer colorrectal sometidos a intervención quirúrgica, aproximadamente uno de cada tres no presentaba caquexia, el 12 % indicaba una reducción de la masa muscular (sarcopenia), el 16 % sarcopenia + mioesteatosis, el 13 % mioesteatosis + obesidad visceral y el 4 % mioesteatosis + obesidad visceral + sarcopenia.

En respuesta a los retos prácticos que plantea el uso de diagnóstico por imágenes se han desarrollado varios métodos alternativos. La prueba que mide la fuerza de la presión de la mano es una técnica convalidada y normalizada que mesura la funcionalidad muscular en el brazo no dominante (el que usamos menos). Pero esta técnica no debe considerarse un sustituto de la medición de la cantidad muscular, porque no hay una relación lineal entre la masa muscular y su funcionalidad. De todos modos, esta prueba ha resultado útil como herramienta predictiva en el caso de pacientes con tumor en el pulmón y como índice de la eficacia de las intervenciones nutricionales.[2, 3]

A partir de una amplia base de datos de pacientes con tumor en varios órganos y por lo general en fase avanzada, se ha establecido un sistema seguro de clasificación de la pérdida de peso (PP) en relación con el índice de masa corporal (IMC). Combinando IMC y porcentaje de pérdida de peso se puede obtener un dato fiable sobre la supervivencia de los pacientes. En concreto, el peor pronóstico se asocia a IMC bajo y PP alto, mientras que el mejor se asocia a IMC alto y PP bajo.[4]

En fechas recientes las principales sociedades de nutrición clínica europeas, estadounidenses, asiáticas, latinoamericanas y australianas se pusieron de acuerdo sobre un procedimiento sencillo para diagnosticar la malnutrición, que también se aprobó para la malnutrición asociada al tumor. Los criterios definidos por la Global Leadership Initiative on Malnutrition (GLIM) exigen que, una vez alcanzado un resultado positivo en una prueba de malnutrición obtenida con un instrumento aprobado, se realice una estimación de los factores fenotípicos (pérdida de peso, bajo IMC o reducción de la masa muscular) y etiológicos (ingesta o absorción reducida de los alimentos, inflamación). La presencia simultánea de un cribado nutricional con resultado positivo y de al menos un factor etiológico y uno fenotípico determina el diagnóstico de malnutrición. Cabe destacar que este procedimiento ha sido avalado recientemente por las directrices de la Sociedad Europea de Oncología Médica sobre la caquexia neoplásica.

La importancia clínica del diagnóstico de malnutrición en los pacientes oncológicos

Es una opinión compartida que aún faltan criterios sólidos para diagnosticar la malnutrición asociada al cáncer en países y sistemas sanitarios con personal y recursos económicos distintos. No obstante, un perfil preciso de la condición nutricional de los pacientes oncológicos, unido al perfil molecular de las células tumorales, facilita la personalización de las terapias, que deberían incluir al mismo tiempo tratamientos modificadores de la enfermedad y curas paliativas (es decir, aquellas cuyo fin es combatir los síntomas y atender a las necesidades de los pacientes, mientras que las terapias modificadoras de la enfermedad apuntan a las causas de la propia enfermedad). La necesidad de administrar simultáneamente estas terapias ha aconsejado que en vez de «curas paliativas» se hable de «tratamientos de soporte», para evitar que se equiparen con las que suelen asociarse (erróneamente) a la fase terminal de la enfermedad. En realidad, «curas paliativas» son las que reducen el dolor y otros síntomas de una enfermedad grave, y no deberían limitarse a las personas con enfermedades terminales o en peligro de muerte.

El diagnóstico a tiempo de malnutrición permite prever la eficacia y la toxicidad de las terapias antitumorales para así modular su aplicación; puede mejorar la calidad de vida de los pacientes oncológicos y reducir los costes asociados a su gestión clínica.

Las comorbilidades, es decir, las enfermedades que afectan simultáneamente al mismo paciente, reducen la curación de los pacientes oncológicos, y la malnutrición asociada al cáncer es una comorbilidad frecuente, pero también un factor de riesgo sobre el que se puede intervenir.

Notas

1. L. Martin, J. Hopkins, G. Malietzis, J. T, Jenkins, M. B. Sawyer, R. Brisebois, A. MacLean, G. Nelson, L. Gramlich, V. E. Baracos, «Assessment of Computed Tomography (CT)-Defined Muscle and Adipose Tissue Features in Relation to Short-Term Outcomes After Elective Surgery for Colorectal Cancer: A Multicenter Approach», *Annals of Surgical Oncology*, 2018.

2. M. Kovarik, M. Hronek, Z. Zadak, «Clinically Relevant Determinants of Body Composition, Function and Nutritional Status as Mortality Predictors in Lung Cancer Patients», *Lung Cancer*, 2014, DOI: 10.1016/j.lungcan.2014.01.020, Epub 2 de febrero de 2014, PMID: 24560334.

3. C. Burtin, J. Bezuidenhout, K. J. C. Sanders, A. C. Dingemans, A. M. W. J. Schols, S. T. H. Peeters, M. A. Spruit, D. K. M. De Ruysscher, «Handgrip Weakness, Low Fat-Free Mass, and Overall Survival in Non-Small Cell Lung Cancer Treated With Curative-Intent Radiotherapy», *Journal of Cachexia Sarcopenia and Muscle*, 2020.

4. L. Martin, P. Senesse, I. Gioulbasanis, S. Antoun, F. Bozzetti, C. Deans, F. Strasser, L. Thoresen, R. T. Jagoe, M. Chasen, K. Lundholm, I. Bosaeus, K. H. Fearon, V. E. Baracos, «Diagnostic Criteria for the Classification of Cancer-Associated Weight Loss», *Journal of Clinical Oncology*, 2015.

Apéndice 2

Estudios clínicos oncológicos sobre ayuno y dieta que imita el ayuno

En este apéndice he reunido todos los estudios publicados y en desarrollo sobre el tema. En la última tabla también resumo los principales descubrimientos de los estudios que tienen por objeto la prevención del cáncer y otras enfermedades.

Los estudios clínicos publicados por mí y por otros autores sobre ayuno y cáncer son por lo menos seis, e implican a 260 pacientes, de los cuales 172 ayunaron o fueron sometidos a dietas imitadoras del ayuno (los demás pacientes pertenecen al grupo de control, que hemos comparado con los que ayunaban). En conjunto, los estudios sugieren que el ayuno, en concomitancia ante todo con la quimioterapia y la radioterapia, ha demostrado ser seguro y bien tolerado, y que ha contribuido a reducir los efectos adversos de los propios tratamientos.

En orden cronológico, el primer estudio, publicado en 2009, recoge datos de 10 pacientes (4 de ellos con cáncer de mama, 2 con cáncer de próstata y uno con cada uno de los siguientes cánceres: de ovario, de útero, de pulmón con células no pequeñas y adenocarcinoma en el esófago) que optaron voluntariamente por ayunar en concomitancia con la quimioterapia.

El segundo estudio, publicado en 2015 por la Universidad de Leiden, tenía por objeto la viabilidad del ayuno corto y sus efectos sobre la tolerabilidad de la quimioterapia en un grupo homogéneo de 13 pacientes con tumor en la mama y en el ovario, 7 de los cuales habían ayunado.

En 2016 publicamos un estudio clínico con 20 pacientes que ayunaban 24, 48 o 72 horas antes de someterse a una quimioterapia a base de platino. En este caso se trataba de un ayuno solo con agua. En conjunto, los datos recogidos indicaban que ayunar 72 horas en concomitancia con la quimioterapia es seguro y factible para pacientes con cáncer de mama, ovario, útero y pulmón, y que los que habían ayunado 72 horas parecían acusar efectos colaterales más leves que quienes habían ayunado 24 horas.

Un artículo publicado en 2018 por los investigadores de la Universidad de la Charité de Berlín concluyó que las pacientes con tumores ginecológicos toleran bien una dieta que imita el ayuno combinada con quimioterapia, y disfrutan de una mejor calidad de vida y una menor sensación de fatiga que las pacientes que se alimentan normalmente.

En 2020 un grupo holandés de centros oncológicos publicó un nuevo estudio con 131 pacientes que padecían cáncer de mama, de las cuales 65 se sometieron a una dieta que imita el ayuno. En este caso se trataba de pacientes con tumores HER2 negativos, y las pacientes que se sometieron al estudio se encontraban en el estadio II-III, es decir, con un tumor que podía o no haberse diseminado a los tejidos y/o ganglios linfáticos circundantes.

En 2020 publicamos los resultados de dos pruebas clínicas con un total de 36 pacientes que padecían cáncer de mama, positivas a los receptores de las hormonas, sometidas a terapia hormonal en concomitancia con una dieta que imita el ayuno. Los ciclos de dicha dieta redujeron los siguientes factores: insulina (producida por el páncreas cuando crecen los niveles de glucosa en sangre), leptina (hormona producida por el tejido adiposo) e IGF-1 (factor de crecimiento similar a la insulina-1, que promueve la proliferación celular y, en consecuencia, el incremento de las células tumorales). Estas reducciones son importantes desde el punto de vista clínico, pues son tres factores relacionados con el crecimiento de muchos tipos de tumor y podrían influir en la supervivencia del paciente.

En conjunto, estos resultados, aunque no sean concluyentes, unidos a numerosos estudios de laboratorio, brindan una primera demostración de la seguridad y la posible eficacia de las dietas imitadoras del ayuno, e inciden en la necesidad de ampliar los estudios clínicos sobre el papel de dichas dietas en la reducción de los efectos colaterales y en la mejora de la eficacia de una serie de fármacos antitumorales. Para conocer más en detalle los respectivos estudios, véanse las tablas que aparecen más abajo.

Actualmente están en desarrollo una serie de estudios clínicos sobre la seguridad de las dietas basadas en el ayuno y sus efectos sobre la tolerabilidad y la eficacia de las terapias oncológicas. En la tabla *Estudios en desarrollo* presento una descripción general. Los estudios examinan el papel de varios protocolos de ayuno en concomitancia con las curas estándar empleadas para tratar el cáncer de mama, el melanoma, el cáncer de próstata (incluso en estado avanzado y metastásico) y otros tumores sólidos o hematológicos. Cuando se hayan concluido nos permitirán conocer los efectos del ayuno en más de 700 pacientes y nos ayudarán a integrar la dieta que imita el ayuno en la terapia de algunos —puede que de muchos— tipos de cáncer. Buena parte de estos estudios ya se han completado y solo falta publicarlos; confirman que las dietas imitadoras del ayuno son seguras y ofrecen una primera demostración de su eficacia potencial para combatir diversos tipos de tumor en combinación con muchas y muy variadas terapias.

Solo nos queda esperar a que se terminen todos los estudios; entretanto, puede obtenerse más información incluyendo el número del estudio clínico (*Number of Clinical Trial*, NCT, al final de la tabla) en la página www.clinical trials.gov, que es la base de datos de los estudios clínicos financiados con fondos tanto privados como públicos en todo el mundo.

ESTUDIOS PUBLICADOS

ESTUDIO	TIPO DE CÁNCER O ENFERMEDAD	LUGAR	TIPO DE ESTUDIO
1	Varios tipos de cáncer: de mama (4), de próstata (2), ovárico (1), uterino (1), de pulmón con células no pequeñas (1) y adenocarcinoma esofágico (1)	Universidad del Sur de California, Los Ángeles	Informe sobre una serie de casos
2	Cáncer de mama (HER2 negativo, estadio II-III)	Centro Médico de la Universidad de Leiden	Estudio piloto aleatorizado
3	Varios tipos de cáncer: de ovario, de vejiga, de mama, de útero, de pulmón con células no pequeñas	Universidad del Sur de California, Los Ángeles, en colaboración con el Norris Comprehensive Cancer Center y el LAC+USC Medical Center	Estudio clínico aleatorizado; asignación paralela
4	Cáncer de ovario y de mama	Universidad Charité, Berlín	Estudio cruzado aleatorizado
5	Cáncer de mama (HER2 negativo, estadio II/III)	Centro Médico de la Universidad de Leiden, en colaboración con el Borstkanker Onderzoek Groep Pink Ribbon, Ámsterdam	Estudio multicéntrico aleatorizado
6	Cáncer de mama (pacientes con cáncer de mama receptor-positivo de la hormona sometidos a terapia hormonal)	Universidad de Génova y Fondazione IRCCS Istituto Nazionale dei Tumori, Milán	Estudio prospectivo de un solo brazo, fase II

(Continúa de la tabla de la página anterior)

INTERVENCIÓN	NÚMERO PACIENTES	NÚMERO PACIENTES QUE AYUNAN	NCT (referencia)
Ayuno de 48-140 horas antes y/o después de 5-56 horas de quimioterapia	10	10	NCT 01304251 (1)
Ayuno de 24 horas antes y 24 horas después de la quimioterapia	13	7	NCT 01304251 (2)
Ayuno de 24 o 48 horas antes de la quimioterapia o 72 horas (48 antes de la quimioterapia y 24 después)	20	20	NCT 00936364 (3)
Ayuno de 60 horas (36 antes y 24 después de la quimioterapia)	50	34	NCT 01954836 (4)
Ayuno corto usando la dieta que imita el ayuno en concomitancia con quimioterapia neoadyuvante	131	65	NCT 02126449 (5)
Dieta que imita el ayuno repetida cada 3 o 4 semanas hasta un máximo de 8 ciclos seguidos	36	36	NCT 03595540 y NCT 03340935 (6)
NÚMERO PACIENTES (totales / en ayunas)	260	172	

ESTUDIOS EN DESARROLLO

ESTUDIO	TIPO DE CÁNCER O ENFERMEDAD	TÍTULO DEL EXPERIMENTO CLÍNICO	LUGAR	TIPO DE ESTUDIO
1	Cáncer de mama / melanoma	Impacto de la intervención dietética en la inmunidad al tumor: el DigesT Trial	Fondazione IRCCS Istituto Nazionale dei Tumori, Milán	Estudio de un brazo y 3 grupos de pacientes
2	Cáncer de mama (90) y cáncer de próstata (30)	Papel de la dieta que imita el ayuno en la reducción de los efectos colaterales y el aumento de la respuesta a la quimioterapia en los pacientes con cáncer de mama o de próstata	USC en colaboración con el Norris Cancer Center y LAC+USC	Estudio clínico aleatorizado, fase II
3	Tumores sólidos o tumores hematológicos	Dieta que imita el ayuno en pacientes sometidos a tratamiento activo contra el cáncer	Universidad de Génova	Estudio piloto de un brazo, prueba prospéctica
4	Cáncer de mama	Estudio aleatorizado BRCA Main Home Nutritional Intervention	Hospital Universitario, Policlínico Paolo Giaccone de Palermo	Estudio clínico aleatorizado
5	Cáncer de próstata en metástasis avanzada	Ayuno y terapia nutricional en pacientes con tumor en la próstata en metástasis avanzada	Universidad Charité, Berlín	Estudio clínico aleatorizado
6	Quimioterapia a base de platino	Ayuno corto: impacto sobre la toxicidad	USC en colaboración con el Norris Cancer Center y LAC+USC	Estudio clínico aleatorizado

(Continúa de la tabla de la página anterior)

INTERVENCIÓN	N.º PACIENTES	N.º PACIENTES AYUNO / DIETA QUE IMITA EL AYUNO	OBJETIVO PRINCIPAL DEL ESTUDIO	NCT
Ciclo de 5 días de dieta que imita el ayuno antes o después de la extirpación quirúrgica del tumor primario (mama) o de los ganglios linfáticos (mama, melanoma)	100	93	El objetivo de este experimento es determinar el cambio inmunológico y metabólico inducido por la dieta que imita el ayuno en la fase preoperatoria y en la posoperatoria	NCT 03454282
Dieta que imita el ayuno 3 días antes de la quimioterapia, durante las 12 semanas de quimioterapia y 1 día después de la quimioterapia	120	81	El objetivo es estudiar si la dieta que imita el ayuno reduce la toxicidad de la quimioterapia y/o aumenta su eficacia	NCT 01802346
Ciclos mensuales de dieta que imita el ayuno	90	62	El objetivo del estudio es verificar la viabilidad y la seguridad de los ciclos mensuales de dieta que imita el ayuno en pacientes con tumores sólidos o hematológicos sometidos a terapia	NCT 03595540
Dieta que imita el ayuno cada 2 meses	300	23	El objetivo es verificar el impacto de la dieta que imita el ayuno sobre niveles de IGF-1 y otros factores de riesgo	NCT 03570125
Ayuno de 60 horas modificado (36 horas antes y 24 después de la quimioterapia)	60	44	Evaluación de la eficacia de la combinación de ayuno y quimioterapia	NCT 02710721
Ayuno corto antes de la quimioterapia	70	47	Evaluar la seguridad y viabilidad del ayuno corto antes de administrar la combinación de quimioterapia con platino en pacientes con tumor sólido maligno en estadio avanzado	NCT 00936364
NÚMERO PACIENTES (totales / en ayunas)	740	350		

Las dietas imitadoras del ayuno también se han probado en adultos sanos, algunos de ellos con factores de riesgo como niveles altos de colesterol, glucemia, inflamación, etc. Como puede verse en la siguiente tabla, en los estudios participaron en total 100 pacientes, de los cuales 71 ayunaron. Los resultados más notables se referían a la reducción de la glucosa en la sangre, del factor de crecimiento IGF-1, del peso corporal, de la grasa, de la proteína C-reactiva (CRP, *C-reactive protein*, un índice de inflamación), de la presión arterial, de los triglicéridos y del colesterol. Estas reducciones eran más acusadas en los pacientes que presentaban valores superiores al nivel óptimo, lo cual sugiere que la dieta que imita el ayuno puede ser un poderoso instrumento para reducir los factores de riesgo de padecer enfermedades crónicas. Un estudio de amplitud similar próximo a publicarse ha confirmado estos resultados. En conjunto, los estudios clínicos ya publicados y los que están en desarrollo sobre el ayuno y la dieta que imita el ayuno implican a unos 1.000 pacientes oncológicos. Más de la mitad fueron asignados a los grupos de ayuno / dieta que imita el ayuno.

PREVENCIÓN

TIPO DE CANCER O ENFERMEDAD	LUGAR	TIPO DE ESTUDIO	INTERVENCIÓN	PACIENTES	PACIENTES EN AYUNAS	RESULTADOS PRINCIPALES	CONFORMIDAD CON EL AYUNO	EFECTOS ADVERSOS	NCT (referencia)
Adultos sanos	USC	Estudio clínico piloto aleatorizado controlado	3 ciclos de 5 días seguidos de dieta que imita el ayuno seguidos de 25 días de alimentación normal	38	19	Reducción de glucemia en ayunas, IGF-1, peso corporal, grasa del tronco, CRP. Aumento de la regeneración de células estaminales (no significativo) y de la masa corporal magra	Resultados obtenidos con un grupo de 19 participantes que completaron con éxito 3 ciclos de dieta que imita el ayuno, comparados con 19 participantes de control	En promedio, los participantes presentaron una severidad de los efectos colaterales muy baja y menor que «leve» (más alta tras completar el 1er ciclo de dieta que imita el ayuno con respecto al 2.° y 3er ciclo)	NCT 02158897[7]
Adultos sanos con factores de riesgo bajos	USC	Estudio cruzado aleatorizado controlado	3 ciclos de 5 días seguidos de dieta que imita el ayuno seguidos de 25 días de alimentación normal	100	71	Reducción de: peso corporal, grasa del tronco y total, presión, IGF-1, índice de masa corporal, glucemia en ayunas, triglicéridos, colesterol total y lipoproteínas de baja intensidad, CRP	75 % en el grupo dieta que imita el ayuno frente a 90 % en el brazo de control	Tras 3 ciclos de dieta que imita el ayuno, los sujetos solo acusaron algunos efectos colaterales leves y muy pocos moderados	NCT 02158897[8]
PACIENTES (totales / en ayunas)				138	90				

Bibliografía

1. F. M. Safdie, T. Dorff, D. Quinn, L. Fontana, M. Wei, C. Lee, P. Cohen P, V. D. Longo, «Fasting and Cancer Treatment in Humans: A Case Series Report», *Aging*, 2009, DOI: 10.18632/aging.100114, PMID: 20157582, PMCID: PMC2815756.

2. S. De Groot, M. P. Vreeswijk, M. J. Welters, G. Gravesteijn, J. J. Boei, A. Jochems, J. R. Kroep, «The Effects of Short-Term Fasting on Tolerance to (Neo) Adjuvant Chemotherapy in HER2-Negative Breast Cancer Patients: A Randomized Pilot Study», *BMC Cancer*, 2015, DOI: 10.1186/s12885-015-1663-5, PMID: 26438237, PMCID: PMC4595051.

3. T. B. Dorff, S. Groshen, A. Garcia, M. Shah, D. Tsao-Wei, H. Pham, C. W. Cheng, S. Brandhorst, P. Cohen, M. Wei, V. Longo, D. I. Quinn, «Safety and Feasibility of Fasting in Combination with Platinum-Based Chemotherapy», *BMC Cancer*, 2016, DOI: 10.1186/s12885-016-2370-6, PMID: 27282289, PMCID: PMC4901417.

4. S. P. Bauersfeld, C. S. Kessler, M. Wischnewsky, A. Jaensch, N. Steckhan, R. Stange, B. Kunz, B. Brückner, J. Sehouli, A. Michalsen, «The Effects of Short-Term Fasting on Quality of Life and Tolerance to Chemotherapy in Patients with Breast and Ovarian Cancer: A Randomized Cross-Over Pilot Study», *BMC Cancer*, 2018, DOI: 10.1186/s12885-018-4353-2.

5. S. De Groot, R. T. Lugtenberg, D. Cohen, M. J. P. Welters, I. Ehsan, M. P. G. Vreeswijk, V. T. H. B. M. Smit, H. de Graaf, J. B. Heijns, J. E. A. Portielje, A. J. van de Wouw, A. L. T. Imholz, L. W. Kessels, S. Vrijaldenhoven, A. Baars, E. M. Kranenbarg, M. D. Carpentier, H. Putter, J. J. M. van der Hoeven, J. W. R. Nortier, V. D. Longo, H. Pijl, J. R. Kroep, Dutch

Breast Cancer Research Group (BOOG), «Fasting Mimicking Diet as an Adjunct to Neoadjuvant Chemotherapy for Breast Cancer in The Multicentre Randomized Phase 2 DIRECT Trial», *Nature Communications*, 2020, DOI: 10.1038/s41467-020-16138-3, PMID: 32576828, PMCID: PMC7311547.

6. I. Caffa, V. Spagnolo, C. Vernieri, F. Valdemarin *et al.*, «Fasting-Mimick-ing Diet and Hormone Therapy Induce Breast Cancer Regression», *Nature*, 2020, DOI: 10.1038/s41586-020-2502-7, Epub 15 de julio de 2020, PMID: 32669709.

7. S. Brandhorst, I.Y. Choi, M. Wei, C.W. Cheng, S. Sedrakyan, G. Navarrete, L. Dubeau, L.P. Yap, R. Park, M. Vinciguerra, S. Di Biase, H. Mirzaei, M. G. Mirisola, P. Childress, L. Ji, S. Groshen, F. Penna, P. Odetti, L. Perin, P. S. Conti, Y. Ikeno, B. K. Kennedy, P. Cohen, T. E. Morgan, T. B. Dorff, V. D. Longo, «A Periodic Diet that Mimics Fasting Promotes Multi-System Regeneration, Enhanced Cognitive Performance, and Healthspan», *Cell Metabolism*, 2015, DOI: 10.1016/j.cmet.2015.05.012, Epub 18 de junio de 2015, PMID: 26094889, PMCID: PMC4509734.

8. M. Wei, S. Brandhorst, M. Shelehchi, H. Mirzaei, C. W, Cheng, J. Budniak, S. Groshen, W. J. Mack, E. Guen, S. Di Biase, P. Cohen, T. E. Morgan, T. Dorff, K. Hong, A. Michalsen, A. Laviano, V. D. Longo, «Fasting-Mimicking Diet and Markers/Risk Factors for Aging, Diabetes, Cancer, and Cardiovascular Disease», *Science Translational Medicine*, 2017, DOI: 10.1126/scitranslmed.aai8700, PMID: 28202779, PMCID: PMC6816332.

Conclusiones

Este era un libro especialmente difícil de escribir: por un lado, era importante mantener los estándares científicos y clínicos, y por otro quería proporcionar a los pacientes informaciones sobre un enfoque de «medicina integrada» que el sistema oncológico aún no está listo para abordar, o empieza a hacerlo ahora. Por eso he implicado a muchos oncólogos, médicos y científicos procedentes de algunos de los principales centros oncológicos estadounidenses, europeos e italianos, que han desempeñado un papel decisivo tanto por la aportación de sus conocimientos como por haber frenado, en muchos casos, mi optimismo, pues todavía queda mucho por hacer para demostrar la importancia de la dieta que imita el ayuno y la dieta de la longevidad en oncología.

Aun así, gracias a su ayuda espero haber logrado estimular el entusiasmo de los pacientes, las personas con riesgo y los lectores interesados en una vida larga y sana, que encontrarán en este libro ejemplos de cómo la dieta de la longevidad y los ciclos de dieta que imita el ayuno tienen un efecto claro y consistente sobre factores de riesgo del cáncer. También espero haber dejado claro el potente impacto que la dieta que imita el ayuno produce en la terapia contra muchos tipos de cáncer en los ratones, y su aportación a la eficacia de las terapias oncológicas en humanos, gracias a su efecto «comodín», que no solo no aumenta los efectos colaterales, sino que parece reducirlos.

Personalmente albergo pocas dudas en cuanto a que la dieta que imita el ayuno tendrá un papel importante en las terapias de varios tipos de cáncer; mis colegas oncólogos, en cambio, son más cautos y esperan a ver los resultados de estudios clínicos aleatorizados con muchos más pacientes. Pero si pensamos sobre todo en los pacientes, no podemos obviar que dichos estudios, por su propia naturaleza, son ante todo lentos y caros, de modo que mientras se completa un estudio que incluya la dieta que imita el ayuno combinada con una terapia estándar, esta última podría cambiar y haría necesario un nuevo estudio. Por poner un ejemplo, un estudio enfocado en la llamada *progression free survival*, es decir, en si una determinada terapia aumenta el tiempo durante el cual el tumor no avanza, requiere siete años; recientemente, mientras desarrollábamos junto con muchos de los hospitales oncológicos más importantes del mundo un estudio clínico aleatorizado sobre la dieta que imita el ayuno y el cáncer de mama, hemos considerado la posibilidad de que a lo largo de siete años la terapia hormonal estándar sobre el cáncer de mama cambie, y entonces el estudio sería prácticamente inútil.

Recurriendo a una imagen, pienso que este sistema es como un barco enorme que necesita años para cambiar de rumbo, y mientras tanto los pacientes sufren y mueren.

No repetiré aquí mi idea de cómo debería cambiar el sistema porque la he expuesto prácticamente en todos los capítulos. Solo espero que este libro contribuya a cambiar las curas oncológicas en una dirección mucho más centrada en los pacientes, de modo que estos puedan utilizar las terapias integradas con sólidas bases científicas y seguridad probada sin tener que esperar tanto.

Aun a riesgo de parecer demasiado «americanizado» para un lector europeo, termino con las palabras de un personaje interpretado por Demi Moore en una escena de la película *Algunos hombres buenos* (*Cuestión de honor* en Hispanoamérica). Contestando a un compañero que le pregunta por qué le gustan los marines, dice: «Porque vigilan el muro y dicen: "Esta noche nadie te hará daño, estoy aquí de guardia"». Sé que quien tiene cáncer querría que su «escuadra oncológica» fuese como los marines. Por ahora, esta «escuadra oncológica» aún no existe.

Agradecimientos

Quiero darles las gracias a los numerosos colegas y sobre todo a los oncólogos que me brindaron sus valiosos consejos y su apoyo para llevar adelante este proyecto; sin ellos no tendría la misma consistencia.

Vaya mi especial agradecimiento para el profesor Alessandro Laviano que, gracias a su liderazgo en el campo de la nutrición oncológica, ha mejorado todas las partes del libro y sobre todo las que se refieren a la tutela del paciente y a la protección contra la malnutrición.

Gracias también a la doctora Romina Inés Cervigni, bióloga nutricionista y responsable científica de la Fondazione Valter Longo Onlus, por la coordinación del equipo de nutrición en la selección del material científico utilizado para la redacción de los capítulos, algunas de cuyas partes están escritas por ella.

Tampoco quiero olvidarme de Cristina Villa, directora de los programas de la Fundación, por su colaboración y su trabajo de redacción y coordinación.

Doy las gracias a Gilda Nappo por la realización de las imágenes que ilustran este libro, así como a la ilustradora y artista Manuela Lupis por su trabajo y sus consejos acerca de algunas figuras.

También quiero expresar mi agradecimiento a nuestros nutricionistas Francesca Valdemarin, Nicole Labaguer, Alessandra Fedeato, Alessandro Ciocia, Angelica Nobili, Maura Bozzali y Elisa Pierella, a la doctora Ilaria Faggi y a nuestra estudiante Eleonora Luvarà, por el trabajo de búsqueda de material científico y su respaldo constante a las actividades de mi Fundación. Asimismo hago extensivo mi agradecimiento a la doctora Giulia Mentrasti por su lectura y revisión final del texto, y a nuestros becarios de la Università Bocconi, siempre disponibles en cualquier momento: Giulia Gandino, Ioana Caraghiozov y Mattia De Carli por la revisión de la bibliografía, y Anita Ciarlo, Giulia Carra e Ilaria Giabbani por su participación en la elaboración del glosario, la traducción de los pies de las ilustraciones y la ulterior revisión de la bibliografía.

Vaya también mi agradecimiento para toda la Fondazione Valter Longo Onlus, especialmente para Romina Inés Cervigni y Cristina Villa por su constante apoyo en todas las actividades dedicadas a este libro. Romina y Cristina nos permitieron acabarlo a tiempo y disponer de un libro mucho mejor del que habría podido escribir yo solo. Mi más sincero agradecimiento a Antonluca Matarazzo, director general de mis fundaciones en Italia y Estados Unidos: Fondazione Valter Longo de Milán y Create Cures de

Los Ángeles, así como a Lucy Tattoli, exdirectora de *fundraising*, marketing y comunicación de la Fondazione Valter Longo Onlus, y a la agencia de comunicación Action Agency.

También doy las gracias a todo el equipo editorial de Vallardi que me acompaña desde hace años: la directora editorial Marcella Meciani, la editora Flavia Fratini, la directora comercial Cristina Foschini, el jefe de redacción Vittorio Sirtori y la coordinadora de redacción Corrada Picchi; asimismo hago extensivo mi agradecimiento a la traductora Laura De Tomasi, a Alessio Scordamaglia y a Silvia Margaroli por la redacción y la gráfica, al responsable de la oficina de prensa Riccardo Barbagallo y al estudio grafico *the*World*of* DOT por su profesionalidad, la calidad de su trabajo y el entusiasmo con que lo han realizado. Quiero darle las gracias una vez más al editor por el contrato que, al igual que con los libros anteriores, permitirá que los ingresos por la venta del libro vayan destinados a la Fundación y a la creación de programas para pacientes que padecen enfermedades no transmisibles, en especial el cáncer, así como a proyectos de investigación y a una red de nutricionistas que brinda asistencia y apoyo a todos los pacientes.

Glosario

25-hidroxivitamina D (25(OH)D): forma de la vitamina D absorbida y metabolizada por el hígado, de modo que el organismo pueda utilizarla. La vitamina D es vital para el crecimiento y la salud de los huesos, y el control de la 25-hidroxivitamina D resulta esencial para los pacientes que presentan enfermedades como osteoporosis y raquitismo.

5-FU (5-fluorouracilo): es uno de los fármacos de quimioterapia más usados para el tratamiento de los tumores en el colon, el recto y el páncreas.

A

Abiraterona: fármaco hormonal que inhibe la producción de testosterona y que, por consiguiente, bloquea el crecimiento celular estimulado por la testosterona, permitiendo como consecuencia la muerte programada de las células tumorales. Se utiliza en la terapia del cáncer de próstata.

Ácido graso omega 3 docosahexaenoico (DHA): este ácido graso es el componente estructural primario del cerebro, la corteza cerebral, la piel y la retina. Es un ácido graso semiesencial: el organismo produce una cantidad mínima, y en consecuencia debe ingerirse con los alimentos. Se cree que interviene en la transformación de las células tumorales para hacerlas sensibles a la quimioterapia y a la radioterapia.

Ácidos grasos poliinsaturados (PUFA): son importantes para la salud de las membranas celulares. Uno de ellos es el ácido graso omega 3 docosahexaenoico (DHA).

Adenocarcinoma: tumor maligno que se origina en las células secretoras de las glándulas presentes en varios órganos.

Almidón: carbohidrato complejo presente en la pasta, el arroz, las patatas y algunas frutas como las manzanas, los plátanos y los mangos. Tiene propiedades energéticas.

Aminoácidos: componentes primarios de las proteínas.

Análisis de la impedancia bioeléctrica: técnica empleada para hacer una estimación de la composición corporal (masa grasa y masa magra).

Andrógenos: hormonas que contribuyen al desarrollo y el mantenimiento de los caracteres sexuales masculinos primarios (los testículos) y secundarios (los órganos reproductores accesorios, la musculatura, la barba y el vello).

Anemia: insuficiencia de glóbulos rojos sanos, que son los que pueden transportar una cantidad adecuada de oxígeno a los tejidos corporales, de modo que el paciente siente debilidad y cansancio.

Angiogénesis: formación de vasos sanguíneos a partir de los existentes. En caso de angiogénesis tumoral, los nuevos vasos sanguíneos conducen la sangre hacia la masa tumoral, con lo que favorecen la nutrición y el crecimiento del tumor.

Ángulo de fase (bioimpedancia): indicador de la funcionalidad muscular.

Antiangiogénico: fármaco o tratamiento que contrarresta el proceso de angiogénesis tumoral, es decir, la formación de nuevos vasos sanguíneos que favorecen el crecimiento del tumor.

Antioxidantes: sustancias capaces de impedir, frenar o neutralizar la formación de los radicales libres del oxígeno, formados en reacciones químicas que utilizan moléculas de oxígeno (por ejemplo, la respiración celular) y pueden causar daños a las moléculas y las restructuras celulares.

Anti-PD-1: la proteína PD-1 se encuentra en un tipo de células inmunitarias llamadas células T e impide que estas células ataquen a otras del mismo individuo. La terapia anti-PD-1 es una nueva inmunoterapia que induce al sistema inmunitario a atacar las células tumorales, aunque pertenezcan a la misma persona.

Apoptosis: muerte celular programada para liberar al

cuerpo de las células dañadas sin perjudicar al organismo.

Astrocitoma: tumor del sistema nervioso central originado en los astrocitos.

Astrocitos: células que forman el tejido que rodea y protege las otras células nerviosas del cerebro y la médula espinal.

Ayuno a corto plazo: práctica que consiste en no comer nada durante unas horas determinadas del día o, en otra versión, ingerir una cantidad mínima de calorías en intervalos discontinuos de uno o varios días.

Ayuno intermitente: práctica que consiste en abstenerse de comer durante un determinado número de horas a lo largo del día.

B

bGH: hormona de crecimiento bovino.

Bevacizumab: fármaco anticanceroso perteneciente a la clase de fármacos inhibidores de la angiogénesis. Impide el crecimiento de nuevos vasos sanguíneos y afecta a una proteína llamada VEGF, que interviene en la angiogénesis.

Bioimpedanciometría: método de medición usado para determinar la composición corporal (masa grasa y masa magra).

Biomarcador: molécula biológica que se encuentra en la

sangre, en otros fluidos corporales o en los tejidos. Puede ser un indicador para detectar la presencia de una enfermedad.

C

CA 19-9: proteína que se encuentra en la superficie celular de algunos tumores y, ocasionalmente, en tejidos normales aquejados de inflamación u otras dolencias. Las células tumorales la vierten al flujo sanguíneo y se utiliza como marcador tumoral para detectar la presencia de varios tipos de cáncer, como el de páncreas.

Caquexia neoplásica: malnutrición asociada al tumor, caracterizada por cambios cuantitativos y cualitativos de la masa muscular, con o sin pérdida de tejido adiposo (graso).

Carbohidratos: sustancias contenidas principalmente en alimentos de origen vegetal que desempeñan una función fundamental de fuente energética. Con arreglo a su estructura química se clasifican como «simples» y «complejos».

Carboplatino: fármaco quimioterápico usado para tratar varios tipos de cáncer, como los de ovario, de pulmón, de cabeza, cuello y cerebro, y el neuroblastoma.

Carcinoma: tumor de los tejidos epiteliales, como la piel y los tejidos que recubren o revisten los órganos internos.

Carcinoma de células renales (RCC): uno de los dos tipos de cáncer de riñón que se presentan en los adultos. Es la forma más común y se origina en la parte más voluminosa del riñón (corteza y médula).

Carcinoma de células transicionales (RTCC): uno de los dos tipos de cáncer de riñón que se presentan en los adultos. Se forma en la pelvis renal.

Carcinoma ductal: presencia de células anormales en el revestimiento de un conducto mamario que, en algunos casos, pueden transformarse en un cáncer invasivo y propagarse a otros tejidos.

Carcinoma HER2 negativo: tipo de carcinoma caracterizado por la presencia de células HER2 negativas. Estas células tienen niveles bajos o nulos de una proteína llamada HER2 (que regula el crecimiento en las células sanas), por lo que pueden crecer más despacio o ser menos propensas a propagarse o a aparecer en otras partes del cuerpo, en comparación con las células tumorales HER positivas.

Carcinoma pulmonar de células no pequeñas (NSCLC) o no microcítico: tipo de tumor pulmonar que se diferencia del de células pequeñas por el mayor tamaño de las células tumorales observadas al microscopio. Es el cáncer de pulmón más común, con cerca del 70 % de los casos, y su principal factor de riesgo es el humo de tabaco.

Carcinoma pulmonar de células no pequeñas estadio IA: estadio del carcinoma pulmonar de células no pequeñas caracterizado por un tumor que no supere los 3 cm y por la ausencia de metástasis en los ganglios linfáticos. Le sigue el estadio IB.

Carcinoma pulmonar de células pequeñas (SCLC) o microcítico: tipo de tumor pulmonar que se diferencia del de células no pequeñas por el menor tamaño de las células tumorales observadas al microscopio. Corresponde al 15-20 % de los casos de tumores malignos en el pulmón.

Carcinosarcoma: tumor maligno formado por una mezcla de carcinoma (cáncer de los tejidos epiteliales, como la piel y los tejidos que revisten los órganos internos) y sarcoma (cáncer del tejido conjuntivo, como los huesos, la grasa y el cartílago).

Carcinosarcoma de ovario estadio IA: carcinosarcoma de ovario que aún no ha formado metástasis en los ganglios linfáticos cercanos o en zonas alejadas.

Catalizador: sustancia que, al contrario de un inhibidor, acelera o favorece una reacción química. Permite que en cuestión de minutos se produzcan unas reacciones que no tendrían efecto o requerirían muchísimo tiempo, reduciendo así la energía necesaria para la reacción.

Caucásico: individuo de tez clara. En medicina se distingue entre individuos caucásicos y de otras etnias para conocer la predisposición a ciertas enfermedades y la respuesta a fármacos y terapias.

CDDP (cisplatino): fármaco quimioterápico utilizado para el tratamiento de muchos tumores, el de ovario entre otros.

CEA (antígeno carcinoembrionario): proteína utilizada como marcador específico del tumor colorrectal.

Células colorrectales: células situadas en el colon (la parte más larga del intestino grueso) o en el recto (los últimos centímetros del intestino grueso, antes del ano).

Células ependimiarias: tipo de células gliales del sistema nervioso central que forman el revestimiento interno de los ventrículos cerebrales.

Células epiteliales: células que revisten los órganos.

Células estaminales: células «primitivas» capaces de transformarse en todas las células especializadas.

Células gliales: células del sistema nervioso que protegen las neuronas y ayudan a su desarrollo.

Células neoplásicas: células que se multiplican de manera anómala frente a las otras células de la misma zona del cuerpo, dañando al organismo. Sinónimo de células tumorales.

Células oligodendrogliales: células que envuelven las células nerviosas formando una vaina aislante que facilita la transmisión de los impulsos nerviosos.

Centers for Disease Control and Prevention (CDC): centros de la Agencia Federal de Salud Pública de Estados Unidos, dependientes del Departamento de Salud y Servicios Humanos, que se ocupan del control y la prevención de las enfermedades, las lesiones y las discapacidades.

Cetogénesis: aumento de los cuerpos cetónicos.

Cloro: anión (ion con carga eléctrica negativa) que contribuye a regular la cantidad de líquidos en el cuerpo y la respuesta inmunitaria a los organismos patógenos ingeridos con los alimentos.

Colesterol: sustancia grasa presente en la sangre y en todas las células del cuerpo, en parte producida por el hígado y en parte ingerida con los alimentos. A pesar de que es necesaria la presencia de una cantidad determinada de colesterol para producir paredes celulares, tejidos, hormonas, vitamina D y ácido biliar, una cantidad demasiado alta en la sangre (hipercolesterolemia) aumenta el riesgo de enfermedades cardiacas e ictus.

Comorbilidad: concomitancia de dos o más enfermedades en el mismo individuo.

Corticosteroides: hormonas esteroideas que pueden sintetizarse artificialmente para obtener fármacos antiinflamatorios e inmunosupresores en numerosas terapias.

Crizotinib: fármaco anticanceroso administrado en la terapia del cáncer pulmonar para detener el crecimiento de las células tumorales. Actúa como inhibidor de la quinasa, bloqueando las proteínas producidas por los genes ALK y ROS1, implicados en el crecimiento de las células.

Cuerpos cetónicos: sustancias químicas producidas cuando los lípidos se utilizan como fuente energética en lugar de la glucosa si esta no se encuentra en cantidad suficiente en el organismo.

Curas paliativas: curas carentes de eficacia para la enfermedad, enfocadas a prevenir o tratar los efectos colaterales de su tratamiento (dolor u otros síntomas). A menudo se administran después de la intervención terapéutica primaria (que suele ser la cirugía) para aumentar la tolerancia a las terapias y atenuar el deterioro físico, mejorando la calidad de vida del paciente. Muchas veces se las confunde erróneamente con las que se administran en la fase terminal de la enfermedad.

D

DEXA: técnica radiográfica usada sobre todo para determinar la densidad de los huesos, detectar la presencia de osteoporosis o evaluar el estado nutricional, como en los atletas, pues permite cuantificar la masa magra y grasa en varias partes del cuerpo.

Dexametasona: fármaco antiinflamatorio para reducir los efectos colaterales de la quimioterapia en los pacientes oncológicos. Sube el nivel de glucosa.

Dieta cetogénica: régimen alimentario con aporte calórico normal, rico en grasas y pobre en carbohidratos (la proporción clásica entre los micronutrientes es de cuatro partes de grasas por una de carbohidratos y proteínas), que induce al cuerpo a descomponer la grasa en moléculas llamadas cetonas.

Dieta de la longevidad: régimen alimentario ideado por

el profesor Valter Longo, enfocado a frenar el envejecimiento celular y disminuir el riesgo de enfermedades cardiovasculares y autoinmunes, diabetes y enfermedades neurodegenerativas como el alzhéimer. Es una dieta vegana que incluye pescado dos o tres veces por semana, y cuya principal fuente de proteínas son las legumbres. Se reducen al mínimo las grasas y los azúcares, y se consumen carbohidratos complejos, aceite de oliva y frutos de cáscara. Se recomienda comer en un intervalo de 11-12 horas diarias y ayunar las restantes 12-13 horas.

Dieta pescetariana: régimen alimentario semivegetariano que excluye la carne de animales terrestres y aves, pero incluye peces, moluscos, crustáceos y derivados animales como lácteos, huevos, miel y todos los alimentos de origen vegetal como cereales, fruta y verdura, legumbres, semillas, frutos secos y setas.

Dieta que imita el ayuno: protocolo alimentario ideado por el profesor Valter Longo que induce al organismo a entrar en un régimen parecido al ayuno, pero aportando los nutrientes esenciales. Dura cinco días y se puede repetir cíclicamente para beneficiar al organismo. En términos de macronutrientes la dieta que imita el ayuno es pobre en proteínas y azúcares, y rica en grasas sanas.

Dieta vegetal (o dieta vegana): dieta que excluye completamente todos los productos y derivados de origen animal.

Doxorrubicina: antibiótico usado ampliamente en quimioterapia para tratar varios tipos de tumor, como el de mama.

E

Efecto Warburg: modificación del metabolismo celular en las células tumorales que las hace menos dependientes de la energía producida por las mitocondrias (que en las células tumorales están gravemente dañadas), mientras obtienen energía de los nutrientes, sobre todo de los azúcares. Lo descubrió el médico alemán Otto Warburg.

EGFR (factor de crecimiento epidérmico o *Epidermal Growth Factor*): gen que regula el crecimiento, la diferenciación y la supervivencia de las células. En las células tumorales las mutaciones del gen EGFR pueden transmitir una señal excesiva de crecimiento.

Ejercicio aeróbico: actividad física prolongada, de intensidad moderada o constante. La palabra «aeróbico» indica un tipo de metabolismo en el que las células recurren al oxígeno y la glucosa (azúcar) para producir energía. Ejemplos de actividad aeróbica son andar, correr y montar en bicicleta.

Ejercicio anaeróbico: actividad física intensa pero corta. Cuando la intensidad del ejercicio aumenta mucho, el metabolismo celular se vuelve sobre todo anaeróbico:

la célula ya no recibe suficiente oxígeno para producir energía y recurre a vías metabólicas alternativas, utilizando sobre todo glucógeno (la reserva de carbohidratos que se forma en el hígado). Ejemplos de actividad anaeróbica son los ejercicios enfocados a las extremidades superiores e inferiores (flexiones de rodilla, ejercicios con resistencias y cargas adecuadas).

Ejercicio de resistencia: entrenamiento dirigido a aumentar la capacidad física de hacer un esfuerzo el mayor tiempo posible, implicando sobre todo al sistema cardiovascular.

EMA (Agencia Europea de Medicamentos por sus siglas en inglés): agencia de la Unión Europea que se ocupa de evaluar y supervisar los medicamentos. Tiene su sede en Ámsterdam.

Enfermedad neoplásica: condición que provoca el desarrollo de tumores, ya sean benignos o malignos.

Ensayo clínico con distribución aleatoria: ensayo clínico cuyos participantes se reparten aleatoriamente en varios grupos. Unos reciben un tratamiento médico y otros no, así se puede cuantificar el efecto de dicho tratamiento en los pacientes.

Enzimas: proteínas con la función de catalizadores, es decir, de estimular o acelerar las reacciones químicas en los organismos vivos. Son fundamentales para el metabolismo.

Enzima alcohol deshidrogenasa (ADH): enzima que digiere el alcohol presente en el hígado o el estómago.

EPA (ácido eicosapentaenoico): ácido graso de la serie omega 3. Se encuentra en el pescado azul de aguas frías (como el salmón) y ayuda a reducir el riesgo de enfermedades cardíacas.

Ependimoma: tumor cerebral originado en las células ependimarias que forman el revestimiento interno de los ventrículos cerebrales.

Epitelioma: tumor de la piel, benigno o maligno, que se origina en las células de revestimiento más abundantes en la epidermis, los queratinocitos.

Especies reactivas de oxígeno: moléculas que promueven la apoptosis (muerte celular programada) mediante la activación de procesos de suicidio celular en las células tumorales.

Espirulina: alga microscópica con posibles propiedades anticancerosas (por demostrar).

Estadio tumoral: clasificación del tumor con arreglo a su extensión y difusión (local o a distancia).

Estrógeno: hormona que determina las características sexuales secundarias femeninas (como el crecimiento de los pechos y del vello en el pubis y bajo las axilas), el ciclo menstrual y el mantenimiento de la gestación.

Estudio clínico aleatorizado: estudio clínico en el que los participantes son asignados aleatoriamente a distintos grupos y pueden recibir tratamiento médico o no, con el objetivo de cuantificar el efecto del tratamiento en los pacientes.

Estudio multicéntrico: estudio realizado en varias sedes (como hospitales o universidades) y basado en el mismo protocolo. Después, un solo coordinador se encarga de analizar los datos y publicar los resultados.

Estudio piloto: aplicación inicial, en pequeña escala, de un protocolo de estudio, para verificar si el proyecto es adecuado, establecer su viabilidad u obtener informaciones que permitan determinar el tamaño de la muestra del estudio definitivo.

Estudio piloto doble ciego: estudio inicial a escala reducida (piloto) en el que ni el sujeto ni el observador conocen el tratamiento administrado (enmascaramiento doble ciego).

Estudio prospectivo: estudio en el que se controla a los pacientes a lo largo del propio estudio. Se distingue del estudio retrospectivo, que se centra en acontecimientos anteriores al inicio del estudio.

F

Factores etiológicos: factores relacionados con las causas de una enfermedad. Entre ellos están los hereditarios, infectivos y ambientales.

Factores fenotípicos: factores observables que obedecen a las características genéticas del individuo.

Fármacos antineoplásicos: medicamentos con distintos mecanismos de acción que se utilizan para el tratamiento de los tumores. Sinónimo de fármacos antitumorales.

Fármacos inmunoterápicos: medicamentos que estimulan o suprimen el sistema inmunitario para ayudar al cuerpo a combatir el cáncer.

FDA (Food and Drug Administration): agencia gubernamental estadounidense que forma parte del Department of Health and Human Services (Departamento de Salud y Servicios Humanos), responsable de la protección y promoción de la salud pública.

Fenotipo: rasgos observables de un ser vivo, determinados por sus características genéticas o, en ciertos casos, por la interacción de dichas características con el medio exterior.

Ferritina: proteína encargada del almacenamiento del hierro en el cuerpo.

Fibras: carbohidratos complejos que el organismo humano es incapaz de digerir o absorber. Se encuentran sobre todo en alimentos de origen vegetal, como la fruta y la verdura, los cereales integrales y las legumbres, y desempeñan un papel fundamental en la movilidad intestinal.

Flora intestinal: conjunto de bacterias y demás microorganismos presentes en el intestino de los humanos.

Fluoropirimidina: fármaco antitumoral usado en el tratamiento de los tumores sólidos, como el cáncer colorrectal.

Folfiri: régimen quimioterápico usado en el tratamiento del cáncer colorrectal en estadio avanzado y metastásico.

Folfirinox: régimen quimioterápico usado sobre todo para el tratamiento del cáncer de páncreas.

Folfox: régimen quimioterápico usado en el tratamiento del cáncer colorrectal en estadio avanzado y metastásico, similar al régimen Fofiri.

G

Ganglios linfáticos o linfonódulos: pequeñas glándulas del sistema linfático que desempeñan una función inmunitaria esencial al atrapar bacterias y células tumorales que viajan por el cuerpo mediante la linfa.

Ganglios linfáticos centinela: los primeros ganglios linfáticos afectados por una metástasis. El ganglio linfático centinela aporta información sobre la posible propagación del tumor.

G-CSF (factor estimulante de colonias de granulocitos): proteína que estimula el crecimiento de los glóbulos blancos, fundamentales para proteger el cuerpo de las infecciones. Los fármacos que contienen G-CSF se usan para contrarrestar la reducción de los glóbulos blancos en los pacientes sometidos a quimioterapia.

Gemcitabina: medicamento quimioterápico utilizado para el tratamiento de varios cánceres, como el de ovario.

Genes ALK: genes implicados en la señalización y el crecimiento de las células. Algunas formas mutadas del gen y de la proteína ALK pueden favorecer el crecimiento de las células tumorales.

Genes ROS1: genes implicados en la señalización y el

crecimiento de las células. Algunas formas mutadas del gen y de la proteína ROS1 pueden favorecer el crecimiento de las células tumorales y se han encontrado en algunos tipos de cáncer, entre otros en el de pulmón de células no pequeñas (NSCLC), el glioblastoma multiforme (un tipo de cáncer del cerebro) y los del conducto biliar, el ovario, el estómago, el colon y el recto.

Glándulas suprarrenales: glándulas situadas en el extremo superior de cada riñón, donde se producen varias hormonas que intervienen en distintas funciones fisiológicas.

Glioblastoma (glioblastoma multiforme, glioblastoma multiforme multicéntrico o GBM): tumor en el cerebro muy agresivo perteneciente a la clase de los astrocitomas. Es uno de los gliomas (tumores en el cerebro) más graves y se caracteriza por una alta tasa de crecimiento de la masa tumoral.

Glioma: es el tumor cerebral más común, que se forma en las células gliales del sistema nervioso. Los hay de varios tipos según las células afectadas y la velocidad de crecimiento del tumor.

Glucemia en ayunas: nivel de glucosa en sangre detectado en un sujeto tras un mínimo de 8 horas de ayuno.

Glucógeno: polímero (gran molécula de peso elevado) de la glucosa formado en el hígado que constituye una reserva de carbohidratos.

Glucosa: carbohidrato simple, muy abundante y utilizado por los organismos vegetales y animales para extraer energía.

Grasas: sustancias heterogéneas insolubles en agua que se encuentran en alimentos de origen vegetal y animal. Se llaman «grasas esenciales» las que no puede sintetizar el organismo humano y deben ingerirse con los alimentos. Las grasas desempeñan varias funciones, como la producción de energía y la reserva energética. También son componentes fundamentales de las membranas celulares.

H

Hematocrito: porcentaje de glóbulos rojos en el volumen sanguíneo.

Hematuria: presencia de sangre en la orina. Puede originarse en cualquier tramo del aparato urinario y deberse a un tumor o a otras enfermedades exteriores a dicho aparato.

Hemoglobina: proteína contenida en los glóbulos rojos cuya función consiste en transportar el oxígeno de los pulmones a los tejidos y órganos del cuerpo, y llevar a los pulmones el anhídrido carbónico.

HER2 (receptor del factor de crecimiento epidérmico humano 2): proteína que regula el crecimiento celular normal y se encuentra en grandes cantidades dentro de algunas células tumorales que crecen y se propagan rápidamente. Una prueba para detectar la presencia del receptor del factor de crecimiento epidérmico puede ayudar a planear el tratamiento, incluyendo fármacos que apuntan específicamente a esta proteína.

Hierro: mineral que necesita el cuerpo para producir hemoglobina. Se encuentra en la carne roja, el pescado, las lentejas, las alubias y los cereales.

Hiperuricemia: acumulación en la sangre de escorias (residuos) de ácido úrico, que es el producto final del metabolismo de las purinas, sustancias ingeridas con los alimentos y las bebidas, y también producidas en el propio cuerpo.

I

IARC (Centro Internacional de Investigaciones sobre el Cáncer por sus siglas en inglés): organización internacional que coordina las investigaciones sobre las causas del cáncer y recopila datos sobre la incidencia del cáncer en todo el mundo.

Ifosfamida: fármaco utilizado para el tratamiento de algunos tumores en los testículos, cuyo uso en el tratamiento de otros tipos de cáncer está siendo objeto de estudio.

IGF-1 (factor de crecimiento similar a la insulina-1): gen implicado en la proliferación celular y en las enfermedades vinculadas al envejecimiento, como los tumores.

Inestabilidad del genoma: tendencia de las células tumorales a sufrir más mutaciones de su ADN durante la división celular.

Inhibidor: sustancia que realiza una acción contraria a la de un catalizador, frenando o deteniendo una reacción química.

Inhibidores de la quinasa: moléculas pequeñas cuyo blanco son ciertos genes del crecimiento que se activan en algunos tipos de cáncer. Bloquean la quinasa y el crecimiento de los nuevos vasos sanguíneos que necesitan los tumores para crecer. Ejemplos: la rapamicina, el crizotinib y el sorafenib.

Inmunoterapia: terapia que utiliza sustancias para estimular o suprimir el sistema inmunitario y así ayudar al cuerpo a combatir el cáncer, las infecciones y otras enfermedades. El blanco de algunas inmunoterapias son solo ciertas células del sistema inmunitario, mientras que otras actúan sobre el sistema inmunitario en general.

Insulina: hormona producida por las células beta del páncreas, que baja el nivel de glucosa en sangre.

Intervención quirúrgica mínimamente invasiva: tratamiento alternativo a otras operaciones quirúrgicas más radicales.

J

Juventología: estudio de la juventud y del «intervalo de salud» (*healthspan*), que es el periodo de la vida de una persona en el que permanece joven y sana.

L

Leptina: proteína producida por las células grasas que interviene en la regulación del apetito y el almacenamiento de las grasas.

Leucemia: tumor de la sangre causado por la producción de células sanguíneas anormales y originado por los tejidos que crean la sangre (como la médula ósea).

Leucemia linfática crónica (CLL): tumor de la sangre y la médula ósea con progresión lenta que suele presentar pocos síntomas en el paciente, de ahí que se llame «crónica». En la CLL los linfocitos pierden su capacidad de defender con eficacia el organismo de las infecciones.

Leucemia linfoblástica aguda (ALL): tipo de leucemia maligna y progresiva. Es el cáncer pediátrico más frecuente.

Leucemia mieloide aguda (AML): tipo de leucemia maligna que se da con más frecuencia en adultos y ancianos.

Leucovorina: derivado del ácido fólico (vitamina B9) usado en el tratamiento de las anemias con carencia de ácido fólico que se derivan de la toma de fármacos antifólicos.

Límite de Hayflick: límite de la capacidad de las células humanas de dividirse para generar células idénticas a sí mismas, que se agota a causa del acortamiento de los telómeros.

Linfedema: acumulación de linfa en los tejidos que causa hinchazón, por lo general indolora. Se produce cuando las terapias extirpan los ganglios linfáticos o los dañan.

Linfocitos: glóbulos blancos responsables de las respuestas inmunitarias. Los dos tipos principales son las células B, productoras de anticuerpos que atacan las bacterias y toxinas, y las células T, que atacan las células del cuerpo cuando están infectadas por virus o se han vuelto cancerosas.

Linfocitos B: glóbulos blancos que combaten las infecciones.

Linfocitos T: glóbulos blancos que tienen un papel central en la respuesta inmunitaria adaptativa (que se adapta a los distintos agentes patógenos).

Linfoma: tumor de la sangre que parte de los linfocitos del sistema inmunitario.

Linfomas no hodgkinianos (NHL): grupo heterogéneo de tumores malignos que se originan en los linfocitos B y T. Difieren de los linfomas hodgkinianos por la ausencia de cierto tipo de células tumorales. Es fundamental diagnosticar correctamente el linfoma para escoger la terapia más eficaz.

M

Magnesio: metal y nutriente esencial para todas las células, que interviene en muchos procesos del organismo, como la señalización de los nervios, la construcción de huesos sanos y la contracción muscular normal.

Mastectomía: extirpación quirúrgica de una mama completa en pacientes con cáncer de mama (que en su mayoría son de sexo femenino) o en personas con alto riesgo de desarrollarlo.

Médula espinal: estructura del sistema nervioso central, situada dentro del canal vertebral. Comunica el cerebro con el resto del organismo.

Médula ósea: tejido blando contenido en las cavidades internas de los huesos, donde se forman las células sanguíneas (glóbulos rojos, glóbulos blancos, plaquetas, monocitos, linfocitos y neutrófilos) que combaten las infecciones y generan nuevas células de la sangre.

Melanocitos: células especializadas en la síntesis de la melanina que se encuentran en la epidermis, el bulbo pilífero, la membrana uveal del ojo, el epitelio pigmentado de la retina y el iris.

Melanocitos del ojo: melanocitos que se encuentran en la membrana uveal del ojo y en el epitelio de la retina y del iris, que dan color a la coroides del iris.

Melanoma: tumor maligno de la piel que se desarrolla a partir de los melanocitos, células que producen el pigmento llamado melanina, y que a menudo se presenta en forma de lunar. Es uno de los cánceres de piel más peligrosos.

Mesotelioma: tumor maligno del mesotelio (revestimiento de las cavidades del cuerpo y de los órganos que contiene). Suele aparecer en la cavidad torácica.

Metabolismo: conjunto de las reacciones bioquímicas necesarias para el mantenimiento, la renovación y el crecimiento de las células y los organismos.

Metástasis: células tumorales que se diseminan desde el lugar donde se han formado a otras partes del cuerpo.

Metilprednisolona: glucocorticoide sintético con propiedades antiinflamatorias, inmunosupresoras y antialérgicas.

Microbiota: población de microorganismos que viven en el cuerpo humano sin dañarlo. La microbiota intestinal está formada por los microorganismos del intestino.

Mieloma: tumor que afecta a los glóbulos blancos, fundamentales para la producción de anticuerpos.

Minerales: micronutrientes que intervienen en la regulación de los líquidos corporales, los procesos vitales de las células, la formación de los huesos y muchos procesos metabólicos. Son minerales el calcio, el fósforo, el magnesio, el potasio, el cloro, el sodio y el hierro.

Mioesteatosis: infiltración o acumulación de grasa en los músculos.

Mitocondrias: orgánulos (estructuras especializadas en el interior de la mayoría de las células) donde se produce la mayor parte de la energía necesaria para las reacciones bioquímicas de la célula.

Moléculas reactivas del oxígeno: moléculas que promueven la apoptosis (la muerte celular programada) mediante la activación de procesos de suicidio celular en las células tumorales.

Mutaciones del gen KRAS: mutaciones genéticas vinculadas al cáncer que son frecuentes en el cáncer de pulmón, colorrectal y de páncreas, y pueden crear metástasis. En las células sanas el gen KRAS funciona como un interruptor que regula el crecimiento celular, pero cuando muta puede permanecer en la posición de «encendido» y provocar la multiplicación descontrolada de las células.

N

Neoplasia: crecimiento celular anómalo que puede ser benigno o maligno.

Neulasta: fármaco que estimula el crecimiento de los glóbulos blancos y reduce el riesgo de infecciones.

Neuroblastoma: tumor que se origina en las células del sistema nervioso, la mayoría de las veces en recién nacidos y niños. Se forma a partir de los neuroblastos, células nerviosas inmaduras o en desarrollo que controlan funciones corporales involuntarias, como el latido cardíaco. Por lo general empieza en las glándulas suprarrenales, pero también puede comenzar en el abdomen, el pecho o el tejido nervioso junto a la espina dorsal.

Neuropatía: enfermedad o mal funcionamiento de los nervios.

Neutrófilos: glóbulos blancos de la categoría de los granulocitos que poseen pequeñas bolsas (gránulos) con enzimas que digieren los microorganismos. También se los conoce como leucocitos polimorfonucleares o poli.

Neutropenia: número anormalmente bajo de glóbulos blancos.

Nevus atípicos: nevus asimétricos de varios colores y contornos irregulares o indefinidos.

Nutritecnología: conjunto de tecnologías y métodos analíticos de vanguardia basados en la investigación tradicional sobre la nutrición humana.

O

Oligoastrocitoma: forma de glioma de baja malignidad, con composición mixta de astrocitoma y oligodendroglioma.

Oligodendrocitos: células de la glía que producen mielina, la sustancia que reviste y protege las fibras nerviosas.

Oligodendroglioma: raro tumor cerebral de la glía que se origina en los oligodendrocitos y se manifiesta sobre todo en la corteza y en la materia blanca de los hemisferios cerebrales.

Omega 3: ácidos grasos esenciales que bajan los niveles de colesterol LDL (colesterol «malo») en sangre. Se encuentran en los aceites de pescado y en algunos alimentos vegetales, y se usan para combatir los triglicéridos altos, la artritis reumatoide, la depresión, ciertas formas de demencia y el asma.

Oncogenes: genes mutantes que pueden provocar el cáncer. Son versiones transformadas de los mismos genes que fomentan el crecimiento normal de las células y aceleran el envejecimiento (como Ras, AKT o PKA).

Oncosupresores: genes presentes en las células sanas del cuerpo que impiden la división celular para generar otras células y permiten la supresión de células dañadas mediante el mecanismo llamado apoptosis.

Organización Mundial de la Salud (OMS): agencia especializada de las Naciones Unidas que se ocupa de la gestión y coordinación de las políticas sanitarias.

Osteopenia: condición caracterizada por una masa ósea o una densidad mineral inferior a la normal, menos grave que la osteoporosis.

Osteoporosis: condición caracterizada por la disminución de la cantidad y el grosor del tejido óseo, que causa fragilidad de los huesos y fracturas.

Oxaliplatino: fármaco quimioterápico que se une al ADN

e interfiere en las etapas del ciclo celular, causando la muerte de las células tumorales. Se utiliza para tratar tumores en estadio avanzado, como el tumor colorrectal.

Oxigenoterapia hiperbárica: terapia que consiste en respirar oxígeno puro en un ambiente presurizado (con niveles de presión muy superiores a la atmosférica).

P

Palbociclib: fármaco usado para tratar el cáncer de mama e impedir su crecimiento.

Penicilina: antibiótico usado para tratar gran número de infecciones.

PET (tomografía por emisión de positrones): técnica diagnóstica que consiste en la administración intravenosa de un fármaco radiactivo y su seguimiento a través de los órganos. Varios fármacos se unen a determinadas células o sustancias y revelan su presencia. Por ejemplo, inyectando una pequeña cantidad de glucosa radiactiva se pueden localizar las células tumorales, pues estas tienden a absorber más glucosa que las células normales. Así pues, esta técnica sirve para confirmar un diagnóstico de cáncer, controlar un tumor ya diagnosticado o verificar la eficacia de su tratamiento.

Plaquetas (trombocitos): fragmentos de células de la médula ósea (megacariocitos) que se encuentran en la sangre y en el bazo. Contribuyen al proceso de coagulación de la sangre reagrupándose junto a las heridas para frenar o detener el sangrado.

Policitemia: raro tumor de la sangre causado por una alteración de las células de la médula ósea, que se traduce en una producción descontrolada de células sanguíneas.

Polifenoles: sustancias presentes en los vegetales que dan color a flores, frutos y verduras, y tienen propiedades antioxidantes.

Potasio: ion con carga eléctrica positiva (catión), fundamental para la regulación de la presión sanguínea y del contenido de agua en las células, la transmisión de los impulsos nerviosos, la digestión, la contracción muscular y el latido cardiaco.

Prednisolona: fármaco esteroideo con acción antiinflamatoria e inmunosupresora.

Probióticos: microorganismos vivos usados como suplemento alimenticio para contribuir a una digestión y a un funcionamiento intestinalcorrectos. El probiótico más común es el *Lactobacillus acidophilus,* que se encuentra en el yogur.

Progesterona: hormona producida en el ovario que interviene en el ciclo menstrual y en las primeras fases de la gestación.

Prostatectomía radical: operación quirúrgica de extirpación total o parcial de la próstata y parte del tejido que la rodea, incluidas las vesículas seminales (glándulas que ayudan a producir el esperma).

Proteína: molécula formada por aminoácidos. Las proteínas son la base de las estructuras del cuerpo, como la piel y el cabello, y de sustancias fundamentales para el organismo, como las enzimas, las citocinas y los anticuerpos.

Proteína de muerte celular programada 1 (PD-1): proteína presente en la superficie de algunos tipos de células inmunitarias, que contribuye al control de las respuestas inmunitarias del organismo.

Protooncogén: gen implicado en el crecimiento de las células. Las mutaciones de un protooncogén pueden convertirlo en un oncogén, que a su vez puede causar el crecimiento de células tumorales.

Prueba de PSA (antígeno prostático específico): análisis de sangre que mide el nivel de una proteína producida por la próstata para el diagnóstico precoz y el control del cáncer de próstata en pacientes asintomáticos.

Q

Queratinocitos: son las células que forman aproximadamente el 95 % de la piel.

Quimioterapia: administración de uno o varios fármacos que eliminan, encogen o evitan la diseminación a otros tejidos de las células tumorales.

Quimioterapia adyuvante: terapia quimioterápica administrada después de la cirugía para aumentar las posibilidades de curación y la reducción del riesgo de recidiva.

Quimioterapia neoadyuvante: terapia quimioterápica administrada antes de la cirugía para optimizar el resultado del tratamiento quirúrgico.

Quinasa: tipo de enzima (proteína que acelera las reacciones químicas en el organismo) que regula varios procesos celulares, sobre todo la transmisión de señales dentro de la célula. Su acción consiste en modificar los azúcares o las proteínas añadiéndoles fosfatos (moléculas formadas por fósforo y oxígeno), mediante un lento proceso de «fosforilación».

R

Radicales libres: moléculas tóxicas que pueden dañar el ADN y muchos otros componentes de las células e inducir el suicidio de las células tumorales.

Radioterapia (PORT, Postoperative Radiation Therapy): tratamiento con radiaciones ionizantes de alta energía, usadas para dañar las células tumorales e impedir su crecimiento y multiplicación en el área tratada. Las radiaciones pueden proceder de una máquina (radiaciones externas) o de un implante dentro o al lado del tumor (radiación interna).

Rapamicina: inhibidor de la quinasa. Al inhibir la vía

metabólica de señalización S6K-mTOR aumenta los niveles de glucosa en el organismo.

Ras-PKA: una de las principales rutas de señalización que aceleran el envejecimiento, activada por la glucosa. La inhibición de los genes del envejecimiento siguiendo una dieta con bajo contenido calórico y de glucosa, como la dieta que imita el ayuno, puede alargar la vida de las células.

Rasval19: mutación similar a una mutación oncógena.

Receptores: proteínas capaces de unirse a determinadas hormonas. Algunas células tumorales disponen de receptores hormonales y necesitan hormonas para crecer, mientras que otras carecen de receptores y crecen en ausencia de dichas hormonas. Saber si el cáncer es positivo o negativo a los receptores hormonales puede ayudar a planificar su tratamiento.

Receptores de la hormona del crecimiento (GHR): proteínas codificadas por el gen GHR, que regulan el crecimiento y el envejecimiento además de disciplinar el metabolismo y otros procesos fisiológicos.

Resistencia diferencial al estrés (DSR): creación de las condiciones que aumentan la resistencia a las terapias de las células sanas.

Resonancia magnética (MRI): técnica empleada para diagnosticar varias enfermedades que permite generar imágenes detalladas del cuerpo humano utilizando los campos magnéticos, gracias a lo cual se evitan las intervenciones quirúrgicas y los rayos X.

S

S6K-mTOR (diana de rapamicina para los mamíferos): proteína que contribuye a regular varias funciones, como la división y la supervivencia celular, e integra las informaciones procedentes de los nutrientes actuando como centro de control para el metabolismo y el crecimiento de las células sanas. Puede ser más activa en algunos tipos de células tumorales que en las células normales, y al bloquearla se contribuye a destruir las células cancerosas.

S6K-TOR: una de las principales vías de señalización que aceleran el envejecimiento, activada por aminoácidos y proteínas. La inhibición de los genes del envejecimiento mediante una dieta de bajo contenido calórico y bajos niveles de glucosa, como la dieta que imita el ayuno, puede ayudar a las células a vivir más.

Sarcoma: tipo de cáncer que empieza en los huesos o en los tejidos blandos del cuerpo, como cartílagos, grasa, músculos, vasos sanguíneos, tejido fibroso u otros tejidos conjuntivos o de soporte.

Sarcopenia: reducción de la masa muscular asociada al envejecimiento natural.

SCH9/S6K-TOR: genes del envejecimiento en la vía metabólica de los aminoácidos y las proteínas.

Senescencia replicativa: envejecimiento de la capacidad de las células para generar otras, lo cual puede impedir la división celular.

Sensibilidad diferencial al estrés (DSS): creación de las condiciones para que las células tumorales sean más vulnerables a las terapias.

Síndrome de Laron: condición caracterizada por la falta de receptor de la hormona del crecimiento y por registrar niveles bajos del factor de crecimiento insulínico tipo 1 (IGF-1), una de cuyas consecuencias es la baja estatura.

Síndromes paraneoplásicos: síntomas causados por el tumor más allá del efecto de su masa en el órgano afectado, que suelen diagnosticarse en los pacientes con un cáncer avanzado (como la caquexia neoplásica).

Sistema genitourinario: conjunto del aparato urinario y el aparato genital.

Sistema linfático: conjunto de tejidos y órganos (médula ósea, bazo, timo y ganglios linfáticos, entre otros) donde se producen y conservan las células que combaten las infecciones y las enfermedades.

Sistema nervioso simpático: sistema nervioso que se activa en condiciones de estrés y situaciones de emergencia (a diferencia del sistema nervioso parasimpático, que regula las funciones en reposo). Ambos sistemas nerviosos controlan las funciones corporales involuntarias.

Sodio: mineral, abundante en el organismo, que regula el equilibrio de los líquidos en el cuerpo y se encuentra en la sangre y en los tejidos conjuntivos, óseos y cartilaginosos.

Supervivencia libre de recidivas: intervalo posterior al tratamiento en que el paciente sobrevive sin señales o síntomas de tumor. Medir la supervivencia libre de recidivas es un nodo de evaluar la eficacia de tratamientos nuevos.

T

Tamoxifeno: fármaco que bloquea la acción de los estrógenos, usado en la terapia hormonal para tratar el cáncer de mama.

Taxol: fármaco quimioterápico que inhibe la división celular.

Telomerasa: enzima activada por las células tumorales que permite el alargamiento de los telómeros para que la célula siga creciendo.

Telómeros: pequeños segmentos de ADN situados al final de los cromosomas. Si son lo bastante largos, la célula puede seguir generando nuevas células; cuando los telómeros se han acortado cesa el crecimiento celular y la célula se llama «senescente» o vieja.

Terapia antiangiogénica: tratamiento que reduce el crecimiento de nuevos vasos sanguíneos mediante anticuerpos que inhiben las señales enviadas por el tumor para activar la angiogénesis.

Terapia hormonal: tratamiento enfocado a añadir, eliminar o bloquear hormonas para frenar el crecimiento de las células tumorales o destruirlas. Puede consistir en el uso de hormonas o de antagonistas hormonales para inhibir otras hormonas presentes en el organismo.

Testosterona: hormona producida sobre todo en los testículos (parte del sistema reproductor masculino) que desarrolla y mantiene las características sexuales masculinas. También se puede producir en laboratorio y se usa para ciertos tratamientos médicos.

Tomografía axial computarizada (TAC) o tomografía computarizada (TC o CT, *Computed Tomography***)**: técnica de obtención de imágenes médicas detalladas empleada en radiología con fines diagnósticos.

Tomografía computarizada con líquido de contraste: modalidad de TAC en la que el paciente recibe una inyección (o en determinados casos un suministro oral) de una sustancia yodada que ayuda a obtener una mayor definición en las imágenes de vasos sanguíneos, ganglios linfáticos y tejidos de ciertos órganos.

Toxicidad: capacidad de una sustancia química o farmacéutica de dañar los organismos vivos (animales o vegetales) que la ingieren o entran en contacto con esta.

Toxinas: productos de desecho del metabolismo o sustancias procedentes del exterior (por ejemplo, de una alimentación inadecuada o de la contaminación). Por lo general el organismo se encarga de eliminarlas, pero si se encuentran en exceso pueden depositarse en los tejidos.

Tratamientos cititóxicos: tratamientos con efecto tóxico sobre las células.

Triglicéridos: grasas que provienen sobre todo de la alimentación, aunque el hígado produce una pequeña cantidad. Constituyen la mayor parte de las grasas que se encuentran en los alimentos y en el organismo humano.

Trombocitopenia: afección caracterizada por la escasez de plaquetas (trombocitos), que son importantes para la coagulación de la sangre y la interrupción del sangrado.

Tumor de mama triple negativo: tipo de cáncer de mama en el que las células tumorales carecen de receptores para los estrógenos y para la progesterona, o de grandes cantidades de proteína HER2 en su superficie.

Tumores ginecológicos: tumores que afectan a los aparatos reproductores femeninos y sobre todo al útero y los ovarios.

Tumores hematológicos (o hematopoyéticos malignos): tumores que afectan a la sangre, la médula ósea y los ganglios linfáticos, como los distintos tipos de leucemia.

Tumores sólidos: tumores formados por una masa compacta con una estructura similar al tejido celular sano. Se distinguen de los tumores de la sangre y la linfa, cuyas células están suspendidas en los líquidos.

U

Urografía: prueba radiológica específica para examinar el tracto urinario, es decir, los órganos y conductos por los que circula la orina.

V

VEGF (factor de crecimiento vascular endotelial): proteína de señalización que promueve el crecimiento de nuevos vasos sanguíneos (angiogénesis). Contribuye al crecimiento de los tumores y es inhibida mediante determinados fármacos anticancerosos.

Ventrículos cerebrales: cuatro cavidades cerebrales comunicadas entre sí por las que circula el líquido cefalorraquídeo, que impregna el sistema nervioso central, protegiéndolo de los traumas.

Vías de señalización: mecanismos de transmisión de señales desde el exterior al interior de la célula.

Vías metabólicas: series ordenadas de reacciones químicas catalizadas por enzimas, de modo que el producto de cada reacción forma parte de la siguiente hasta llegar al producto final.

Vitamina C: nutriente que, en pequeñas cantidades, es necesario para que el cuerpo se mantenga saludable. Ayuda a combatir las infecciones, a curar las heridas y a mantener sanos los tejidos.